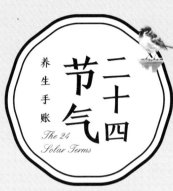

二十四节气

养生手账

The 24 Solar Terms

洪蕾 邓沂 主编

中国中医药出版社文化科普图书编辑部 整理

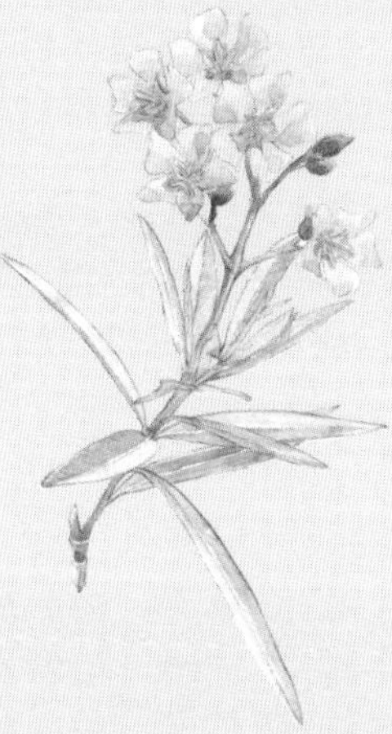

中国中医药出版社

·北京·

图书在版编目（CIP）数据

二十四节气养生手账 / 洪蕾，邓沂主编 .—北京：
中国中医药出版社，2020.1
ISBN 978 – 7 – 5132 – 1643 – 2

Ⅰ . ①二…　Ⅱ . ①洪…　②邓…　Ⅲ . ①二十四节气–关系–养生（中医）　Ⅳ . ① R212

中国版本图书馆 CIP 数据核字（2019）第 028389 号

中国中医药出版社出版
北京经济技术开发区科创十三街 31 号院二区 8 号楼
邮政编码　100176
传真　010–64405750
山东临沂新华印刷物流集团有限责任公司印刷
各地新华书店经销

开本 880 × 1230　1/32　印张 11　字数 211 千字
2020 年 1 月第 1 版　2020 年 1 月第 1 次印刷
书号　ISBN 978 – 7 – 5132 – 1643 – 2

定价　98.00 元
网址　www.cptcm.com

社 长 热 线　010–64405720
购 书 热 线　010–89535836
维 权 打 假　010–64405753

微信服务号　zgzyycbs
微商城网址　https://kdt.im/LIdUGr
官 方 微 博　http://e.weibo.com/cptcm
天猫旗舰店网址　https://zgzyycbs.tmall.com

如有印装质量问题请与本社出版部联系（010–64405510）

《二十四节气养生手账》
编委会

目录

春

夏

秋

冬

手账使用说明

欢迎 __________ 使用二十四节气养生手账！

这不仅仅是一本手账，跟着二十四节气，在你记录生活点滴的同时，给你应季的养生健康知识小贴士。
每个节气都分为五个部分，节气养生、时令食膳、彩绘涂鸦、民俗传统、生活手账。

节气养生 介绍当前节气的养生总则，节气特征。用指定 APP 扫描每个节气的 AR 插页，更有惊喜哦。

时令食膳 列举节气食膳、当季时食。

彩绘涂鸦 未填色的本草线条图，可以随心涂涂抹抹。更可挑战全部涂上正确颜色的“填色挑战”活动！

民俗传统 介绍当前节气的民间传统习俗小知识。

生活手账 有各种类型的手账页面，随心搭配，记录生活的点滴。

扫描二维码关注“养生正道”微信公众号，你可以获取：
1. 更多正规、靠谱、有趣的养生知识。
2. 参与“填色挑战”活动，赢取精美养生大礼包。

AR 动画页使用说明

1. 在手机应用商店中搜索并下载安装“AR 盒子”。

AR盒子

Beijing Kuaile Renzhi Technology Co., Ltd. Beijing Kuaile Renzhi

工具

2. 打开 AR 盒子 APP，点击“添加 AR”，扫描下方二维码或搜索作品号“1g3v”，添加节气手账的 AR 作品“二十四节气”。一般情况下无需注册账户即可快速扫描添加作品，如果出现长时间卡顿现象建议先注册账户，登录后再添加作品，速度更快。

3. 成功添加作品后既可对准手账中的 AR 页扫描观看动画了！日后无需重复搜索添加，再次打开 AR 盒子 APP 时，该作品会出现在“AR 作品”中，点击封面既可开启扫描功能，查看不同节气的 AR 动画了。

如使用中出现其他疑问，可关注“养生正道”微信公众号，在任意推送下留言即可。

给这条锦鲤上色！
按你的喜好给这条幸运锦鲤涂色，让接下来的一年染上你的色彩。

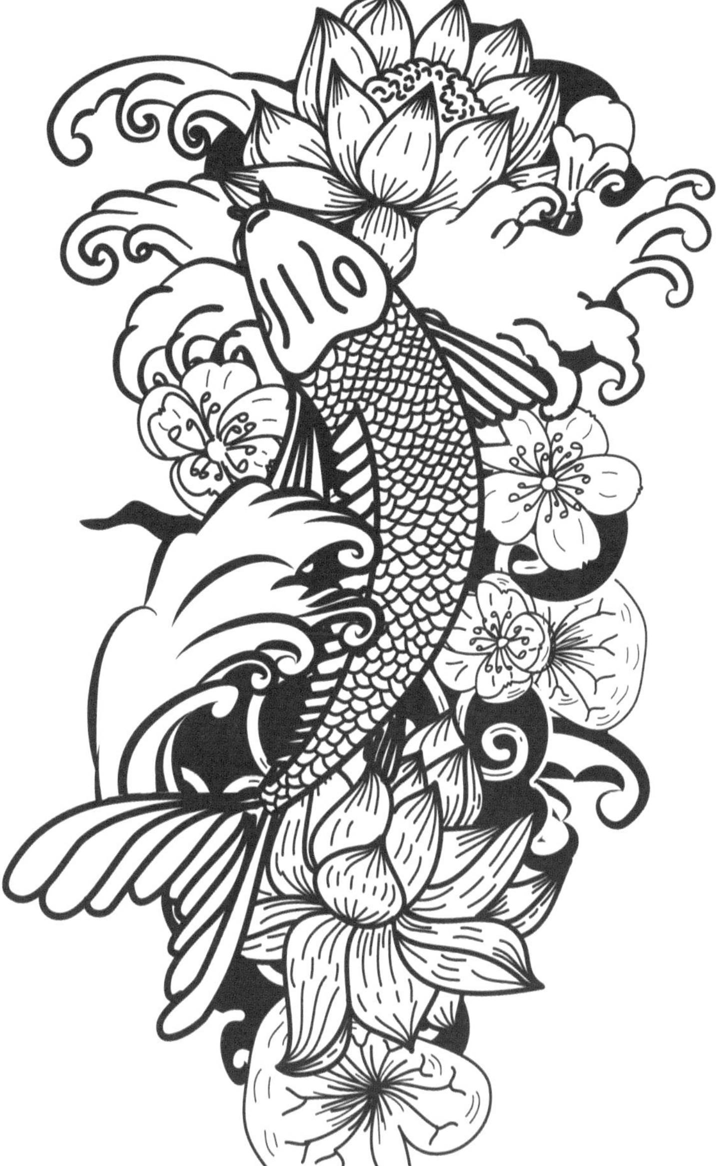

春

立春

雨水

惊蛰

春分

清明

谷雨

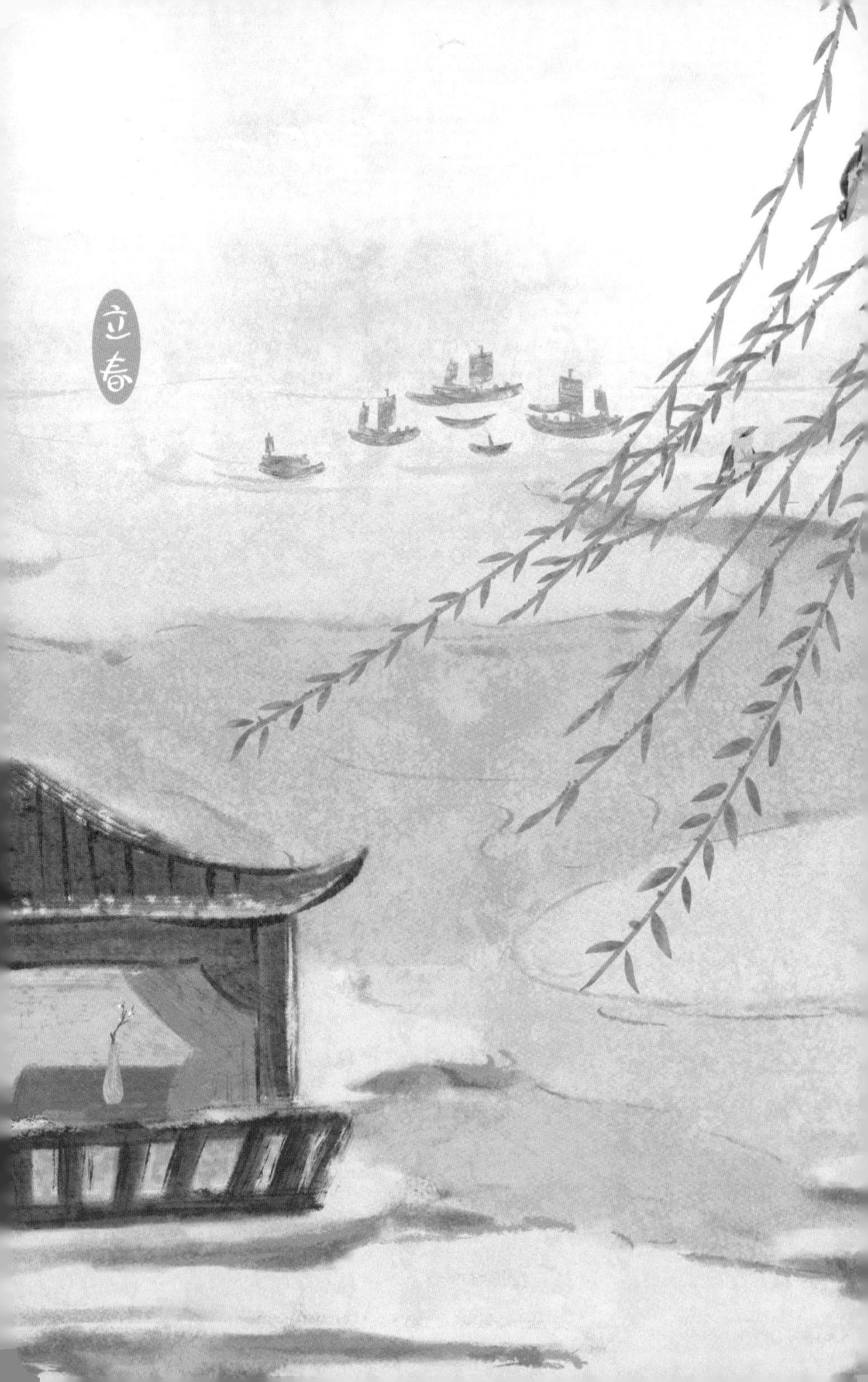
立春

立春

（二月三至五日）

《黄帝内经》中的养生智慧：《素问·四气调神大论》曰："春三月，此谓发陈。天地俱生，万物以荣……此春气之应，养生之道也。"

节气养生

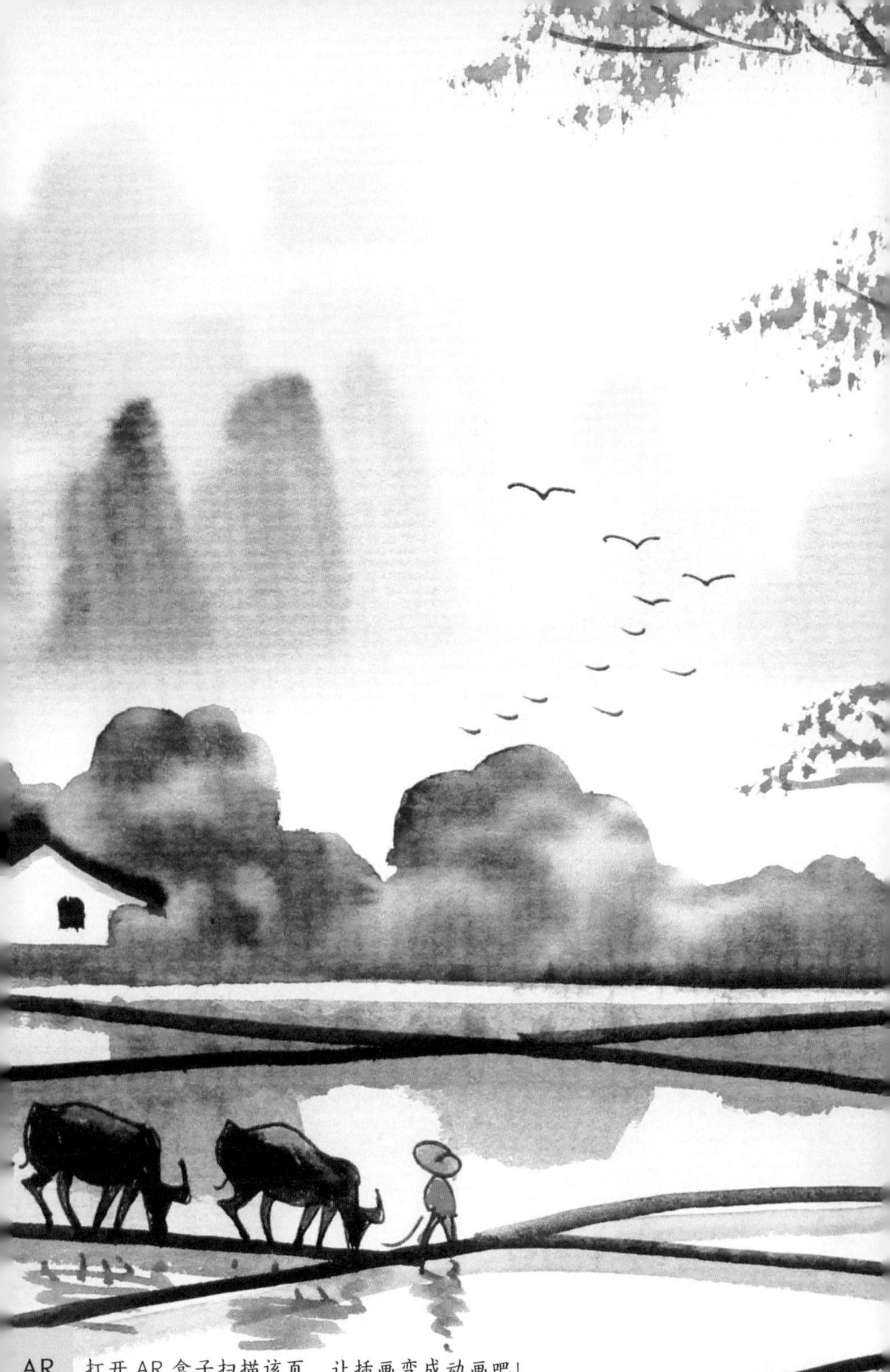

AR　打开 AR 盒子扫描该页，让插画变成动画吧！

一候迎春，二候樱桃，三候望春

天人相应，春季亦是人体阳气生发之时，而春季应于肝脏。春季养生保健应注意肝气疏畅、阳气生发，要以养『生发之气』为主。

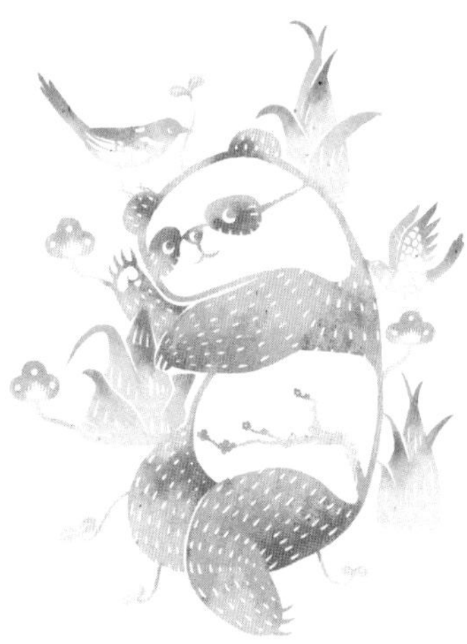

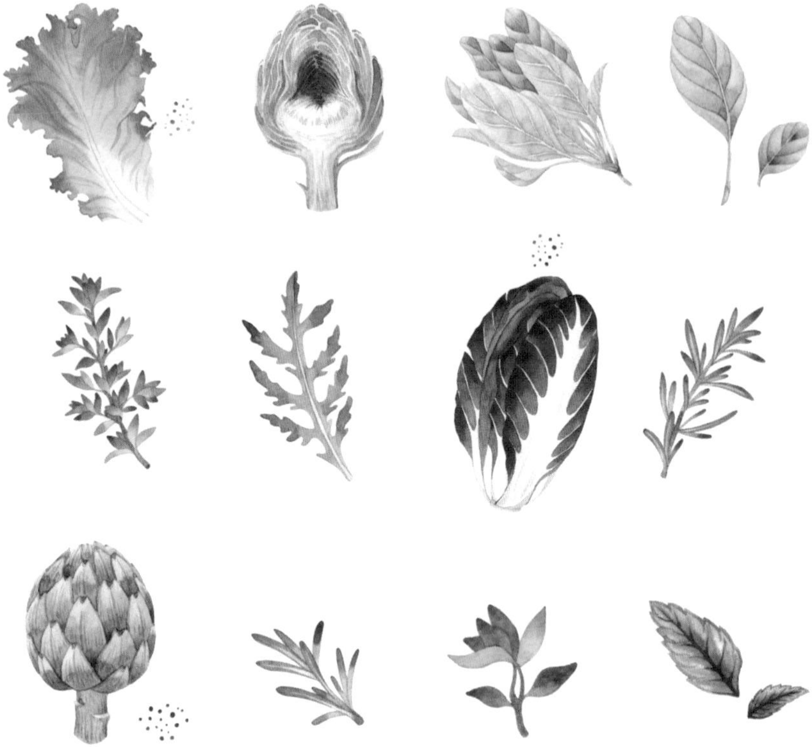

时令膳食

在饮食养生方面，立春前后适合多食具有辛甘发散性质的食物，尤其宜常食“种生”与芽菜。“种生”如油菜、香菜、韭菜、洋葱、芥菜、白萝卜、茼蒿、大头菜、茴香、白菜、芹菜、菠菜等，芽菜如春笋、姜芽、香椿芽、黄豆芽、绿豆芽等，可使人体阳气得到生发，肝气得以疏通调畅，可达天人合一、气血充沛、身体健康的养生目的。

立春吃春饼

『咬春』主要是吃春饼、春盘、咬萝卜的习俗，有迎接新春，期盼新年生活美满的意味。

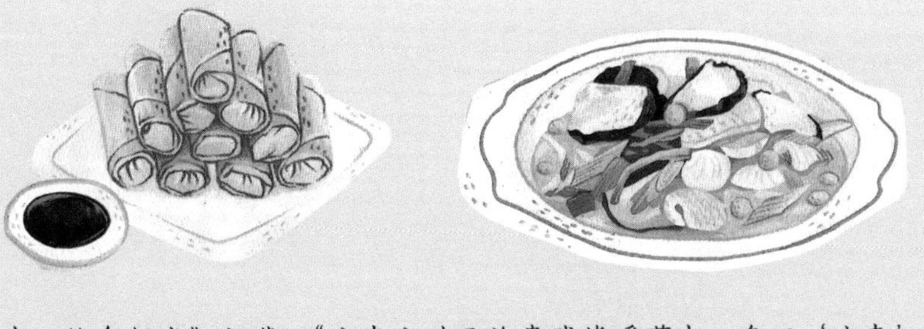

《明宫史·饮食好尚》记载：“立春之时无论贵贱皆嚼萝卜，名曰‘咬春’。”萝卜味辛辣，古人取“咬得草根，百事可做”之寓意，人们期望新的一年万事顺意。由于萝卜能通气升阳，春卷包卷的蔬菜有辛甘发散的功效，因此在立春及立春之后经常吃萝卜、食用春卷，还有疏通肝气、助阳生发的养生保健价值。

治疗肝硬化的药物

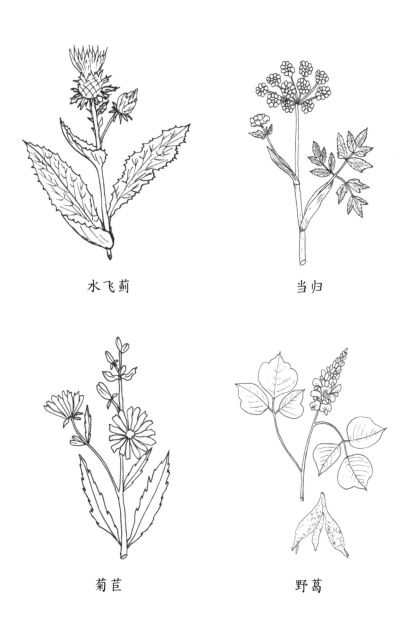

水飞蓟

当归

菊苣

野葛

治疗肝硬化的药物

彩绘涂鸦

未填色的本草线条图，可以随心涂涂抹抹。更可挑战全部涂上正确颜色的『填色挑战』活动！

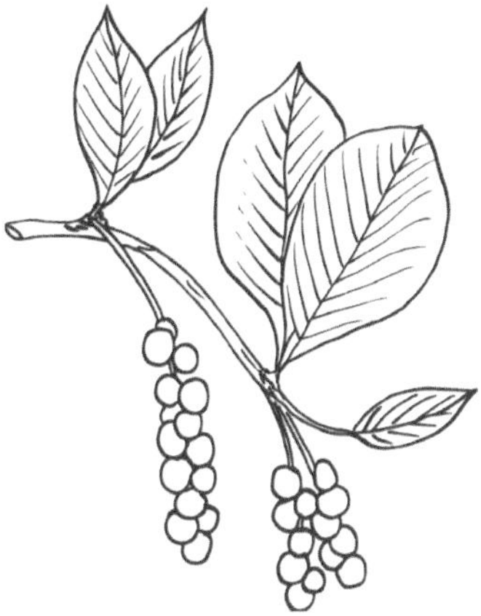

五味子

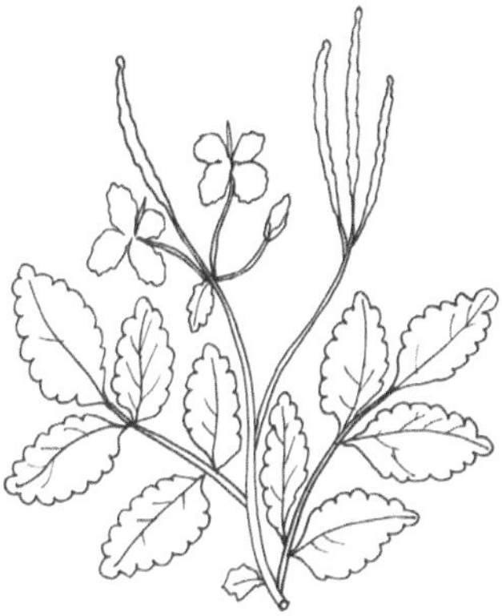

毛茛

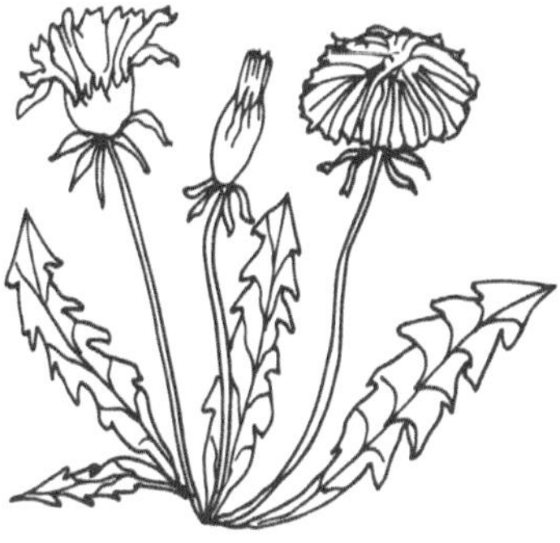

蒲公英

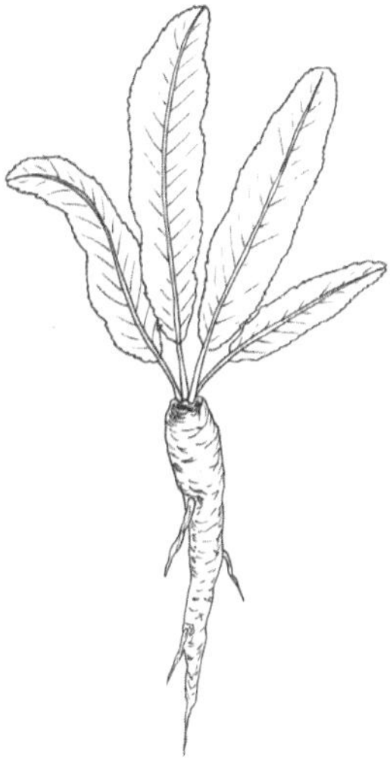

辣根

立春这一天历来就有“迎春”“打春”和“咬春”的传统习俗。

民俗传统

『打春』亦称『鞭春』，即打春牛，是在立春日用黄土造土牛并鞭打之，意为鞭策耕牛，体现了人们对五谷丰登的美好期盼。据考证，宋朝开始即有鞭春习俗，直至民国之前各地仍有打春牛的习俗。民间在立春前后要张贴春牛图。

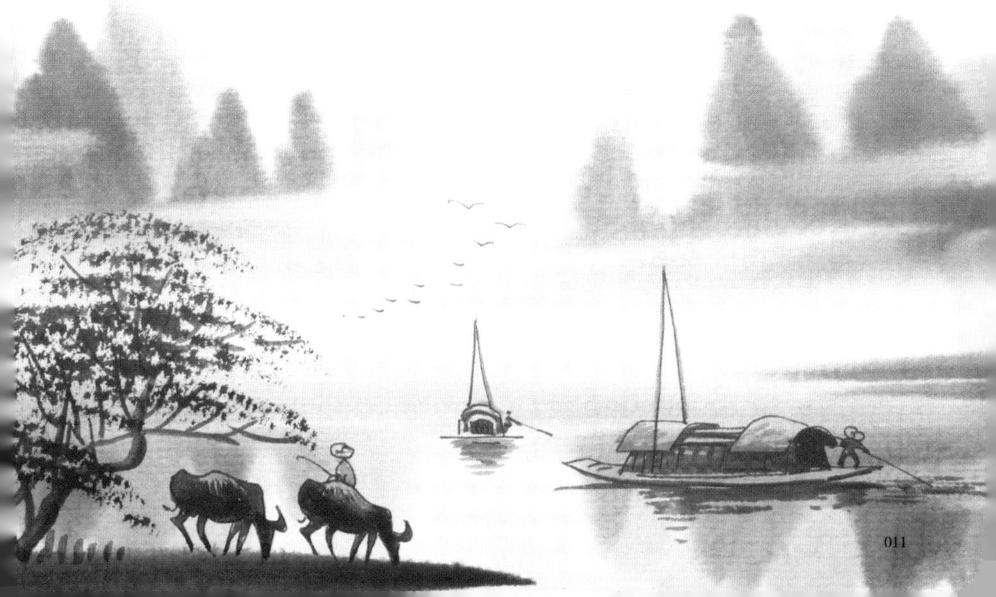

生活
手账

随心搭配，记录生活的点滴。

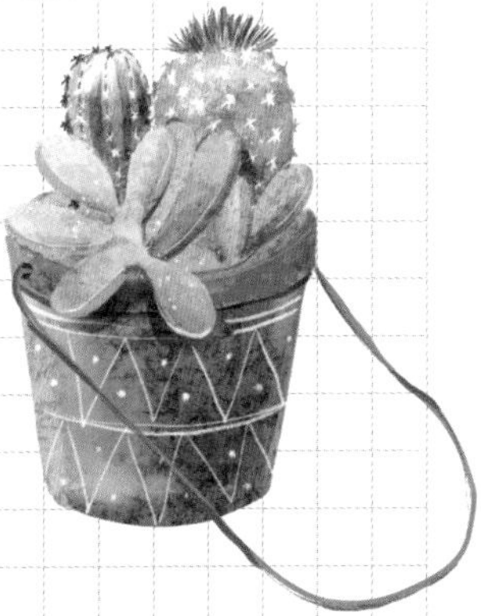

生活手账

随心搭配，记录生活的点滴。

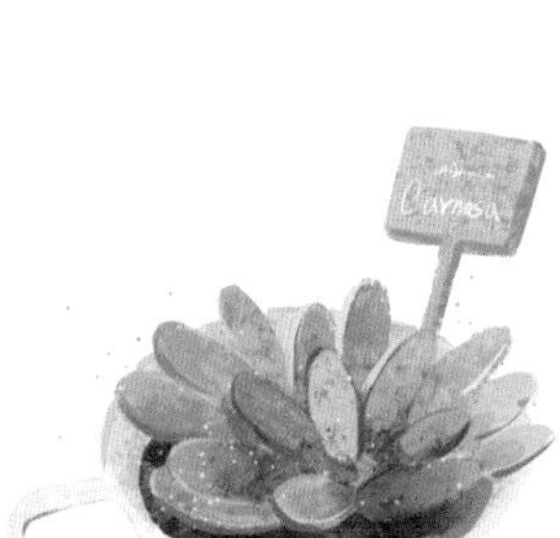

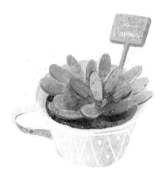

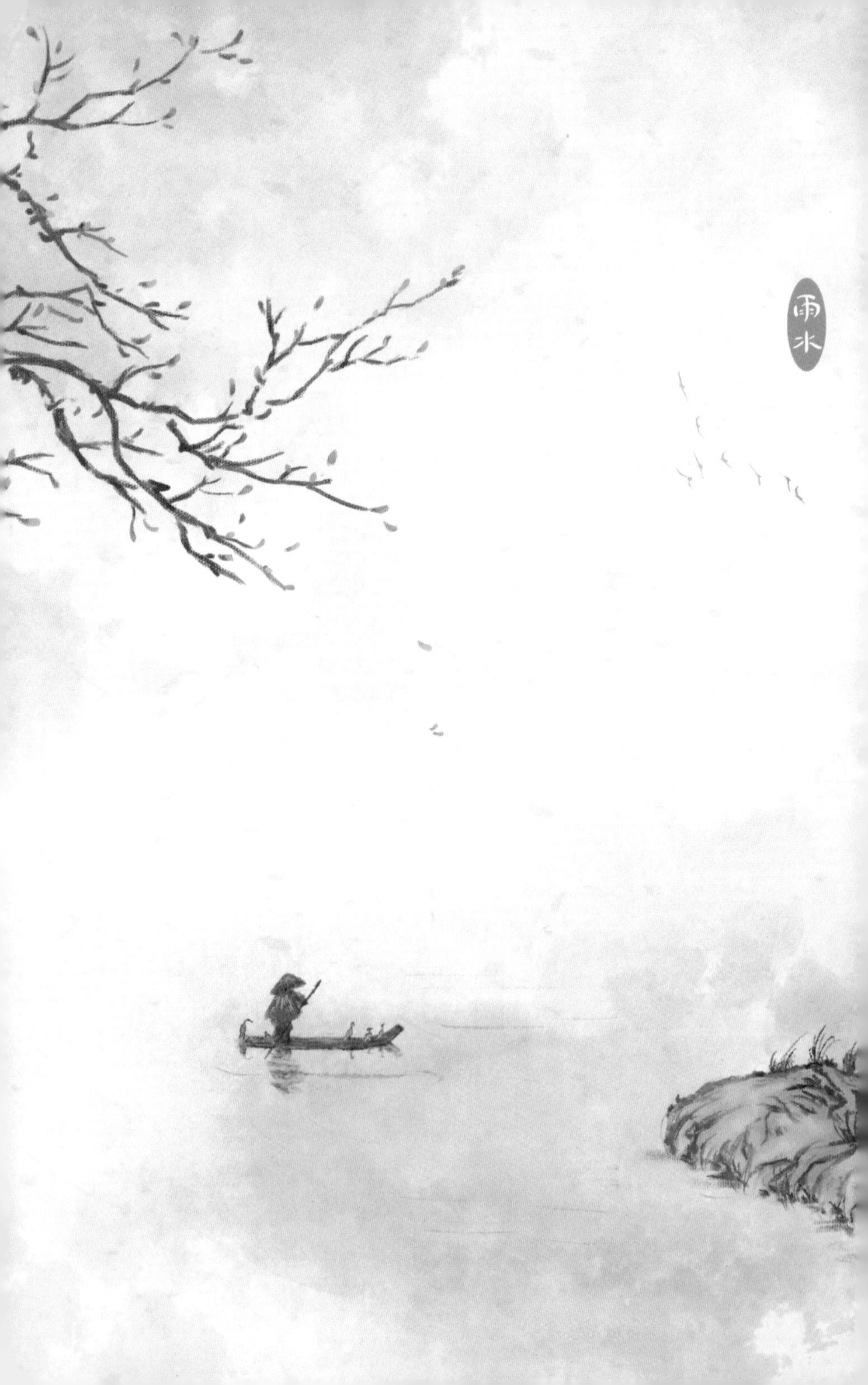
雨水

雨水

（二月十八至二十日）

《月令七十二候集解》曰："立春后继之雨水，且东风既解冻，则散而为雨矣。"

节气养生

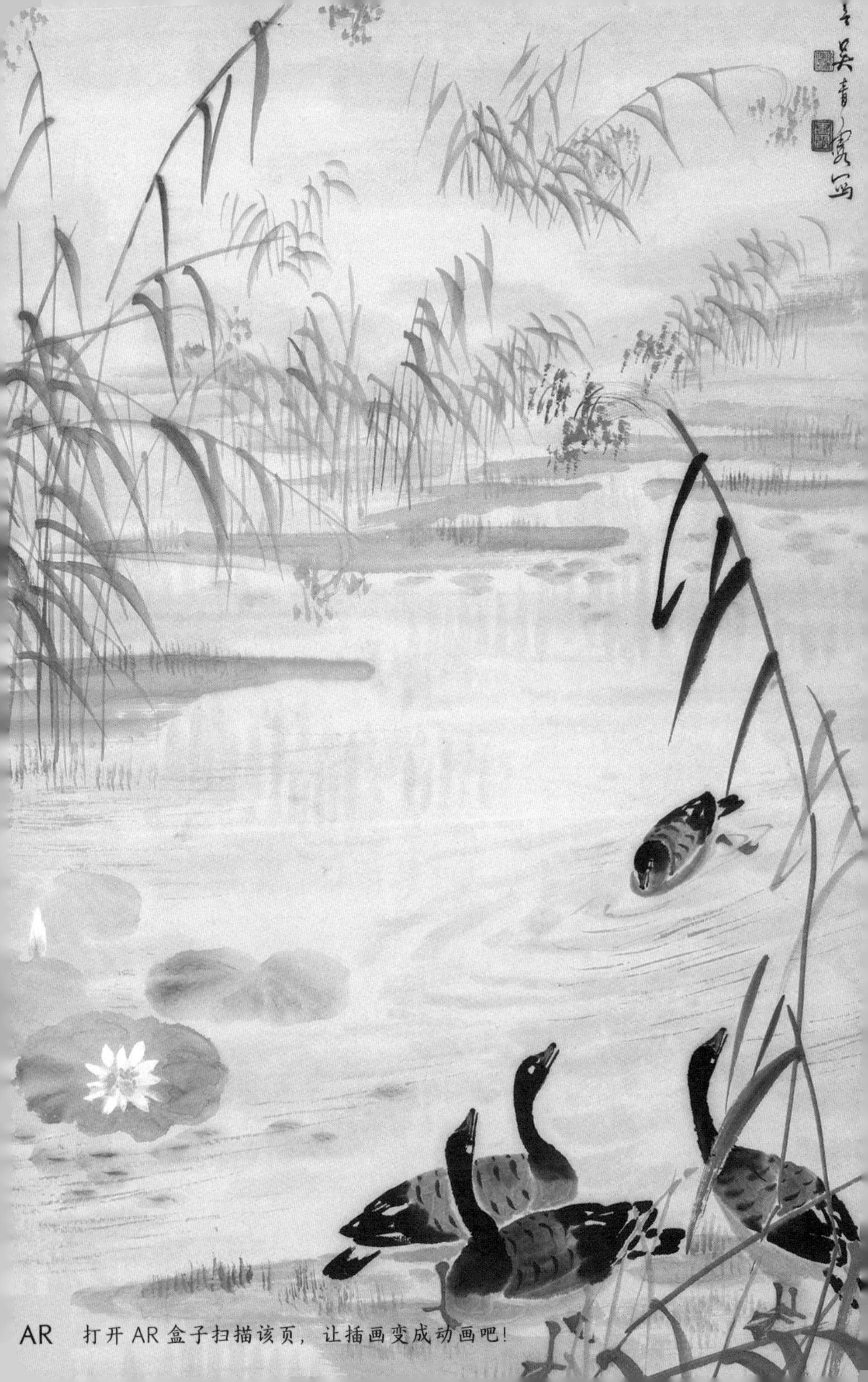

AR　打开 AR 盒子扫描该页，让插画变成动画吧！

一候菜花，二候杏花，三候李花

由于自然界的春季与人体五脏中的肝脏相对应，均归属『木』行，因此人们在春季肝气容易过旺，肝木偏亢则乘脾土，致使对隶属『土』的脾胃功能产生不良影响，妨碍食物的正常消化吸收。宜省酸增甘，调养脾胃。

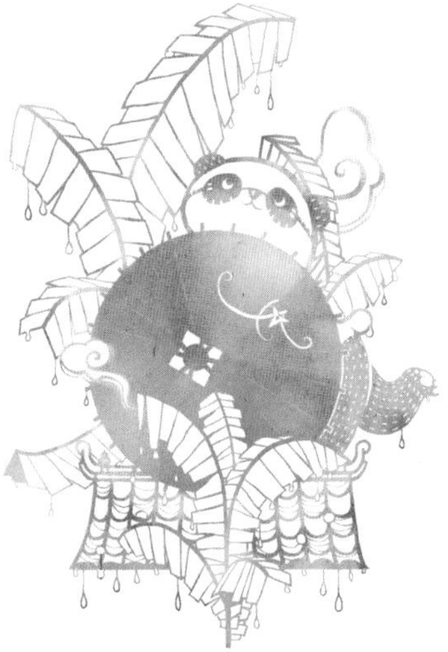

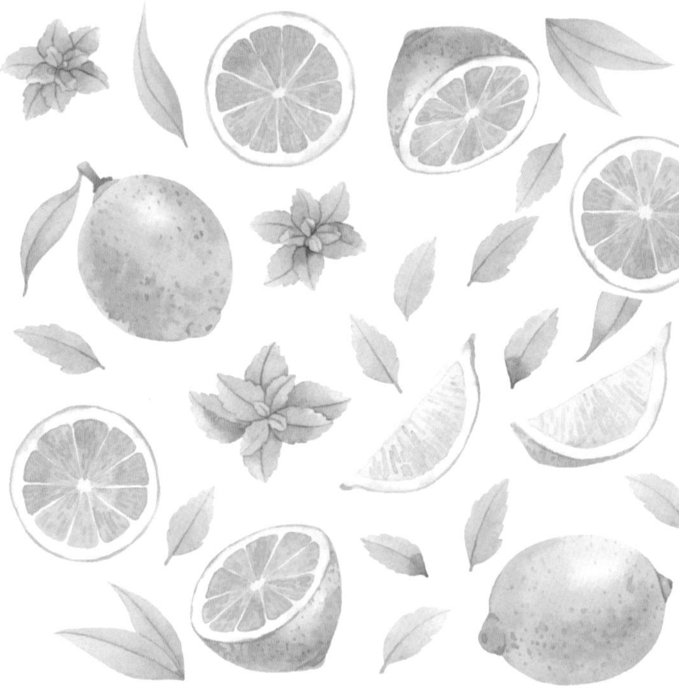

时令食膳

雨水吃望春蜜饼健脾益气。雨水时节肝气容易过旺，克制脾土，所以此时要少吃酸味，如乌梅、酸梅、山楂、柠檬、调味醋等，以免肝脏功能偏亢；适当吃一些甘味，像山药、红枣、小米、糯米、薏苡仁、豇豆、扁豆、黄豆、胡萝卜、芋头、红薯、土豆、南瓜、桂圆、栗子等，以此增强脾胃功能。同时宜少食生冷油腻、难以消化的食物，以养护脾胃。

春日宜省酸增甘，春时宜食粥

在雨水节气适当多食粥，是因为粥由补脾益胃的谷米组成，且水米交融，既香甜可口，又便于消化吸收。

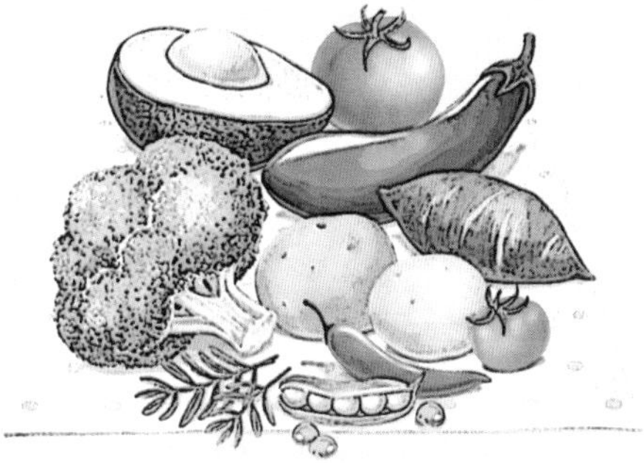

治疗真菌感染的药物

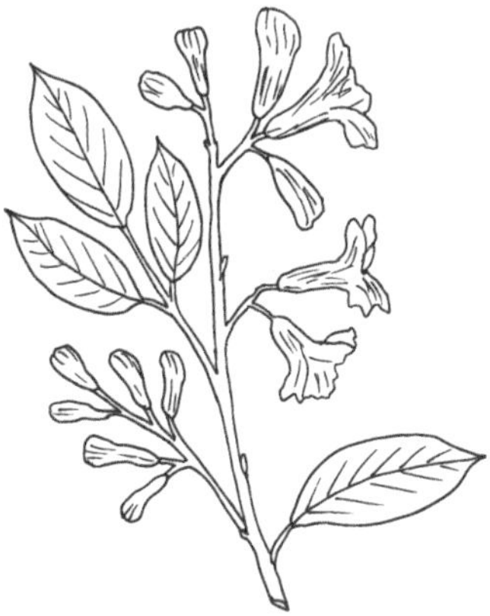

保哥果

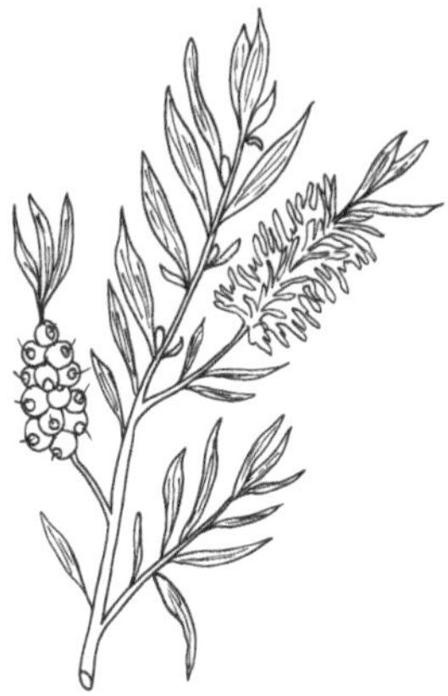

茶树油

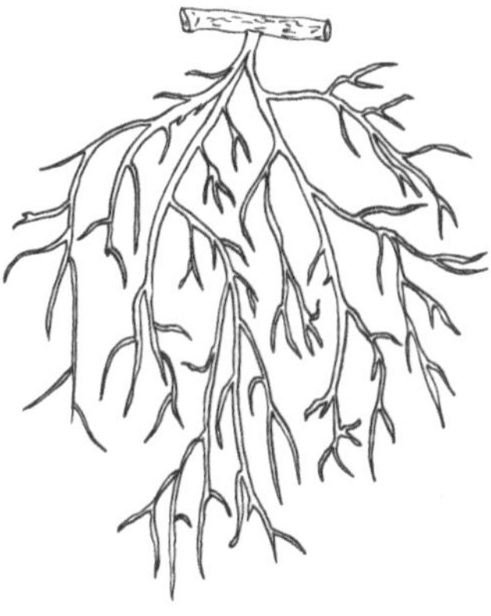

松萝

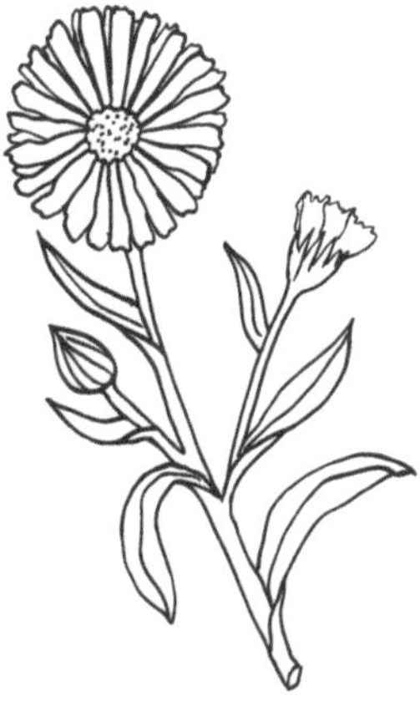

金盏花

治疗真菌感染的药物

彩绘涂鸦

未填色的本草线条图，可以随心涂涂抹抹。更可挑战全部涂上正确颜色的『填色挑战』活动！

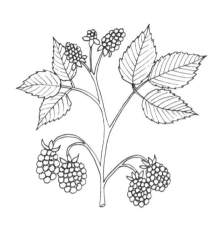

黑莓

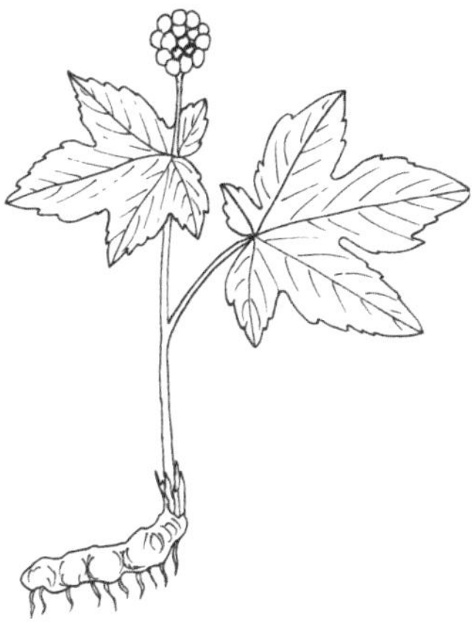

白毛茛

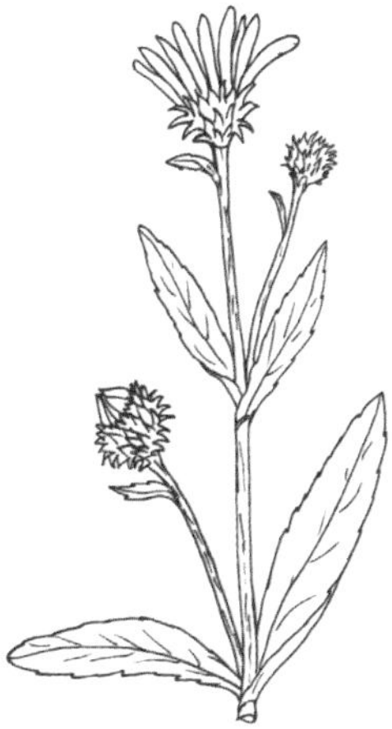

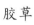

胶草

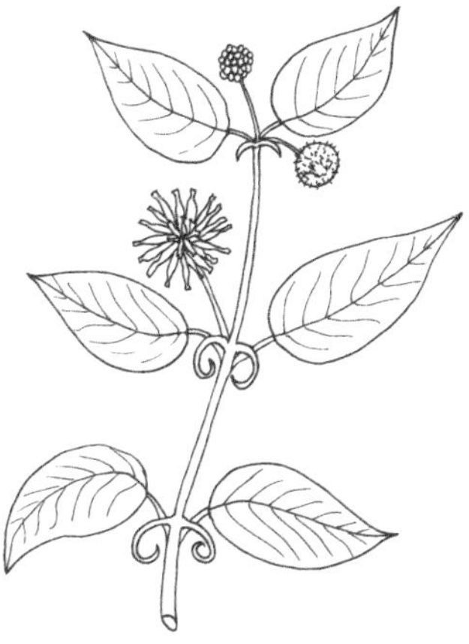

猫爪草

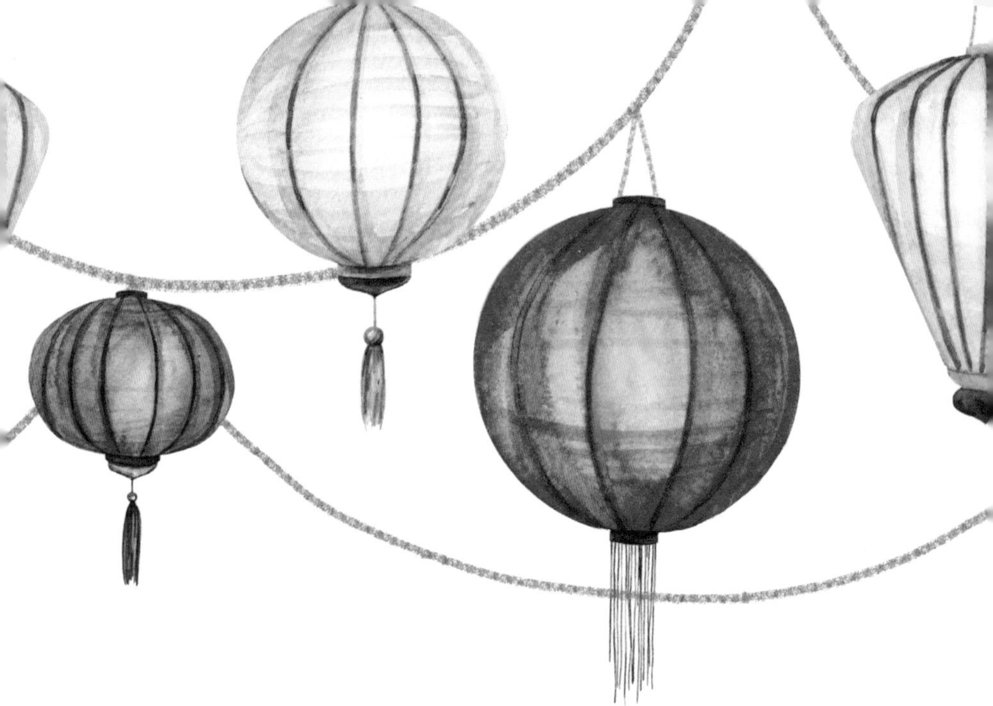

雨水前后，正月十五有个重要的节日“元宵节”。历代这一节日有观灯习俗，也称为“灯节”。元宵节同时也是一个浪漫的节日，是一个交谊的机会，未婚男女借着赏花灯也顺便可以为自己物色对象。

民俗
传统

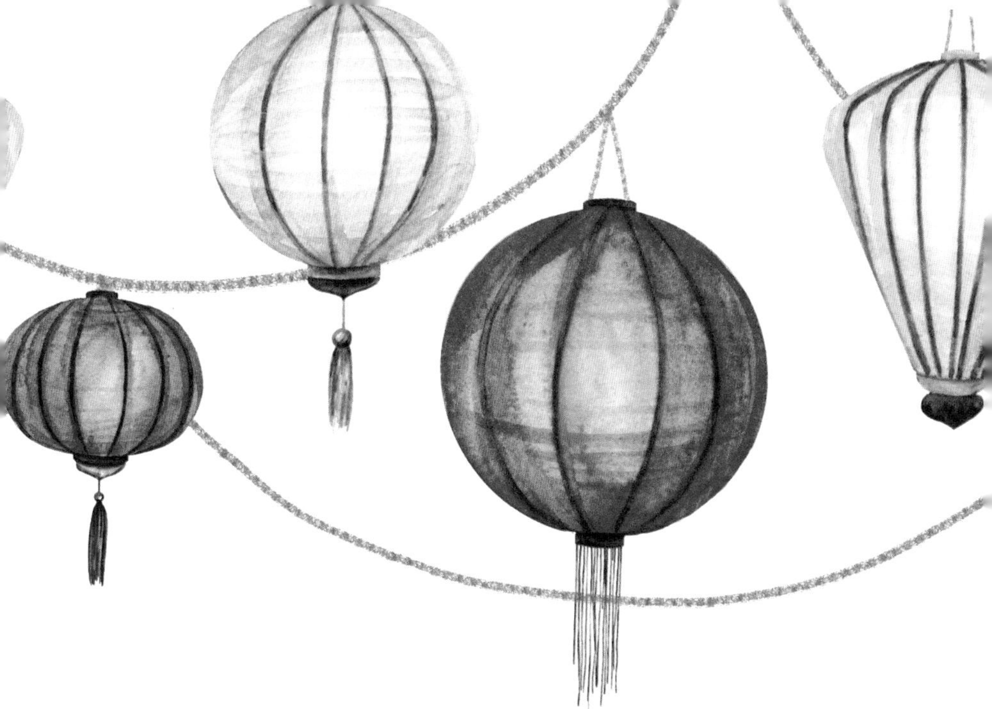

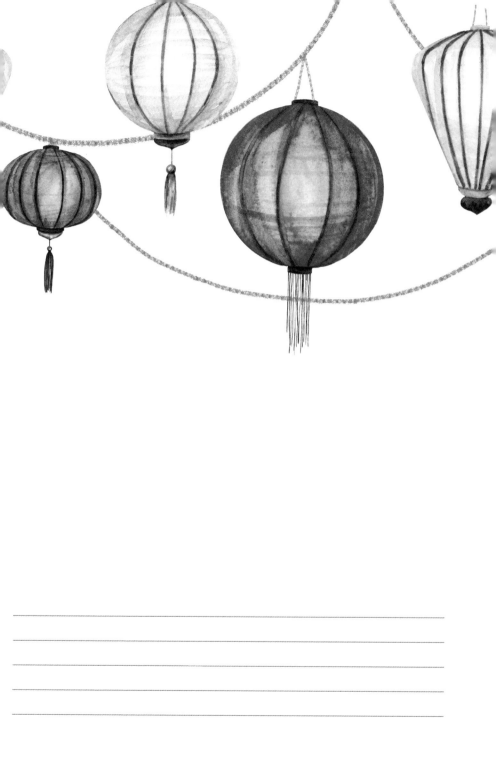

生活手账

随心搭配，记录生活的点滴。

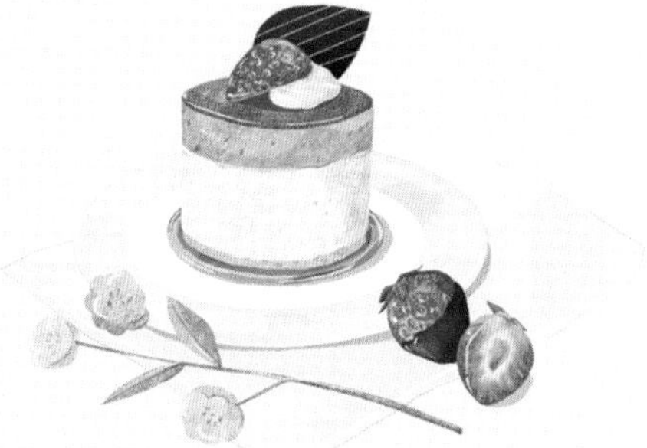

生活手账

随心搭配，记录生活的点滴。

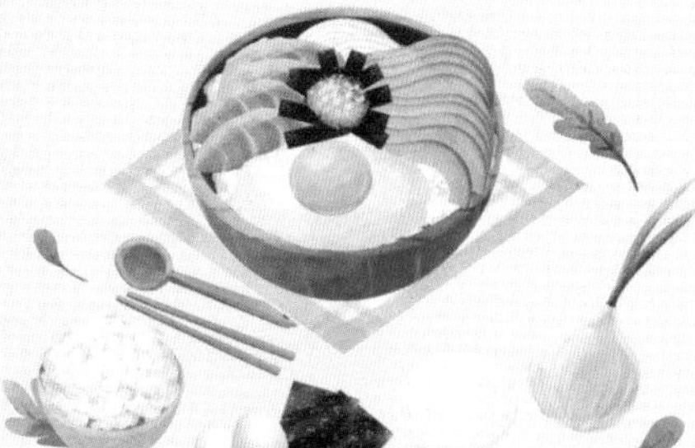

惊蛰

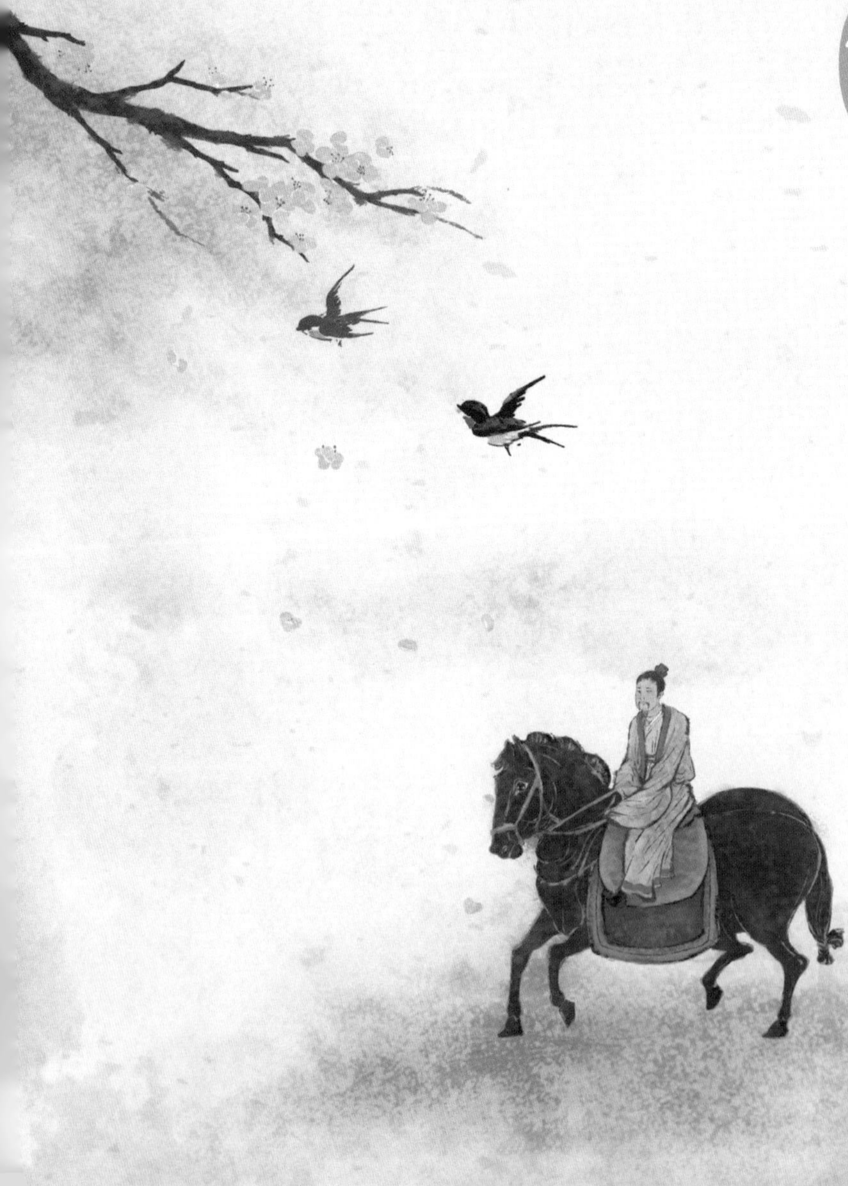

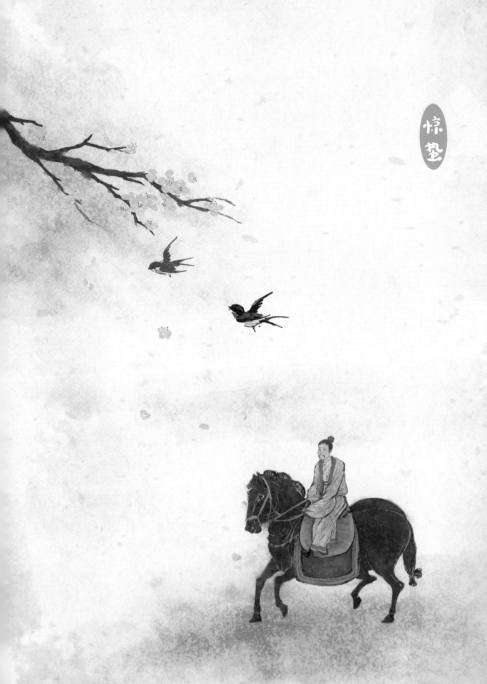

惊蛰

（三月五至七日）

晋代诗人陶渊明的《拟古·仲春遘时雨》曰："仲春遘时雨，始雷发东隅。众蛰各潜骇，草木纵横舒。"

节气
养生

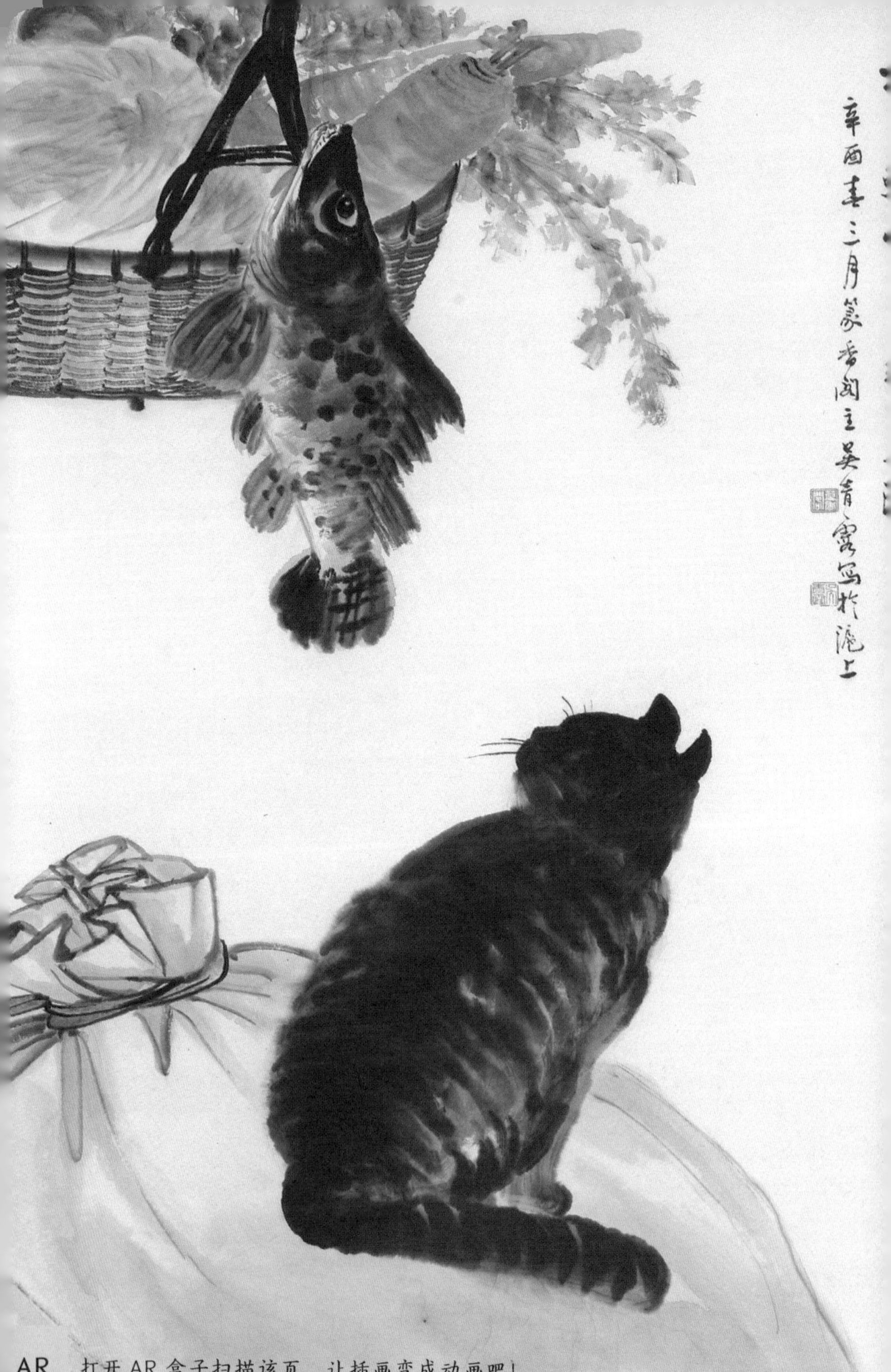

AR　打开 AR 盒子扫描该页，让插画变成动画吧！

一候桃花，二候棣棠，三候蔷薇

惊蛰后天气转暖，气温回升较快，但冷空气活动仍较频繁，有时会出现『倒春寒』现象。因此，惊蛰时节人们需根据天气冷暖变化及时增减衣服，预防感冒、咳嗽等外感疾病的发生。

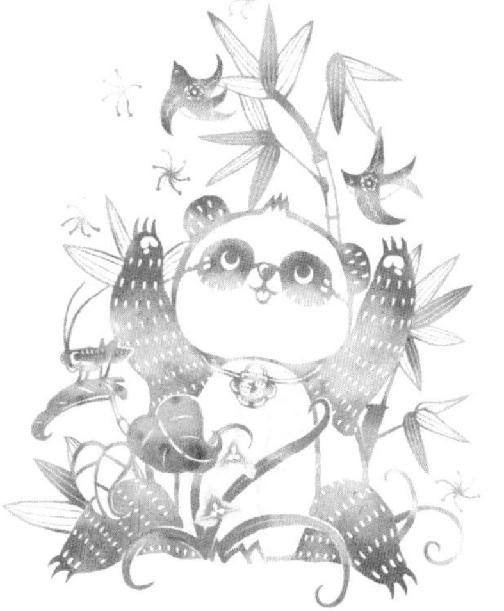

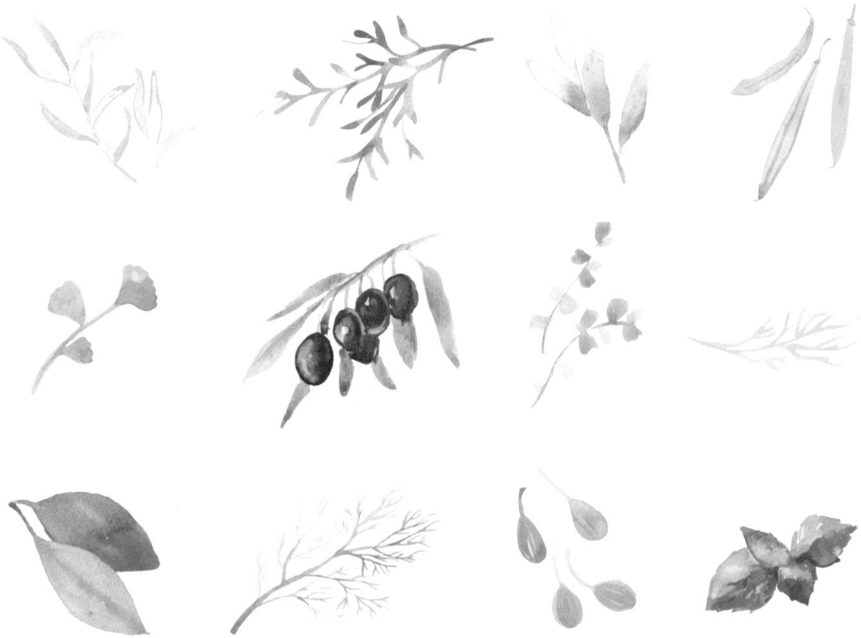

进入惊蛰以后，随着天气转暖，人们时常会感到困倦无力、昏昏欲睡、老也睡不醒，这就是民间所说的“春困”。防治春困，要适当增加营养，给人体提供活动增多所需的给养。

时令食膳

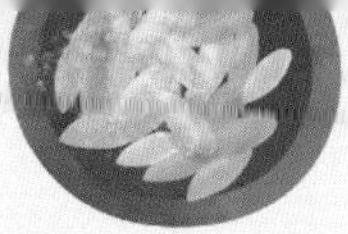

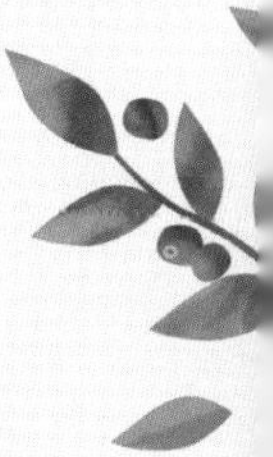

惊蛰时节仍然要贯彻『省酸增甘』的饮食养生原则，应调畅肝之生发的特性。可适度吃一些『辛』味食物，如韭菜、洋葱、香椿等辛香蔬菜，可使肝气生发，改善『春困』不适。

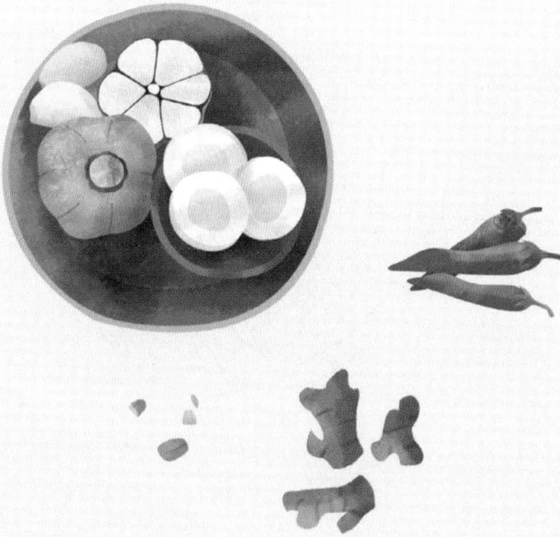

治疗疣的药物

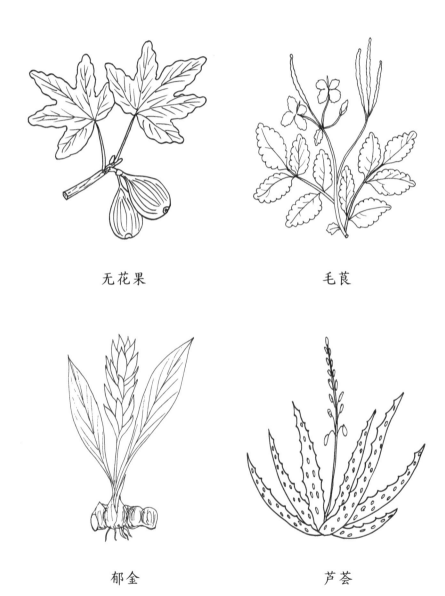

无花果

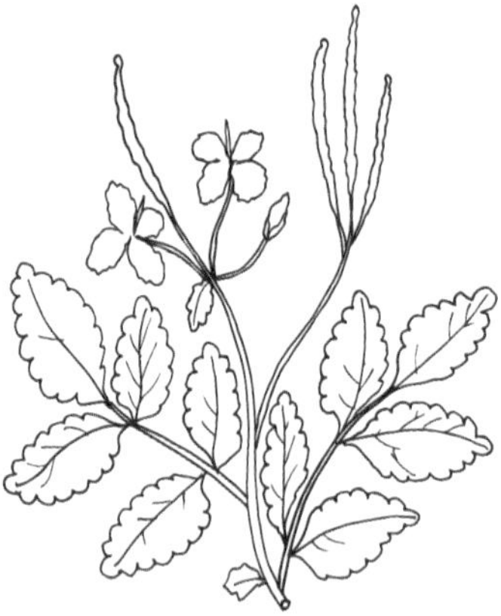

毛茛

郁金

芦荟

治疗疣的药物

彩绘涂鸦

未填色的本草线条图，可以随心涂涂抹抹。更可挑战全部涂上正确颜色的『填色挑战』活动！

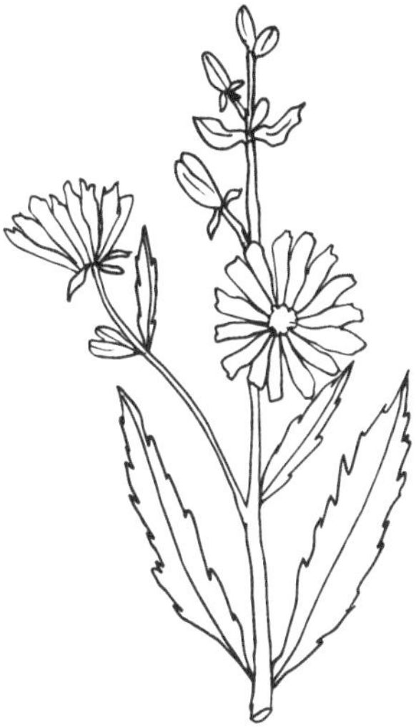

菊苣

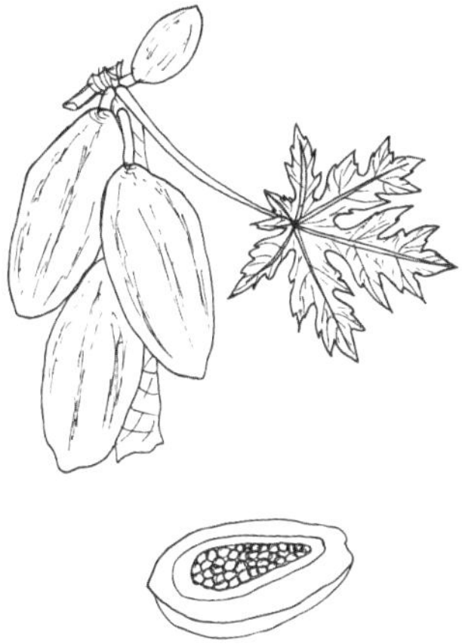

生木瓜

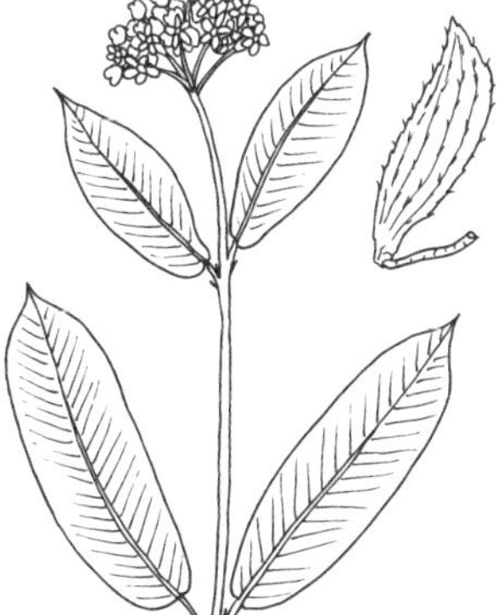

马利筋

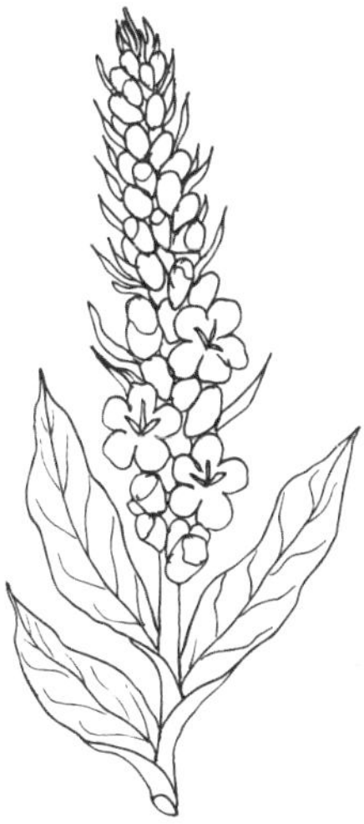

毛蕊草

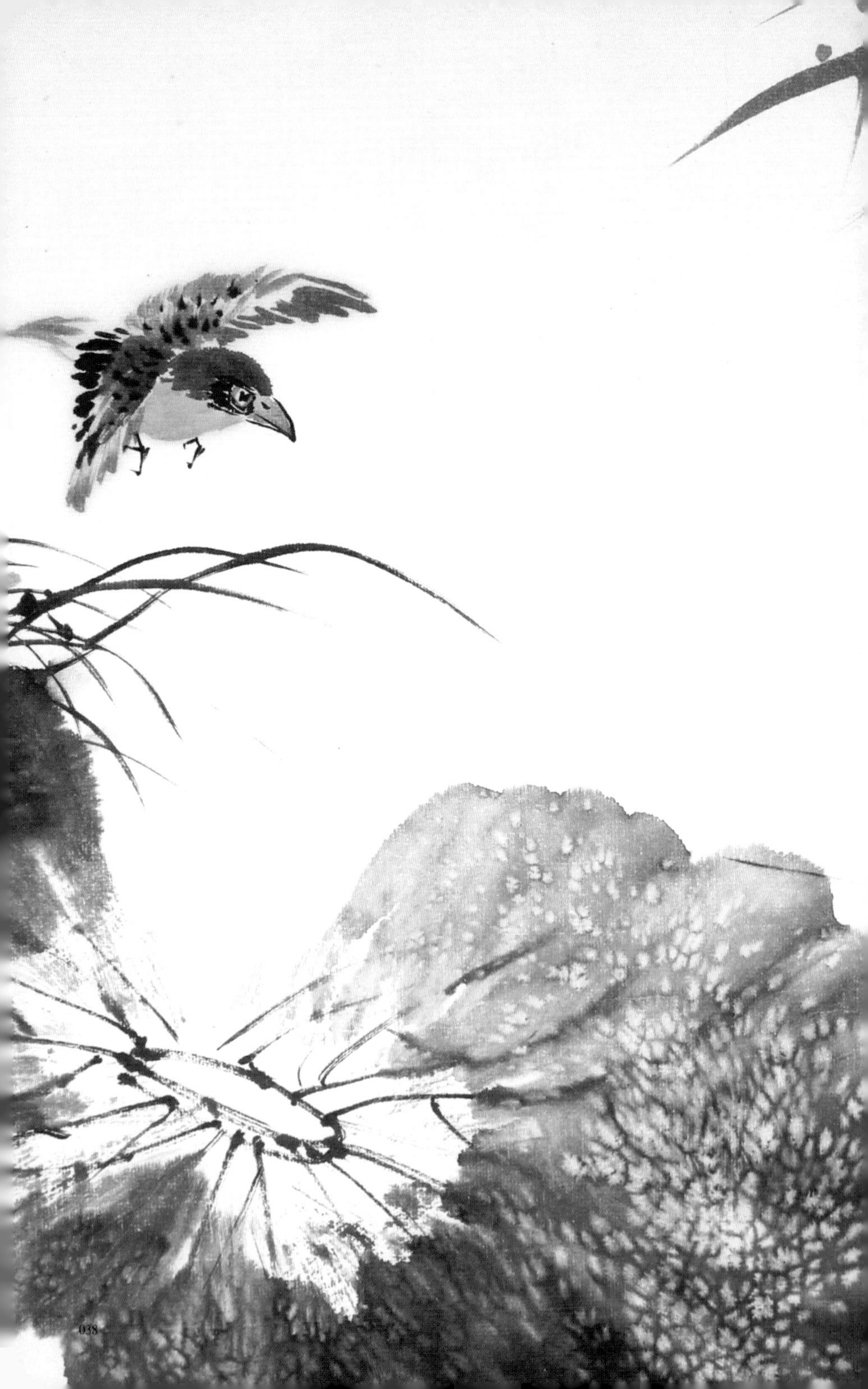

惊蛰是中国的一个重要节气，传统上习俗很多，大都与“惊醒的虫子”有关。惊蛰当天，在山东一些地区，人们要在庭院之中生火炉烙煎饼，意为烟熏火燎灭掉害虫。在陕西一些地区，人们要吃炒豆，将黄豆用盐水浸泡后放在锅中爆炒，发出噼噼啪啪之声，象征虫子在锅中受热煎熬、将死之前的蹦跳之声。

民俗传统

生活手账

随心搭配，记录生活的点滴。

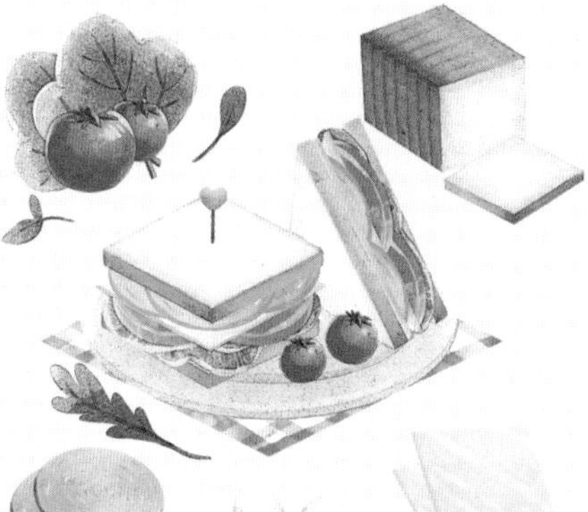

生活
手账

随心搭配，记录生活的点滴。

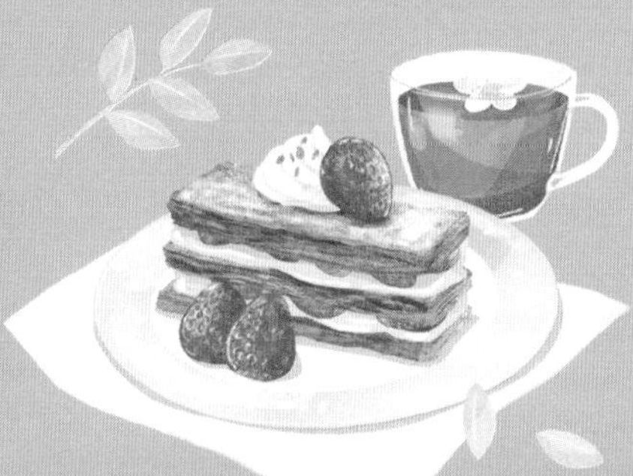

春分

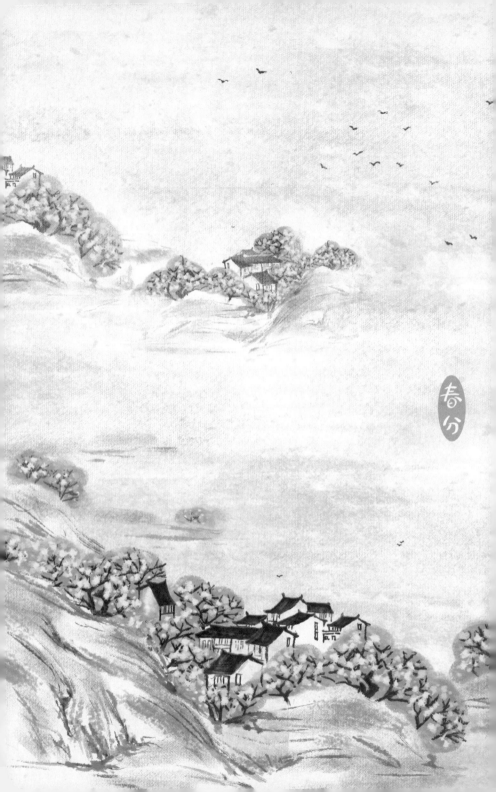

春分

（三月二十至二十二日）

《月令七十二候集解》曰：“春分，二月中，分者半也，此当九十日之半，故谓之分。”

节气养生

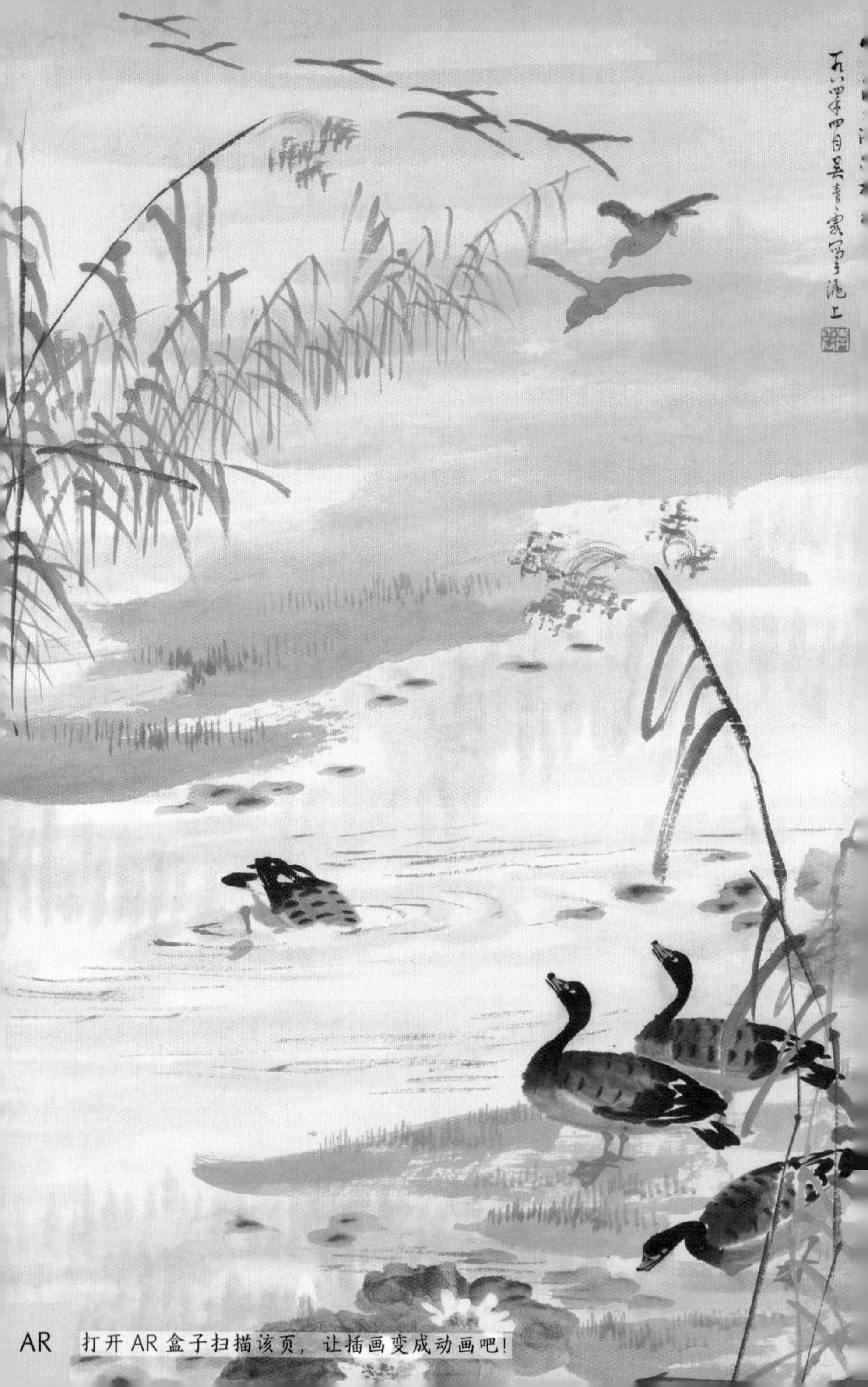

AR　打开 AR 盒子扫描该页，让插画变成动画吧！

一候海棠，二候梨花，三候木兰

饮食养生上，首先要『以平为期』，保持阴阳寒热的均衡。可根据个人体质情况进行合理搭配，如烹调鸭肉、河蚌、河蟹等寒性食物时，最好配合散寒的葱、姜、黄酒等；食用韭菜、韭黄、蒜苗等热性食物时，最好配合养阴的蛋类、猪肉等。

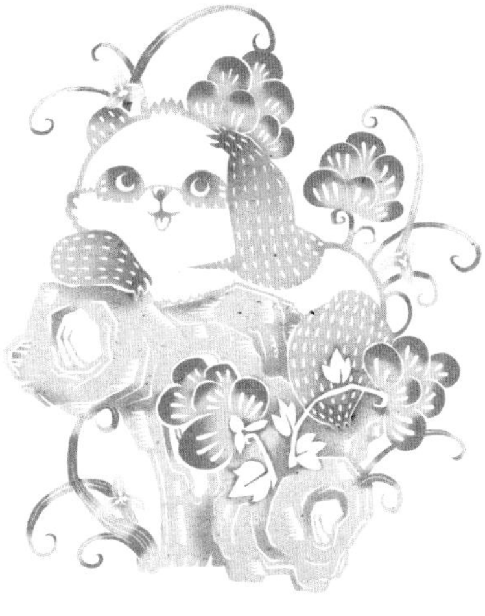

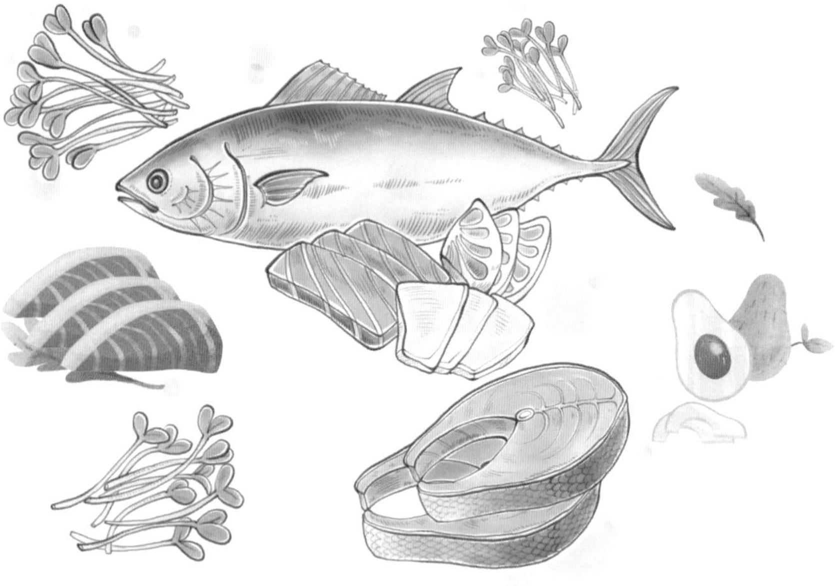

春分时节，要多食甘味食物，一者可补养脾胃，二者可健脾祛湿。不少地方都有“吃春菜”的习俗。广东江门市开平苍城镇，昔日即有春分吃春菜的习俗。有顺口溜赞美说：“春汤灌脏，洗涤肝肠。阖家老少，平安健康。”

时令膳食

春分那天，村上的人都去田野之中采摘春菜，先用清水与生姜烧沸，再加上采回的春菜与家里的鱼片滚汤，刚熟即可，汤清味鲜，营养健康。

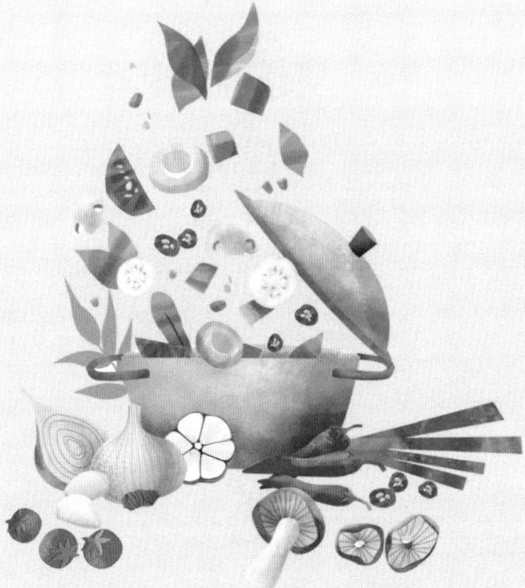

治疗花粉热的药物

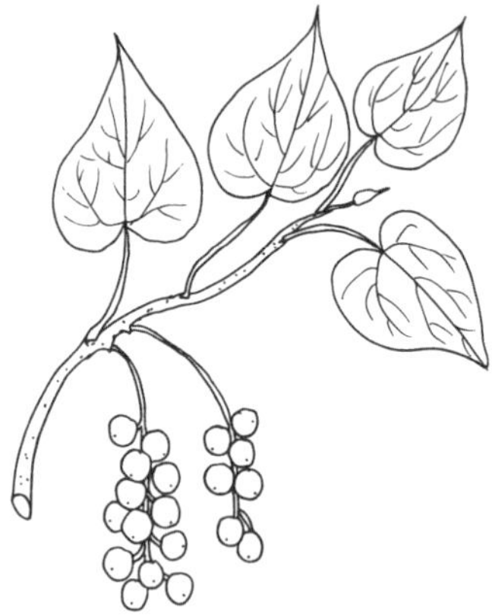

青牛胆

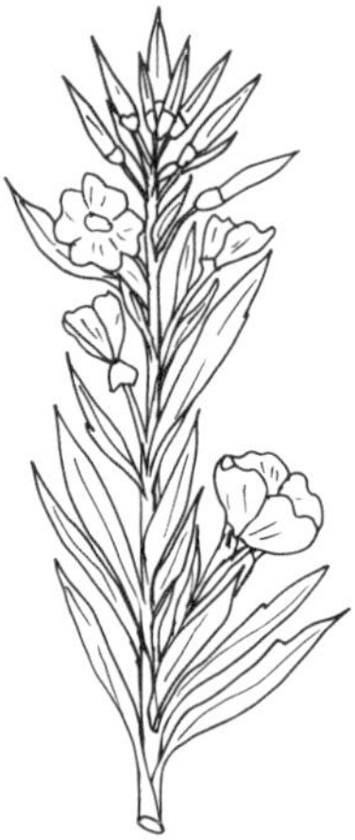

月见草

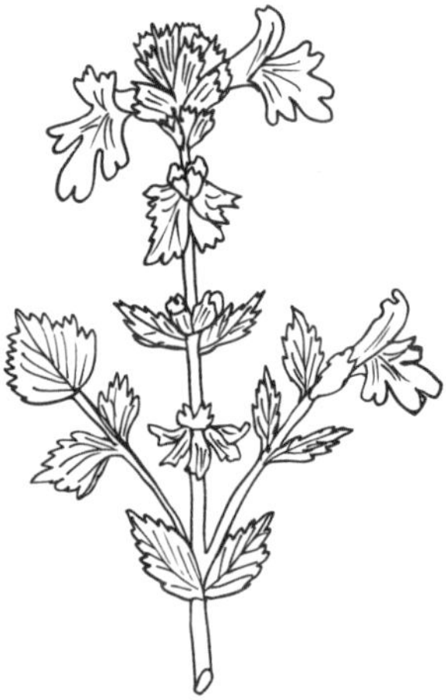

小米草

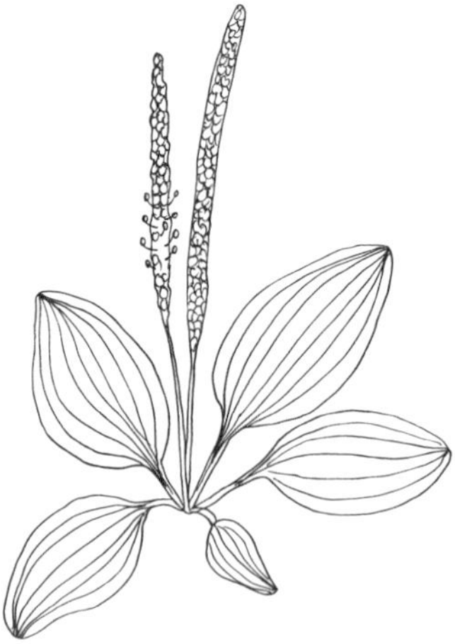

车前草

治疗花粉热的药物

彩绘涂鸦

未填色的本草线条图，可以随心涂涂抹抹。更可挑战全部涂上正确颜色的『填色挑战』活动！

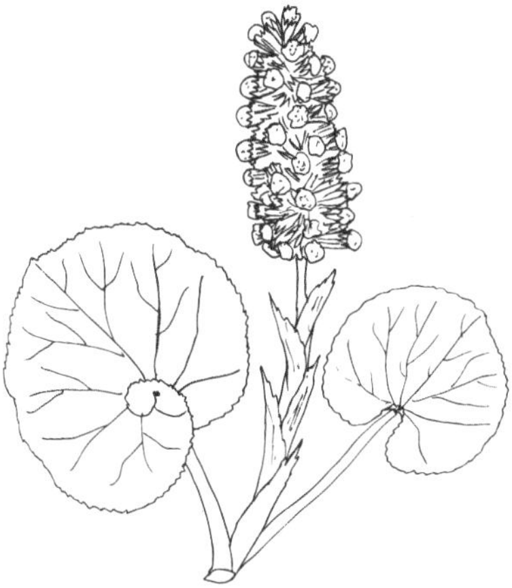

蜂斗菜

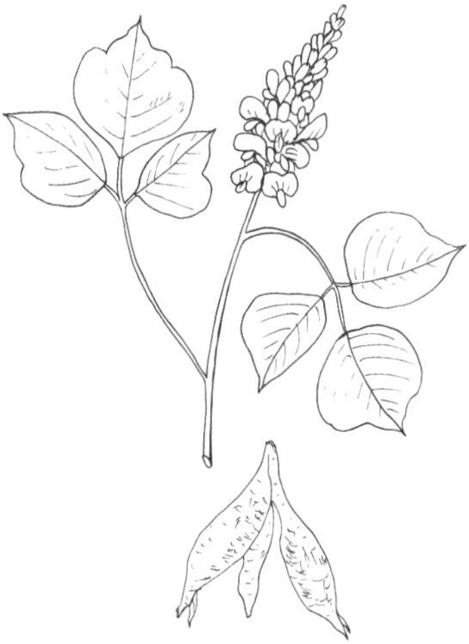

野葛

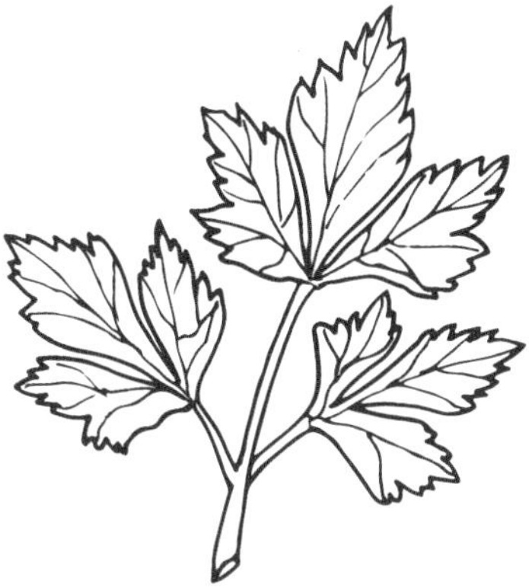

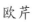

欧芹

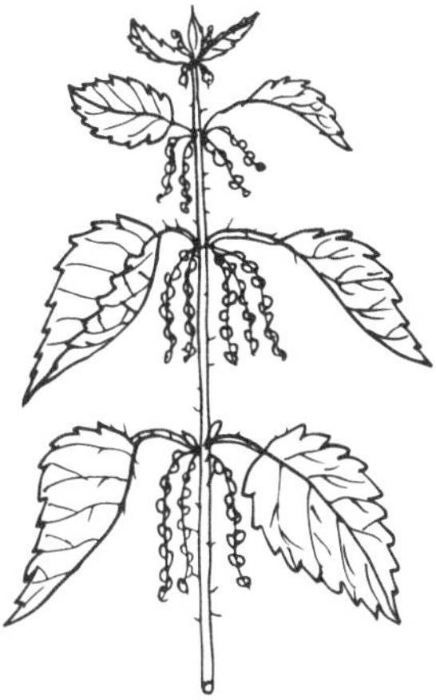

荨麻

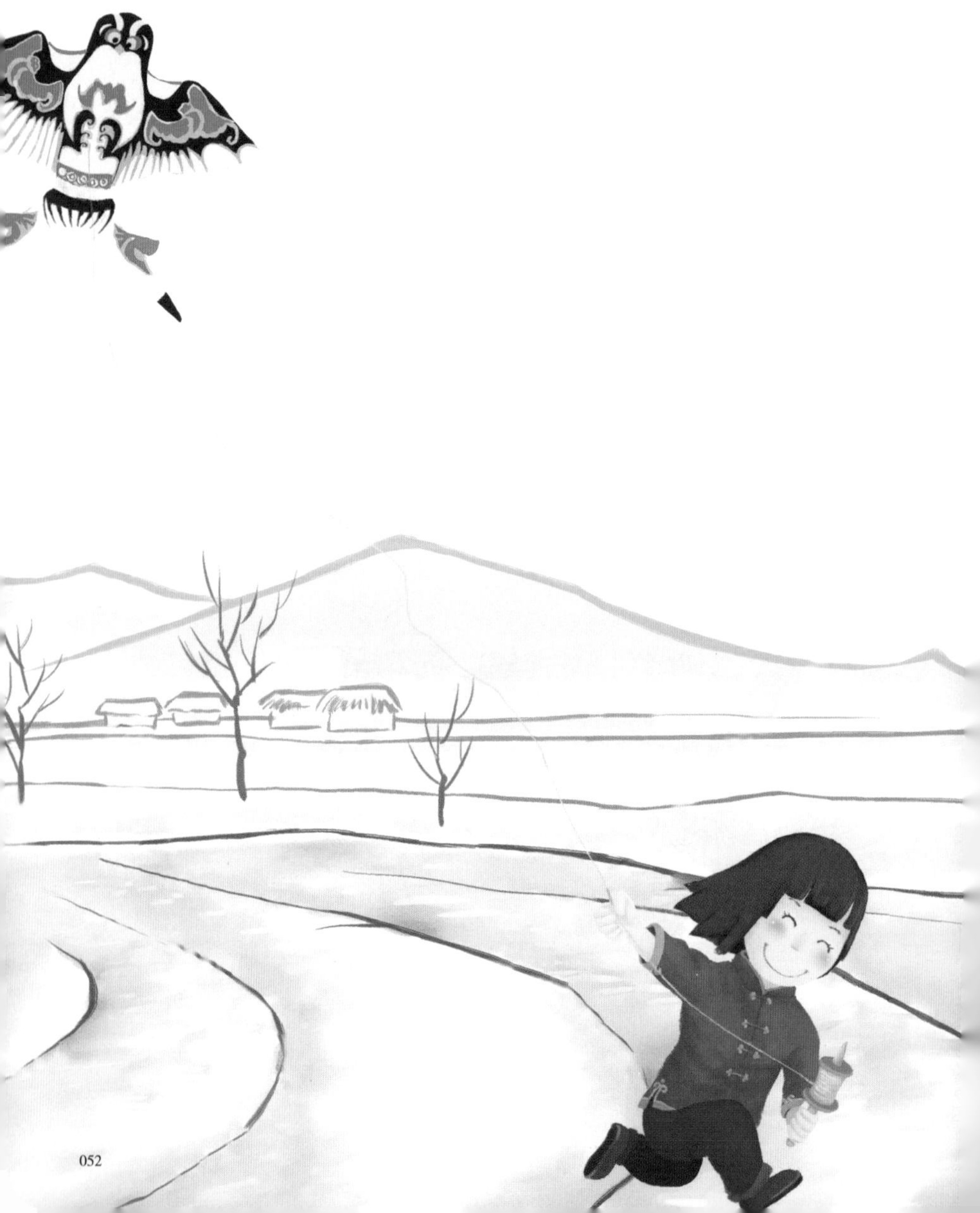

春分历来就有国家“祭日”，民间亦有“立春蛋”“吃春菜”“放风筝”等传统习俗。“立春蛋”的游戏，游戏者选择一个光滑匀称、刚生下四五天的新鲜鸡蛋，轻手轻脚地在桌子上把它竖起来。

民俗传统

手账
生活

随心搭配，记录生活的点滴。

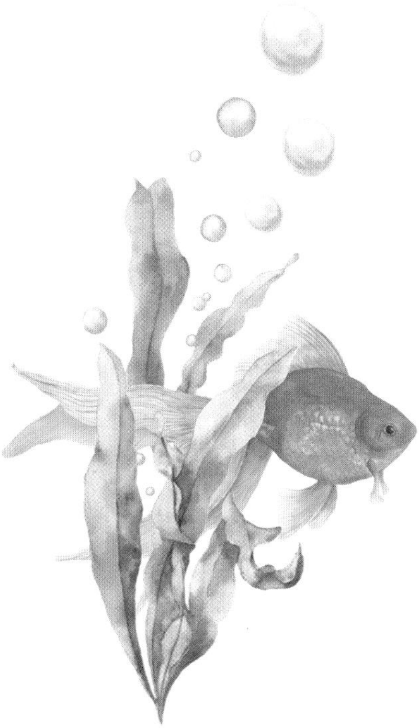

生活手账

随心搭配，记录生活的点滴。

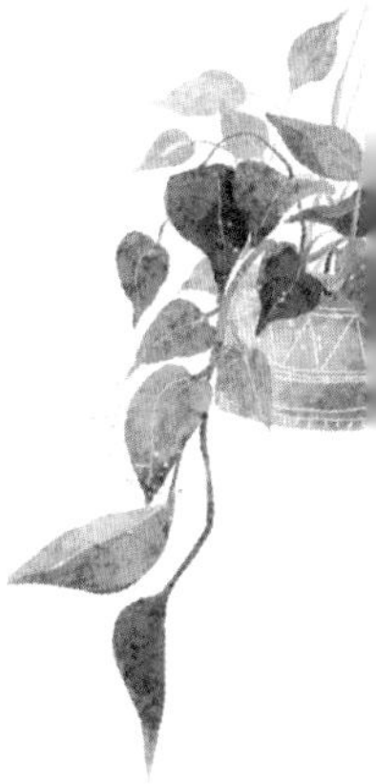

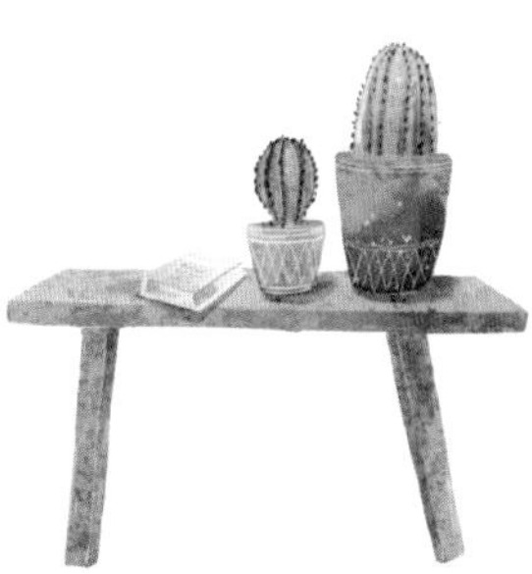

清明

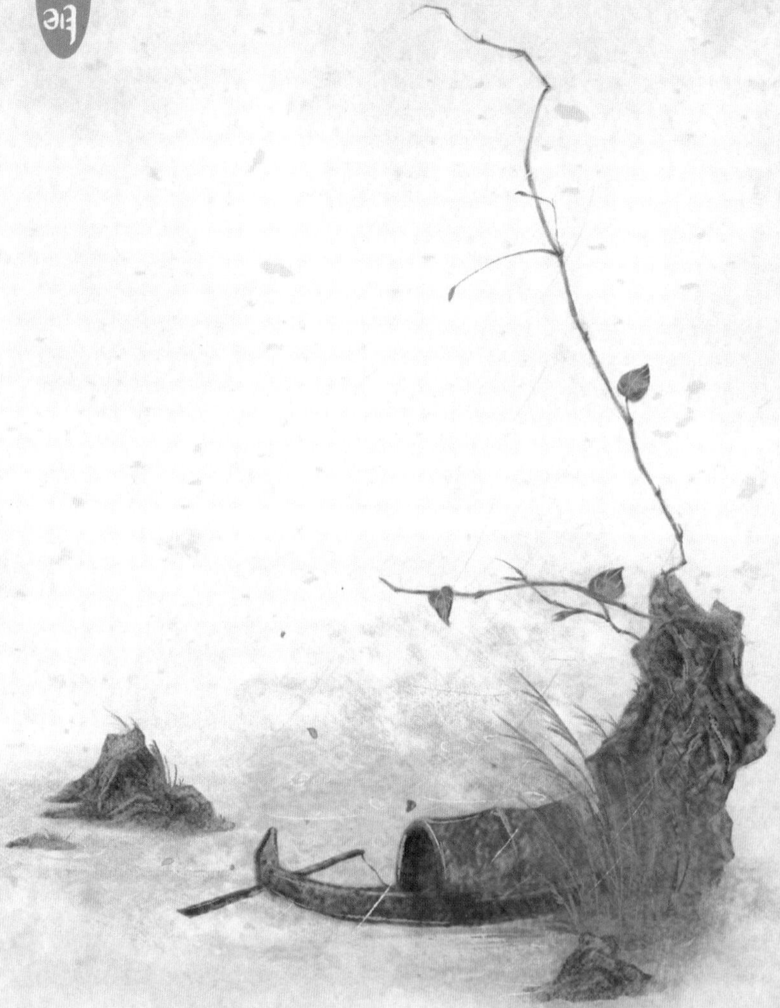

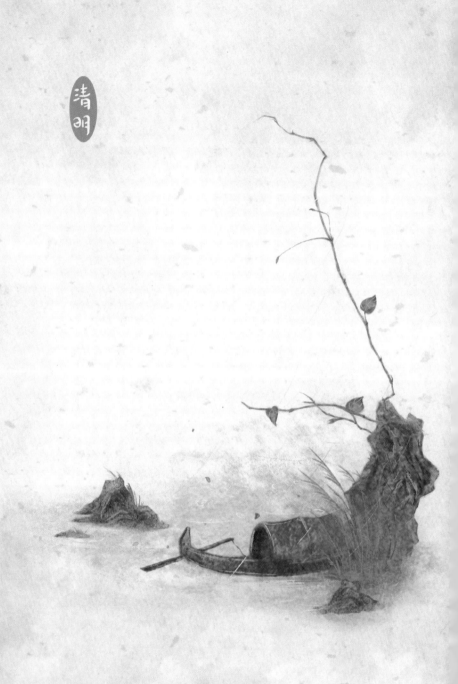

清明

（四月四至六日）

《历书》曰："清明，时万物洁显而清明，盖时当气清景明，万物皆齐，故名也。"

节气养生

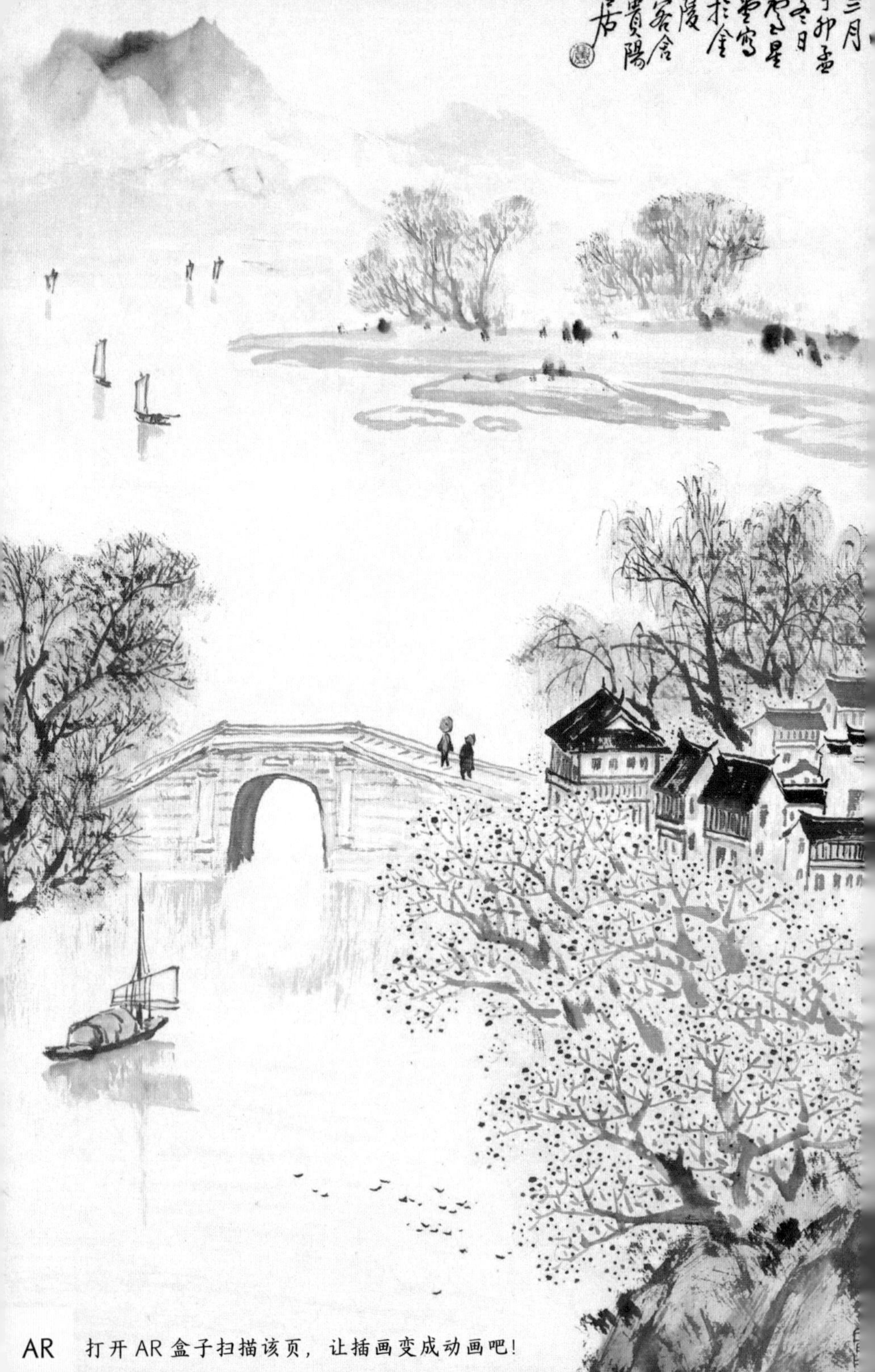

AR　打开 AR 盒子扫描该页，让插画变成动画吧！

一候桐花，二候麦花，三候柳花

清明节气正处于春分之后，此时阳气渐盛，天气回暖，到处生机勃勃，人们远足踏青，或在郊外参加传统体育活动，亲近自然，可谓顺应天时，有助于吸纳大自然纯阳之气，驱散体内郁积的寒气和抑郁的心情，有益于身心健康。

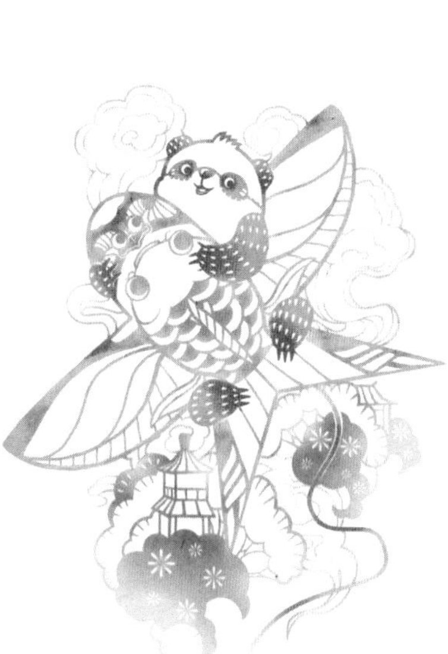

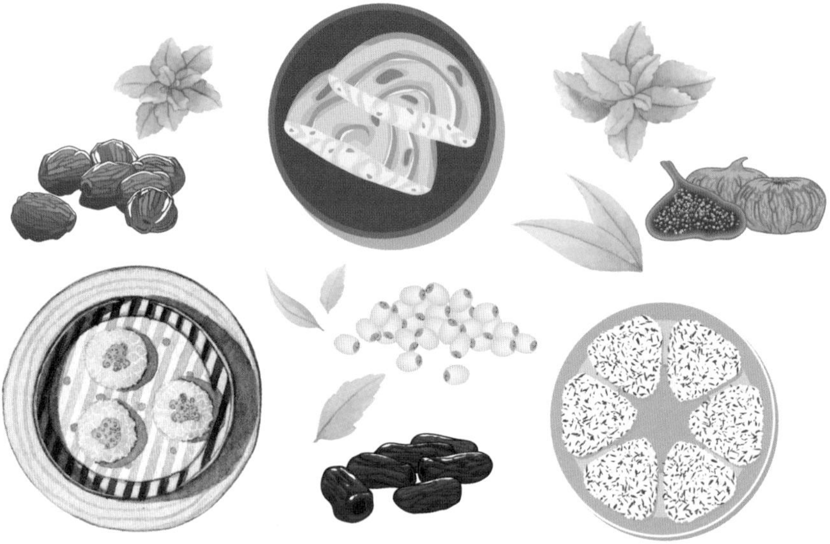

时令食膳

按传统习俗，清明时节，人们不生火做饭，只吃冷食。在北方，老百姓常吃的有枣饼、麦面糕等，在南方，则多为青团、清明果和糯米糖藕等，其中以青团知名度最高。青团，主要流行于江南一带，主要用青艾，也有用浆麦草或其他绿叶蔬菜，和糯米一起舂合，使青汁和米粉相互融合，然后包上豆沙、枣泥等馅料，用芦叶垫底，放到蒸笼内蒸熟。蒸熟出笼的青团色泽鲜绿，香气扑鼻，是清明节最有特色的节令食品。

目前，青团作为祭祀的功能日益淡化，而更多被人们当作春游小吃。

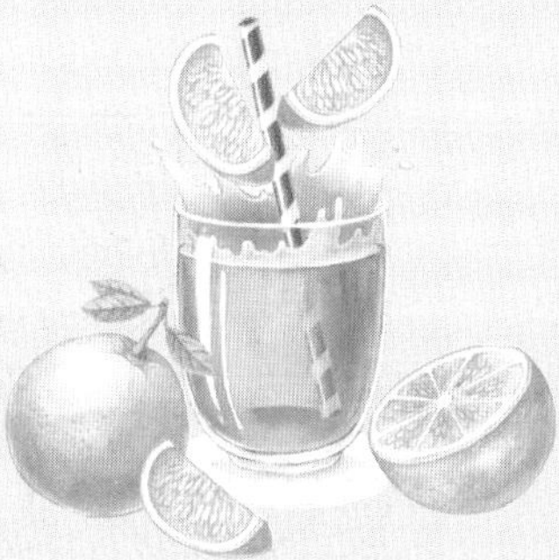

作为用于制作青团的主料“青艾”即鼠曲草，因其有祛风除湿、化痰止咳的功效，最宜用于清明前后雨水较多所致风湿疼痛、痰湿咳嗽的调治，因此青团不仅有祭祖的价值，又有养生保健的功效。

在饮食调养上，清明时节不宜多食辛热、过于生发的食物，如羊肉、狗肉要少吃，白酒也不宜多饮；可多吃补脾利湿的食物和药材，如山药、扁豆、糯米、薏苡仁及党参、黄芪等。

镇痛药

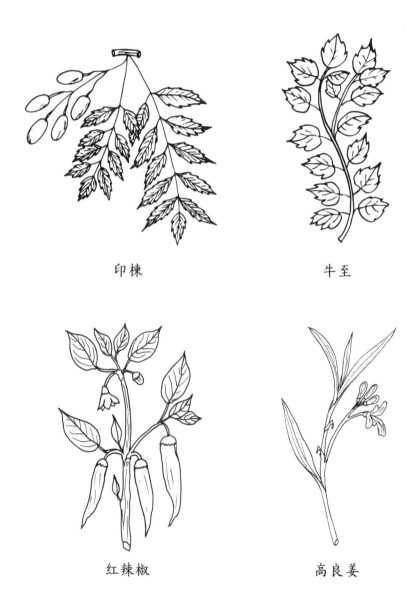

印楝

牛至

红辣椒

高良姜

镇痛药

彩绘
涂鸦

未填色的本草线条图，可以随心涂涂抹抹。更可挑战全部涂上正确颜色的『填色挑战』活动！

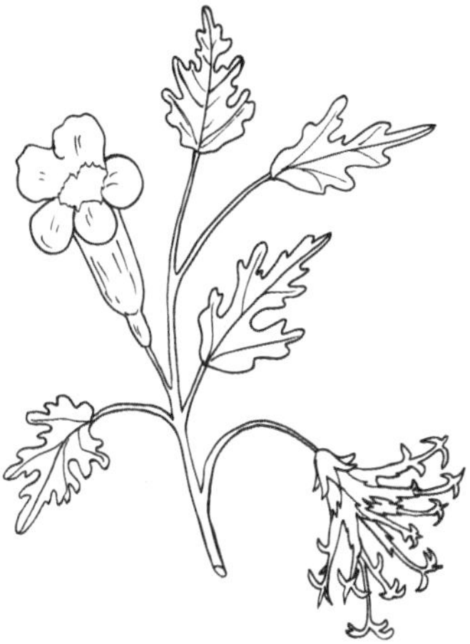

爪钩草

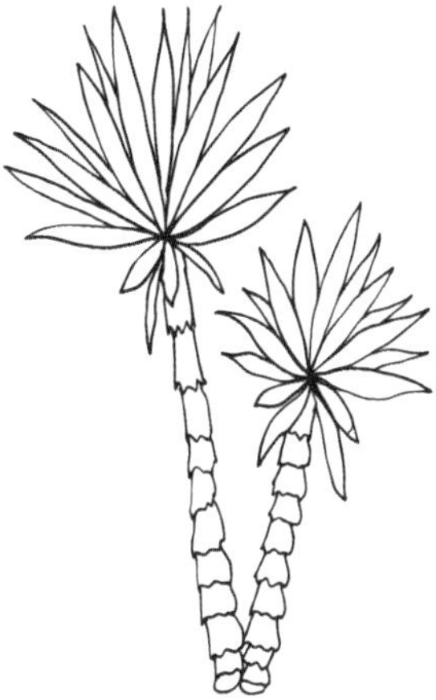

丝兰

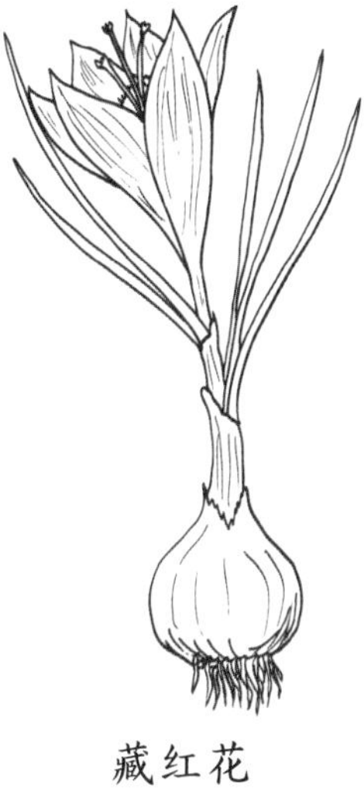

藏红花

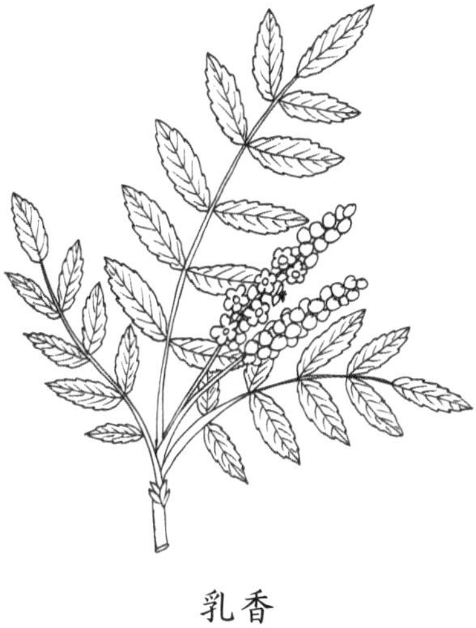

乳香

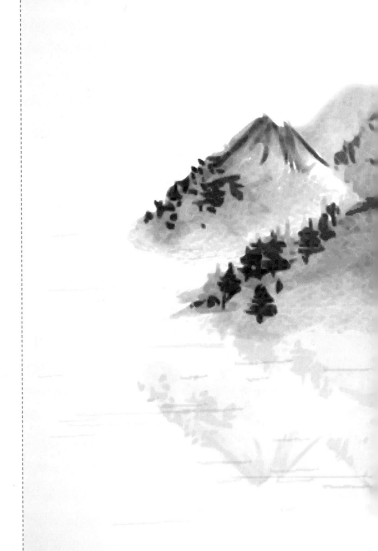

民俗传统

清明被列入第一批国家级非物质文化遗产名录，说明它在我国传统文化中占有重要地位。清明除了讲究禁火、寒食、祭祖、扫墓外，还有踏青、蹴鞠、荡秋千、打马球、放风筝等一系列体育活动。

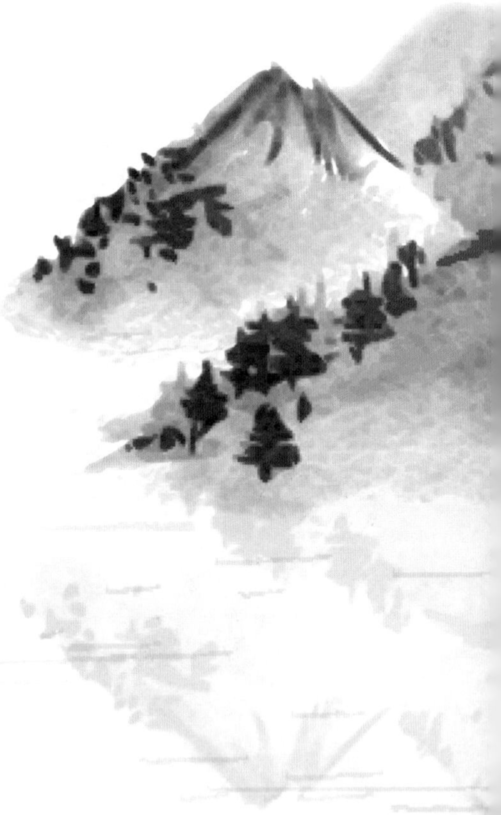

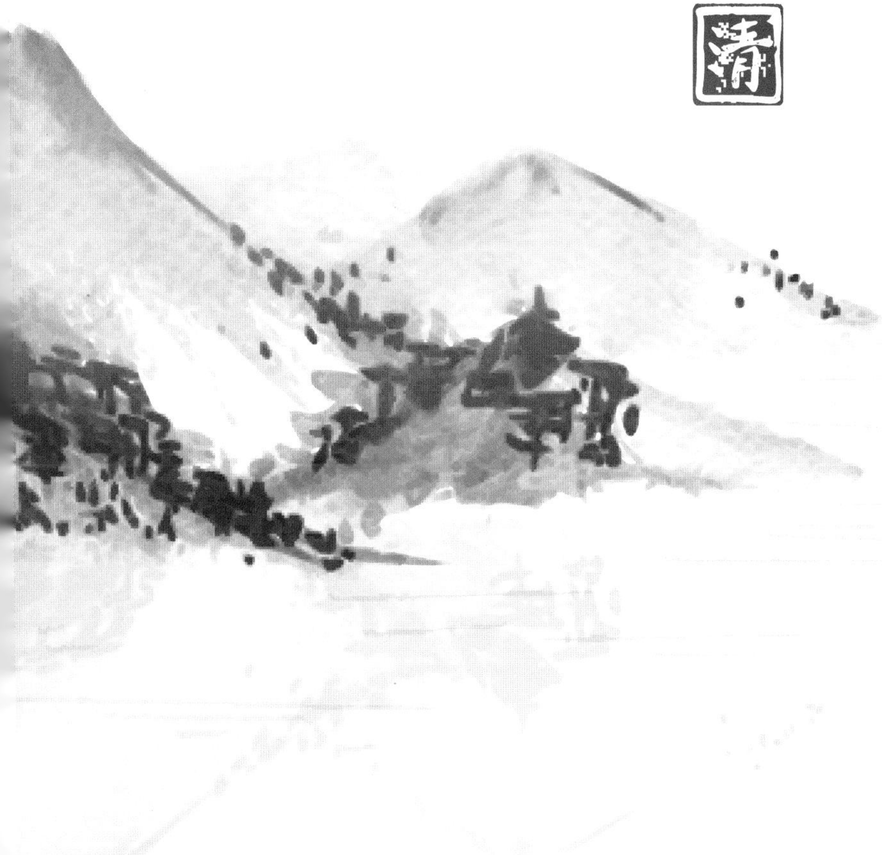

在古代，“寒食节”之后重生新火是一种辞旧迎新的过渡仪式，透露的是季节交替的信息，象征着新季节、新希望、新生命、新循环的开始。后来又有了“感恩”的意味，更强调对“过去”的怀念和感谢。寒食节要禁火、冷食、祭墓，清明节要取新火、踏青出游。

生活手账

随心搭配，记录生活的点滴。

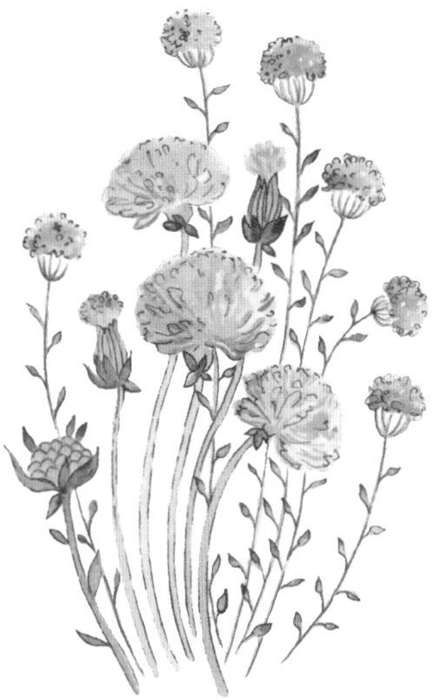

生活手账

随心搭配，记录生活的点滴。

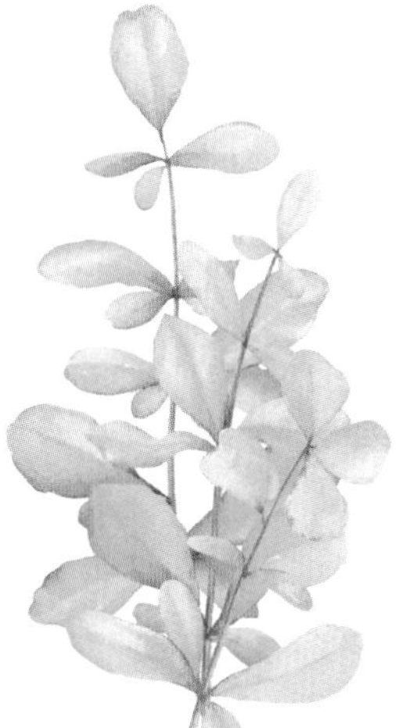

谷雨

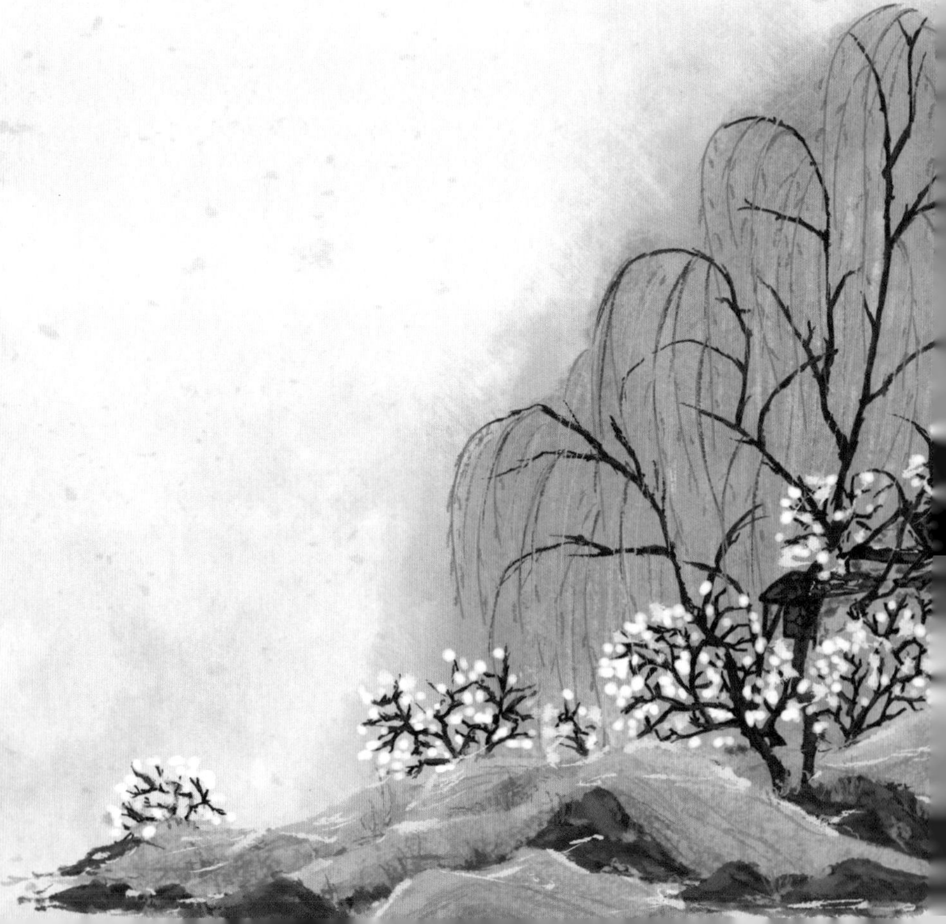

谷雨

（四月十九至二十一日）

《二如亭群芳谱》曰："谷雨，谷得雨而生也。"

节气
养生

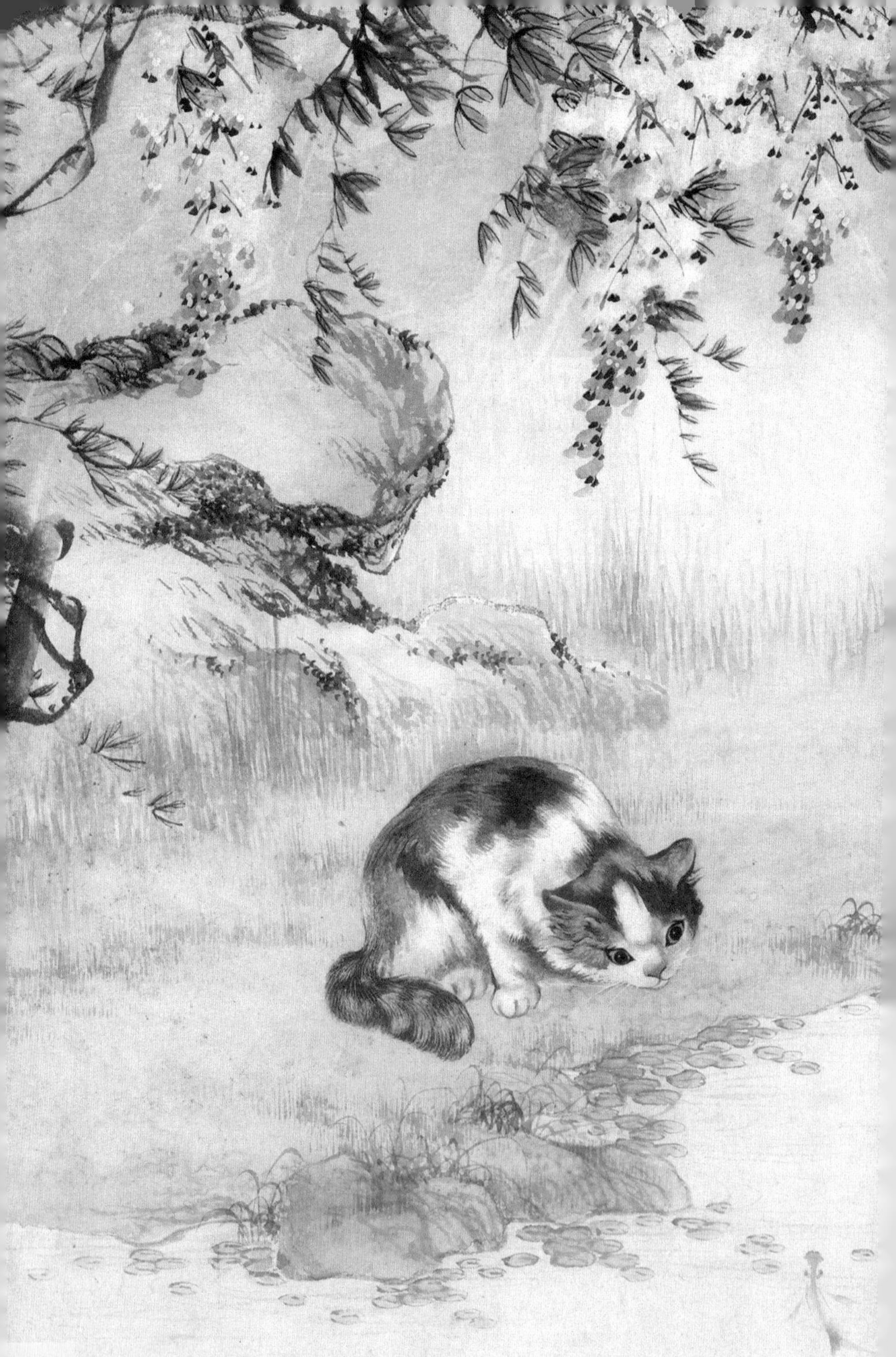

AR　打开 AR 盒子扫描该页，让插画变成动画吧！

一候牡丹，二候荼蘼，三候楝花

谷雨喝新茶清火祛邪明目。暮春阳气渐盛，气候温热，北方地区大风较多，气候干燥，南方地区明显多雨，气候潮湿，感冒咳嗽、风湿痹病较多；而春阳内应于肝，又易引起肝阳上亢。所以，谷雨时节在饮食养生方面，可适当地食用一些具有补血益气功效的食物，或是养血柔肝、清热润燥、清热祛湿的甘平或甘凉的食物。如河鲜、湖鲜鱼类食物即可养血柔肝。

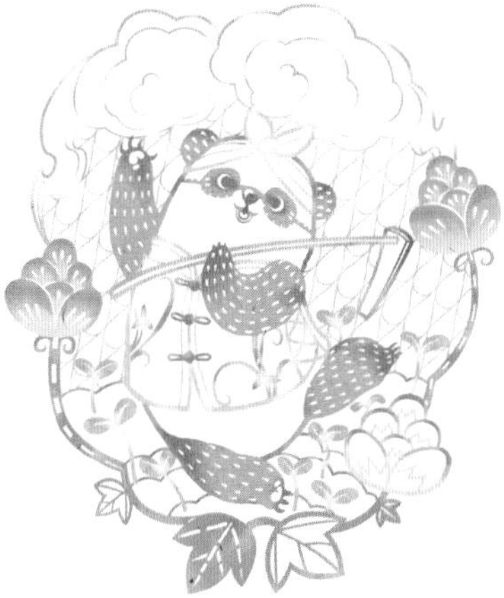

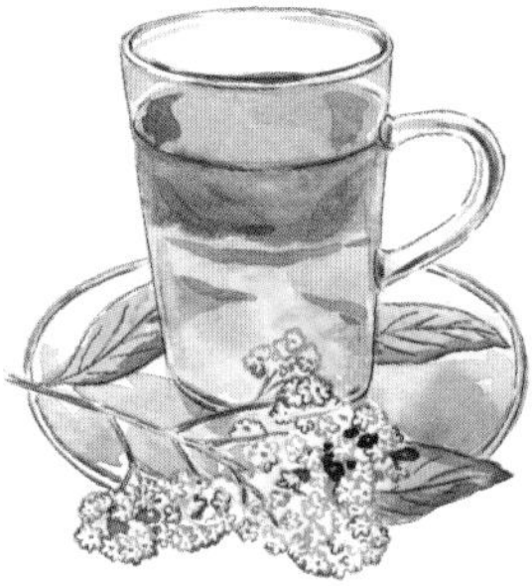
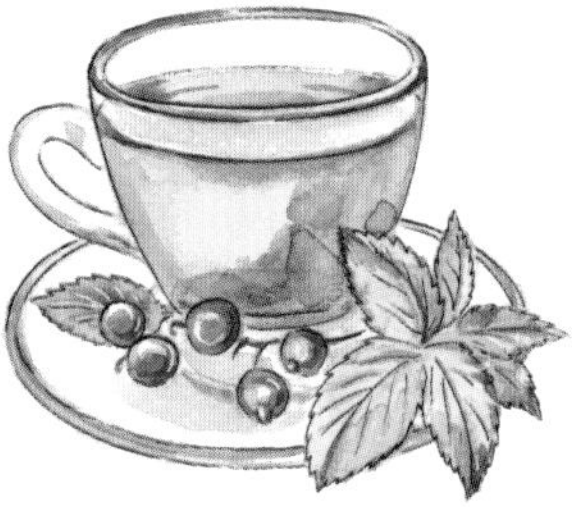
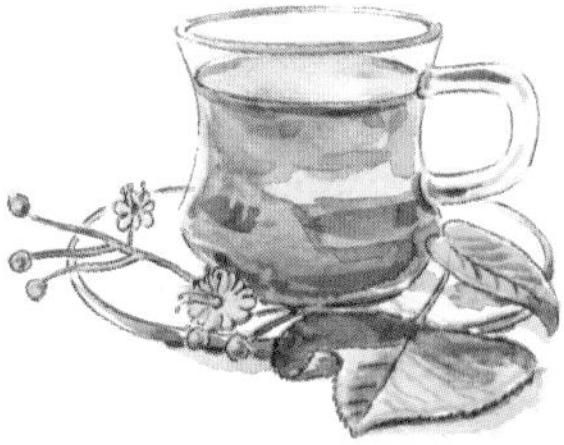
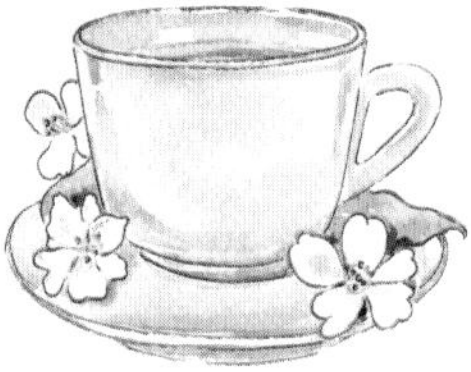

时令食膳

谷雨茶为一年之中的佳品，所以谷雨是采摘春茶的好时节。在南方，谷雨采茶是民俗，而喝谷雨新茶不仅解渴、提神，同时也有清火、祛邪、明目的保健功效。注意饮水，尤其是晨起喝杯温开水，多吃一些银耳、桑椹、蜂蜜，就有清热润燥的作用。此外，味甘微苦、性凉的绿茶有清热润燥的功效，如杭州的龙井茶、苏州的碧螺春茶、信阳的毛尖茶以及安徽黄山的毛峰茶、太平的猴魁茶、六安的瓜片茶等，此时开始就可适当饮用一些。

白扁豆、赤小豆、薏苡仁、山药、冬瓜、白萝卜、鲫鱼、鲤鱼等都有良好的祛湿清热作用，可根据需要食用。另外，此时节不宜进食羊肉、狗肉、麻辣火锅以及辣椒、花椒、胡椒等大辛大热之品，白酒也要少饮，以防助火升阳。

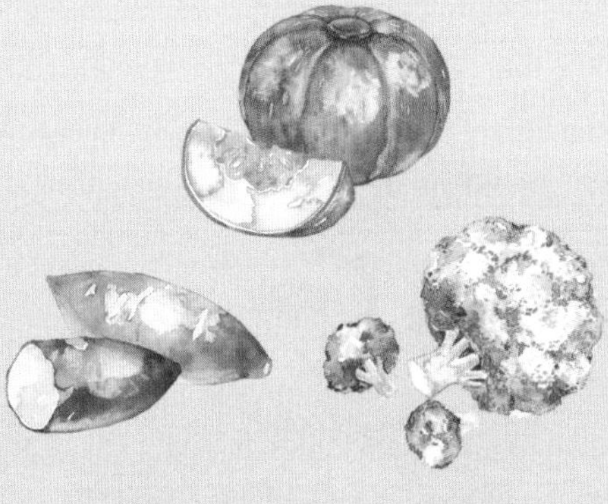

养生谚语说“谷雨夏未到，冷饮莫先行”，因此要少食冷食，以免挫伤阳气、损伤脾胃。

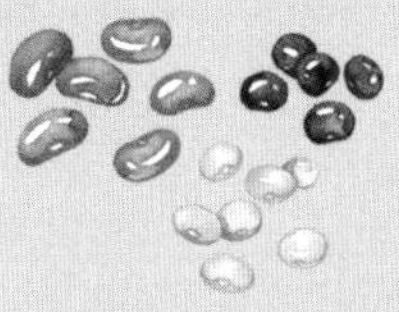

镇定类药

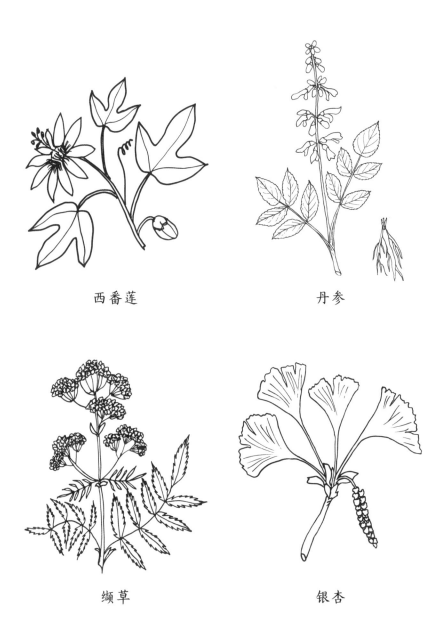

西番莲

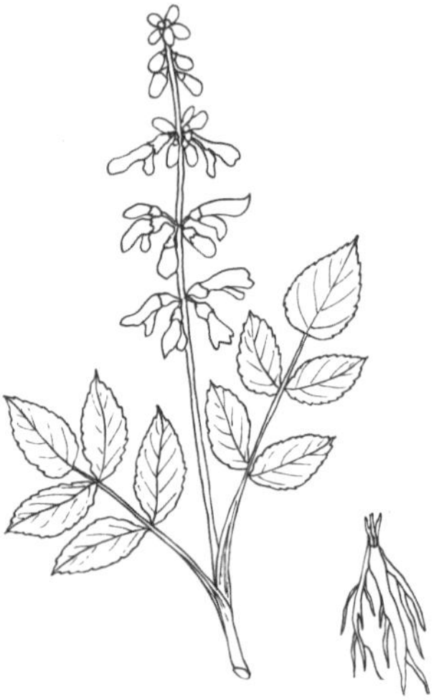

丹参

缬草

银杏

收敛止血药

彩绘涂鸦

未填色的本草线条图，可以随心涂涂抹抹。更可挑战全部涂上正确颜色的『填色挑战』活动！

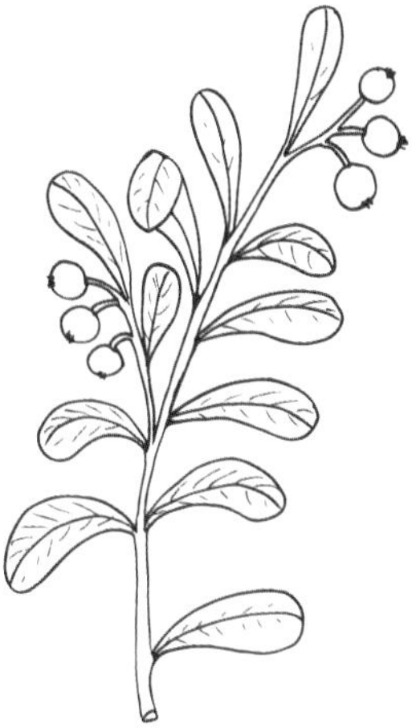

熊果

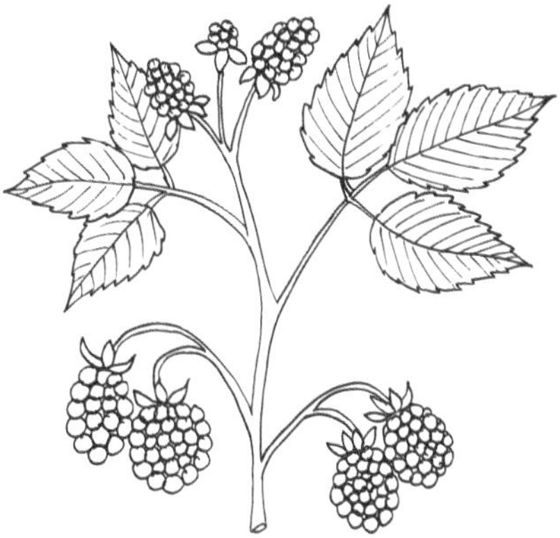

黑莓

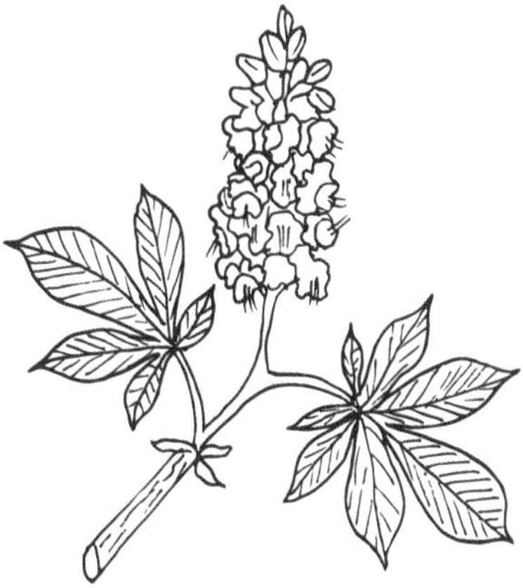

七叶树

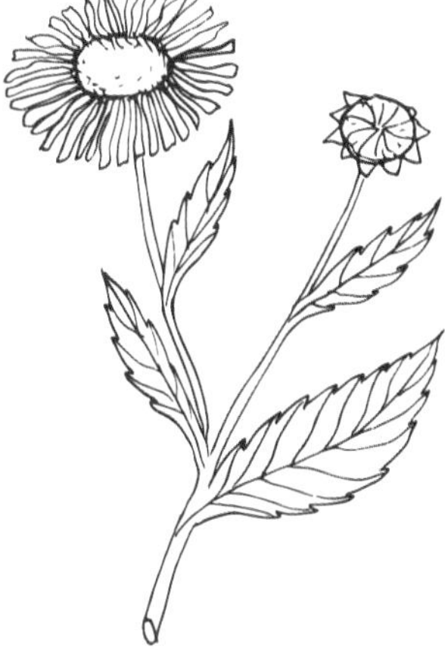

土木香

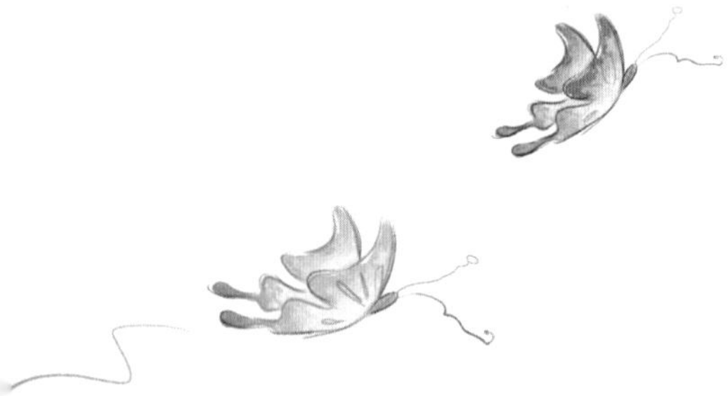

谷雨前后是牡丹花开的重要时段，因此牡丹花也被称为“谷雨花”。“谷雨三朝看牡丹”，赏牡丹已成为人们暮春闲暇重要的娱乐活动。见繁花似锦，含蕊皆放，交错如锦，夺目如霞，灼灼似群玉之竞集。

传统民俗

各色牡丹都千姿百态，争艳斗丽，冠绝群芳，馨香沁滋，对人们修身养性、怡情养生，大有裨益。

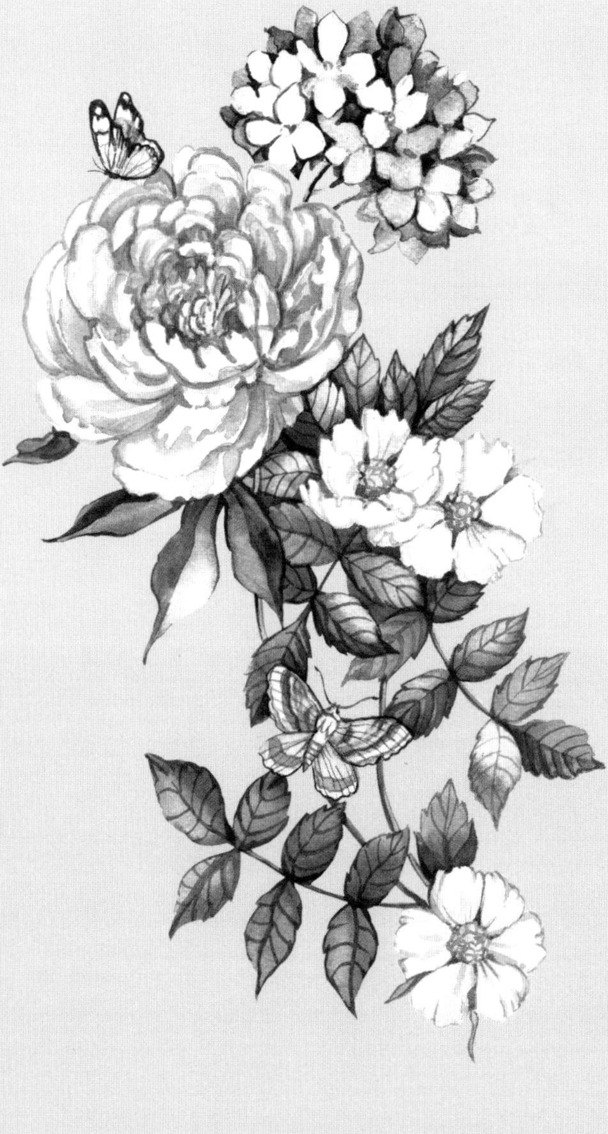

生活手账

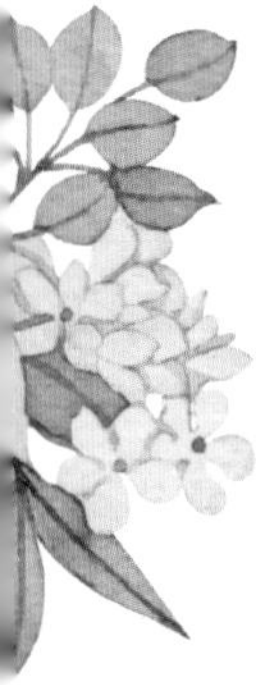

随心搭配，记录生活的点滴。

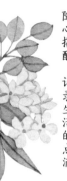

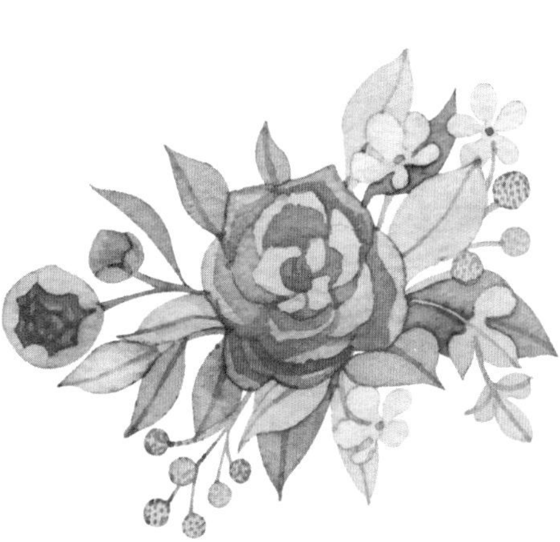

Spring

Weekly Plan

MON	TUE	WED	THU	FRI	SAT	SUN

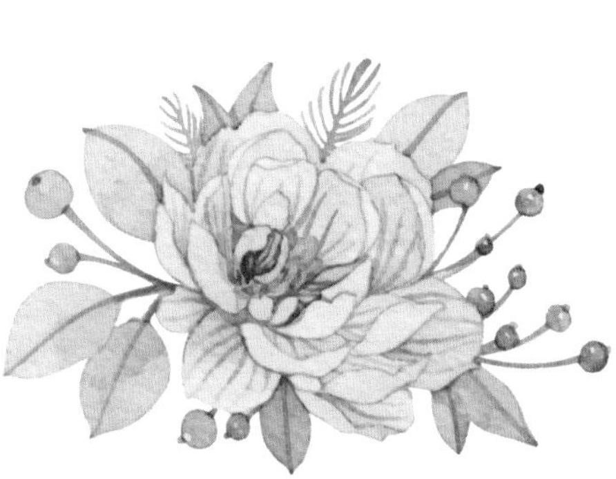

夏

立夏

小满

芒种

夏至

小暑

大暑

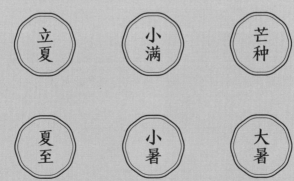

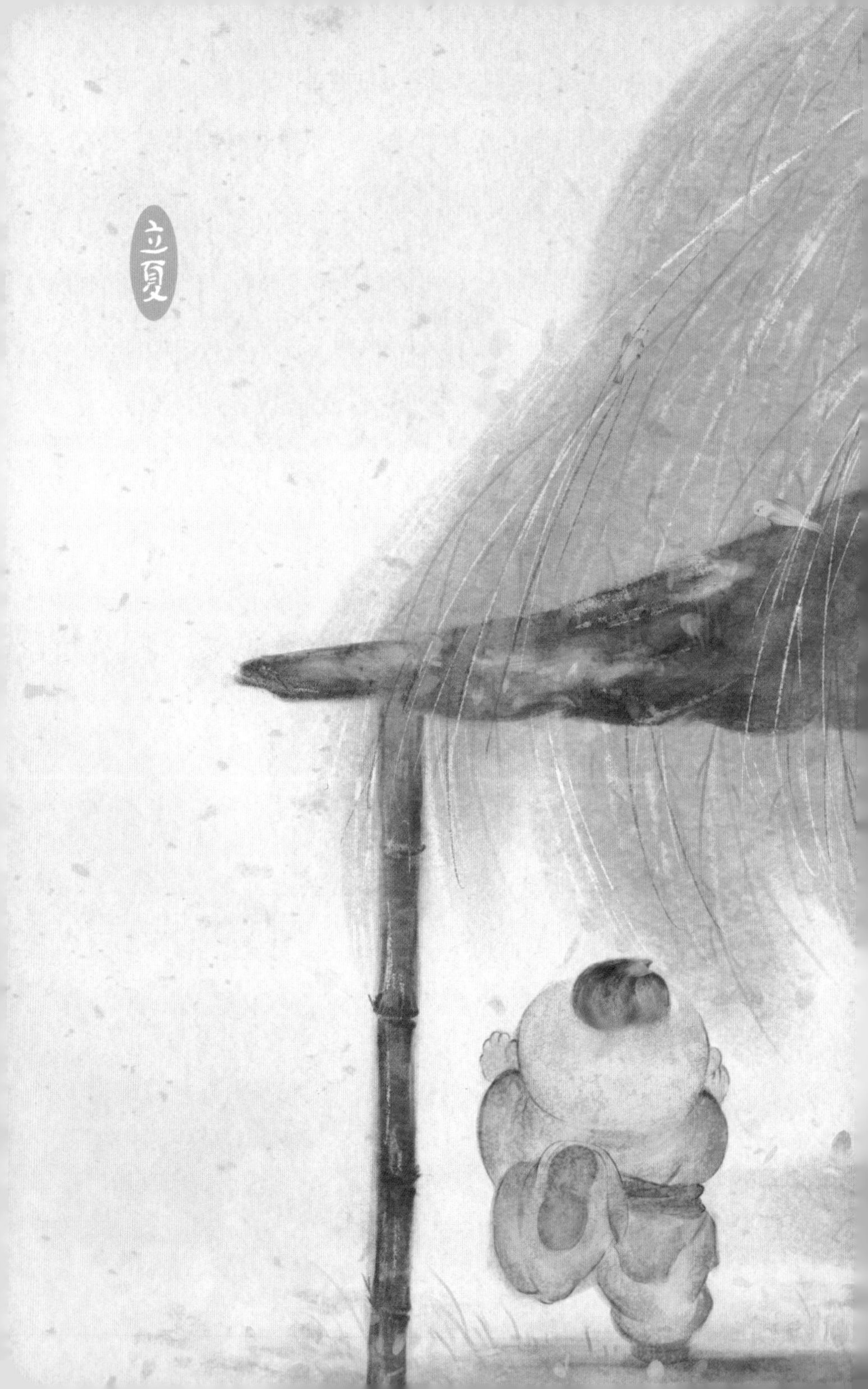
立夏

立夏

（五月五至七日）

节气养生

《月令七十二候集解》曰："立，建始也，夏，假也，物至此时皆假大也。"

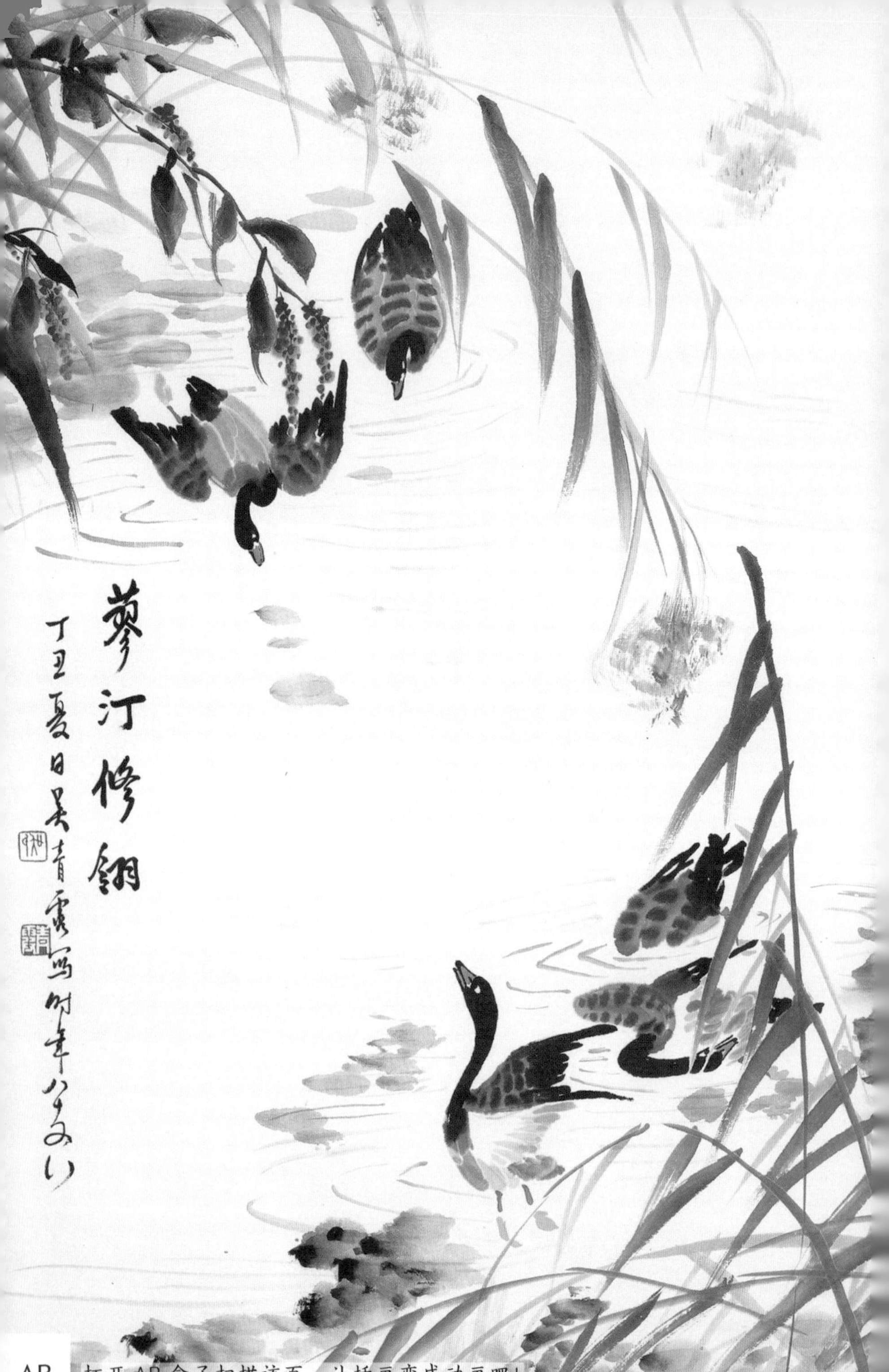

AR 打开 AR 盒子扫描该页，让插画变成动画吧！

一候蝼蝈鸣，二候蚯蚓出，三候王瓜生

立夏时节，自然界的变化是阳气渐盛，阴气渐微，相对人体脏腑来说，是肝气渐弱，心气渐强。中医认为，心在五行之中属『火』，为夏季主时之脏，与暑热之气相通，主管人的精神活动。但是因为夏季暑热之气易亢而为邪，反过来扰乱心神，常导致心病，引起心神不安、心悸失眠、头昏目眩、烦躁不安等症状，所以立夏宜注重养心。

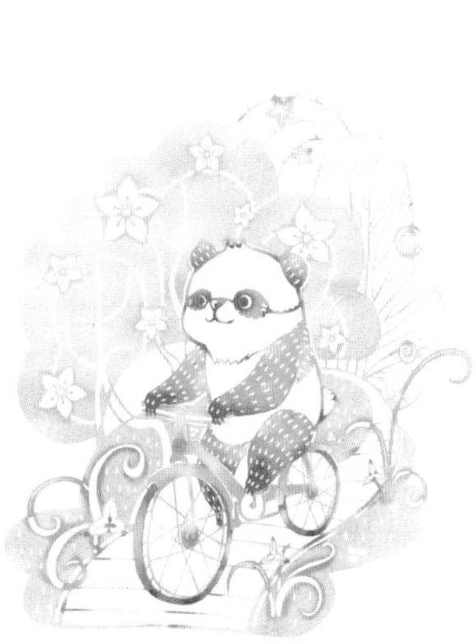

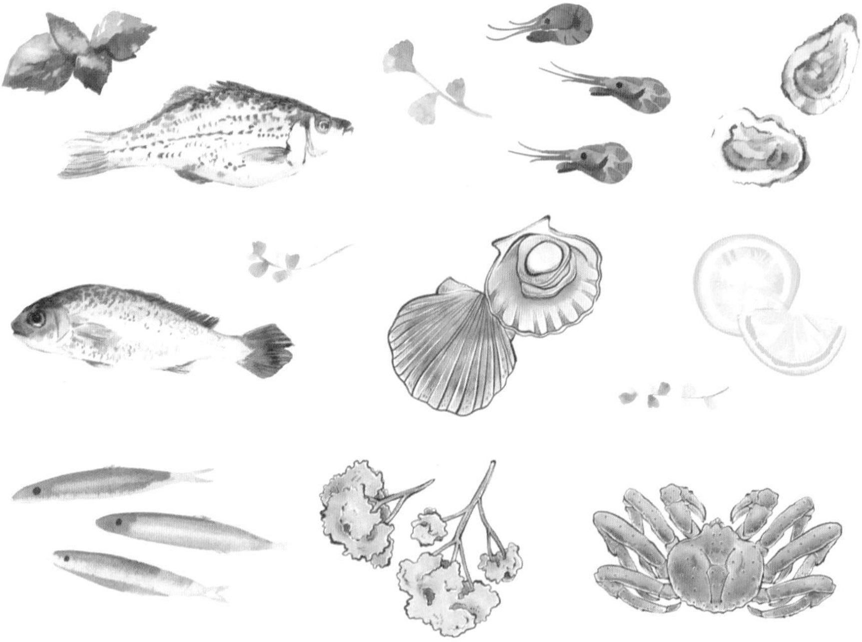

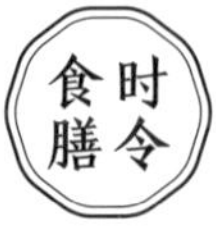

时令食膳

立夏吃陈皮饼开胃醒脾。立夏为夏之伊始，与暮春相比气温涨幅较大，尤其南方地区已经开始出现温热的气候，一般人常易出现食欲不振、胃口不好的表现。

而正由于夏季气候炎热，雨水较多，湿热病邪将要盛行，因此身体虚弱之人，特别是妇女、儿童，适应能力较差，所以最易被湿热侵袭而发生疰夏病证。

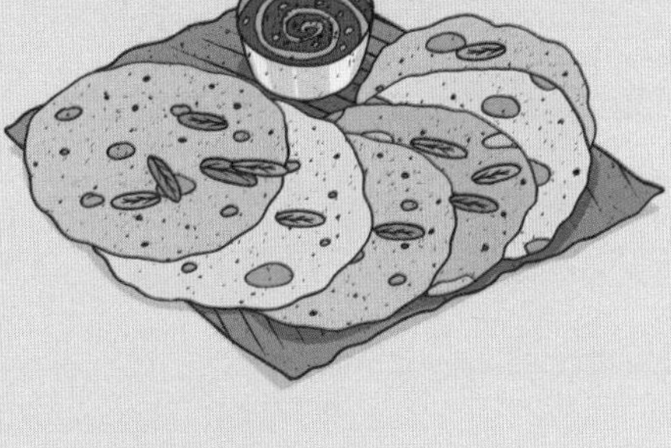

鸡蛋尤其是茶叶蛋具有健脾益气、利湿清热与增进食欲的功效，陈皮具有理气健脾、促进消化和清凉败火的作用，因此立夏吃立夏蛋、吃陈皮饼有防治疰夏的养生保健价值。

治疗“烧心”的药物

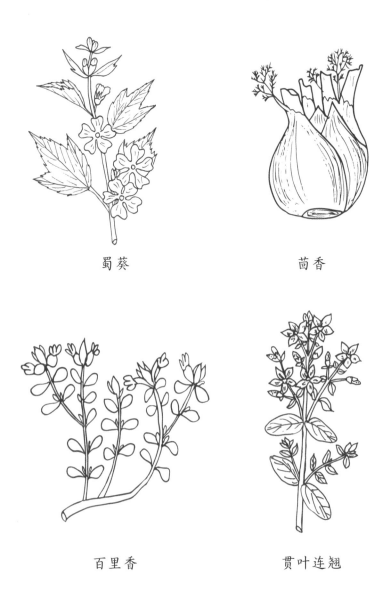

蜀葵

茴香

百里香

贯叶连翘

治疗“烧心”的药物

彩绘涂鸦

未填色的本草线条图，可以随心涂涂抹抹。更可挑战全部涂上正确颜色的『填色挑战』活动！

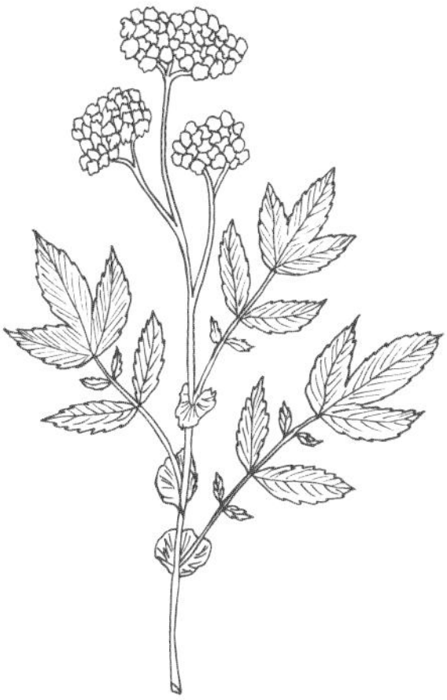

绣线菊

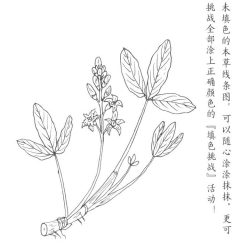

睡菜

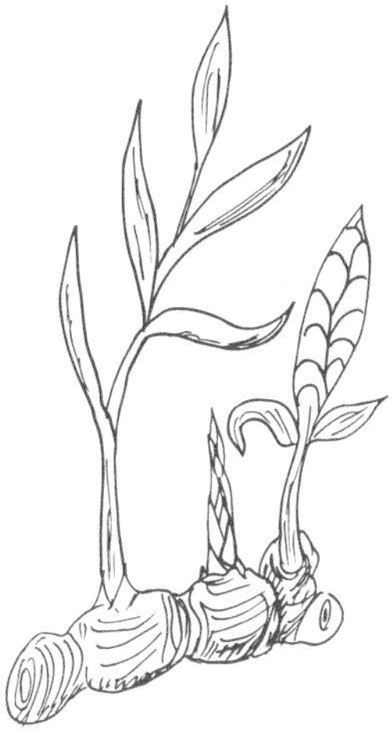

姜

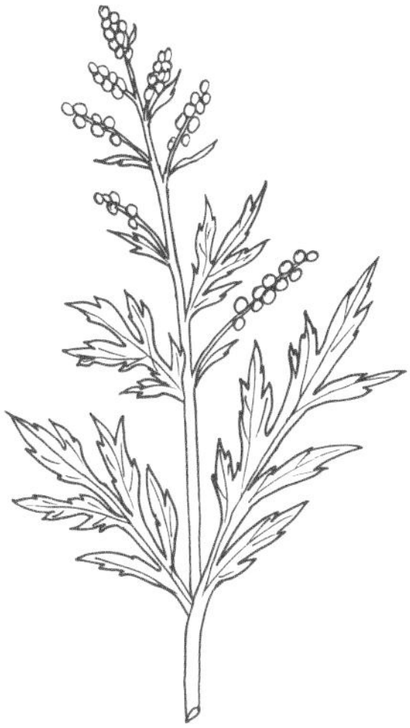

苦艾

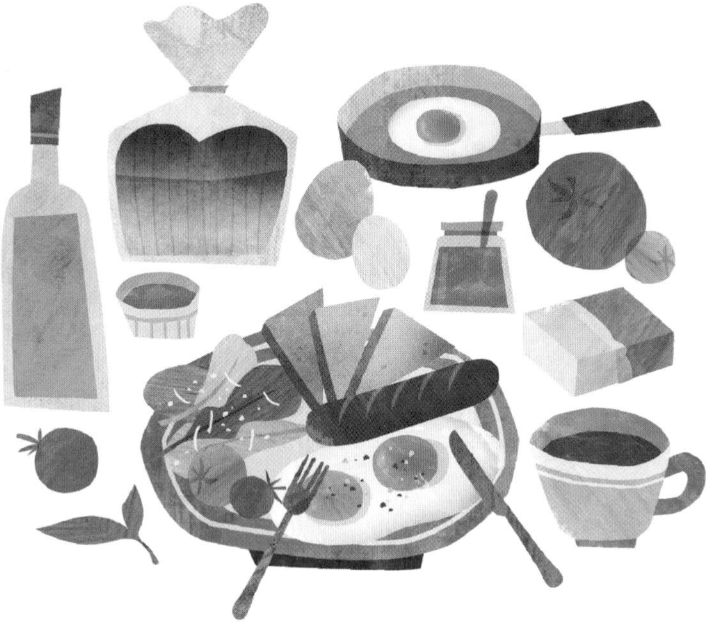

“吃立夏蛋”的习俗由来已久，自古即有“立夏吃了蛋，热天不疰夏”“立夏胸挂蛋，孩子不疰夏”等养生谚语。

民俗传统

由于从立夏这一天起，天气晴暖并渐渐炎热起来，许多人特别是儿童会有身体疲劳、四肢无力的感觉，食欲也会减退，身体还会逐渐消瘦，称之为『疰夏』。每年立夏之日，吃鸡鸭鹅蛋，小孩子胸前挂上煮熟的蛋，可避免疰夏。因此，立夏吃蛋的习俗一直延续到现在。

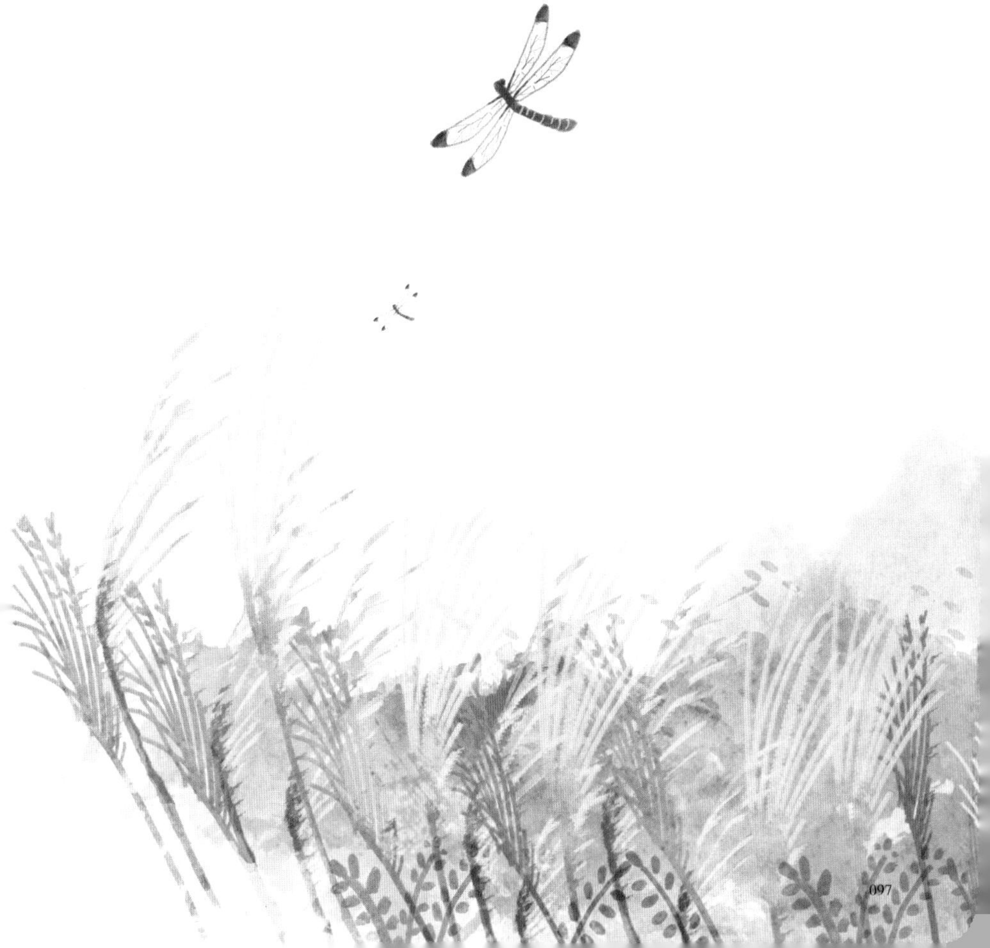

生活手账

随心搭配，记录生活的点滴。

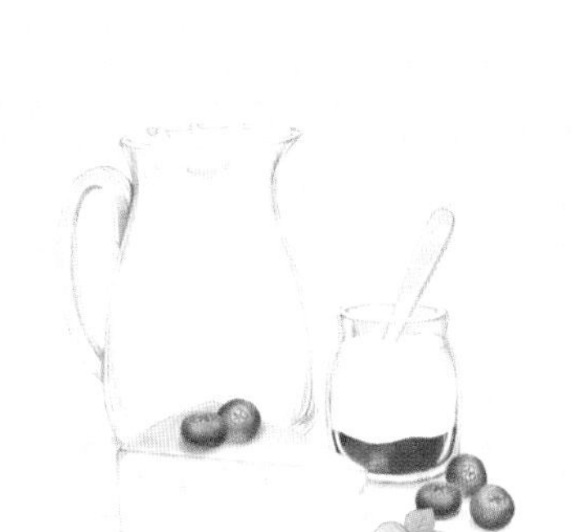

Summer Weekly Plan

MON	TUE	WED	THU	FRI	SAT	SUN

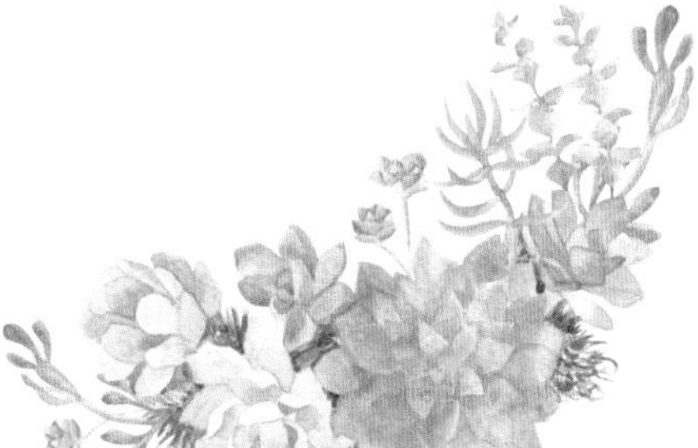

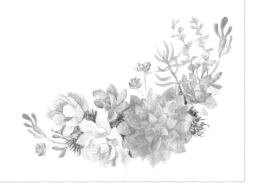

小满

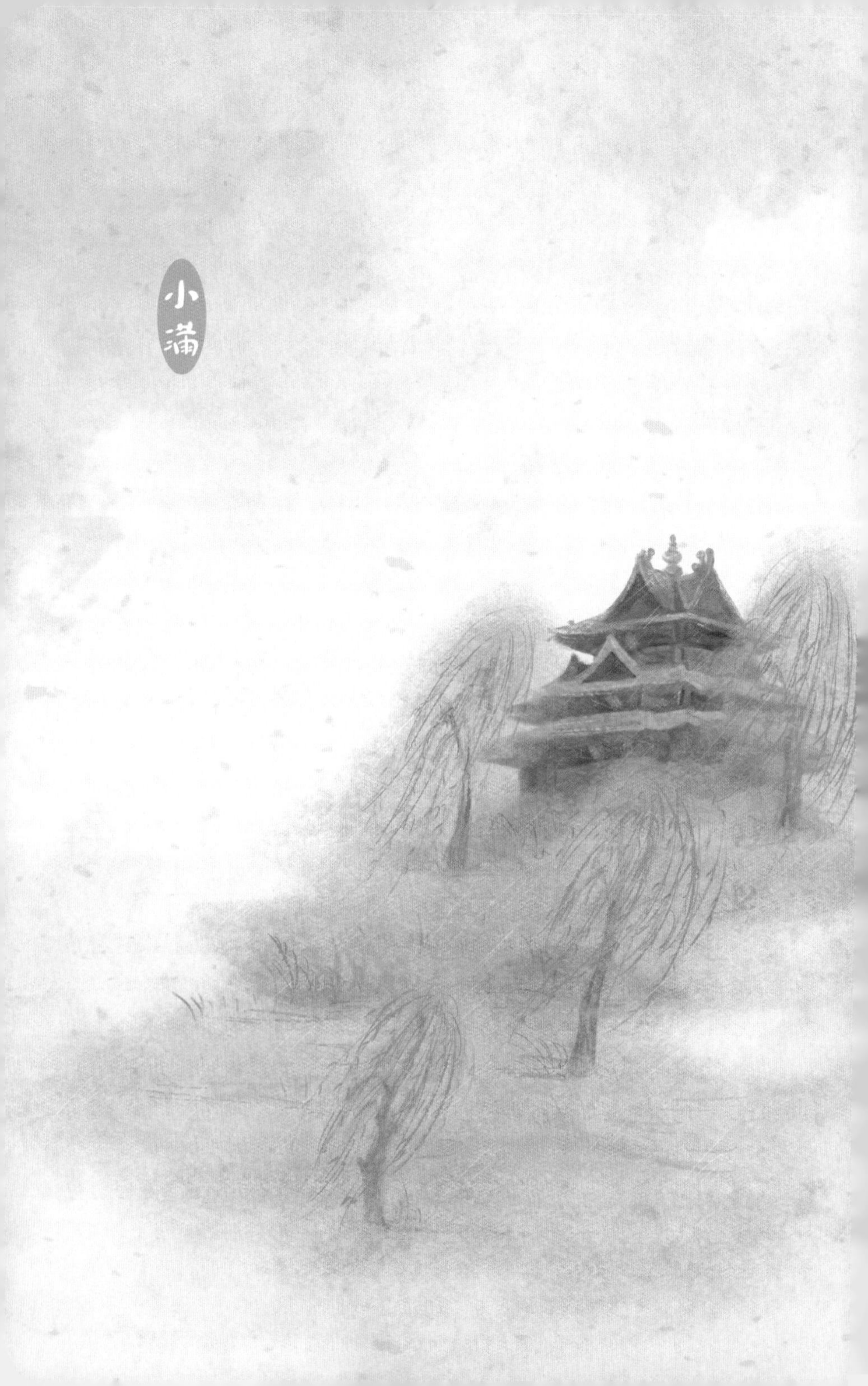

小满

（五月二十至二十二日）

《月令七十二候集解》曰：“小满，万物长于此少得盈满，麦至此方小满而未全熟，故名也。”

养生节气

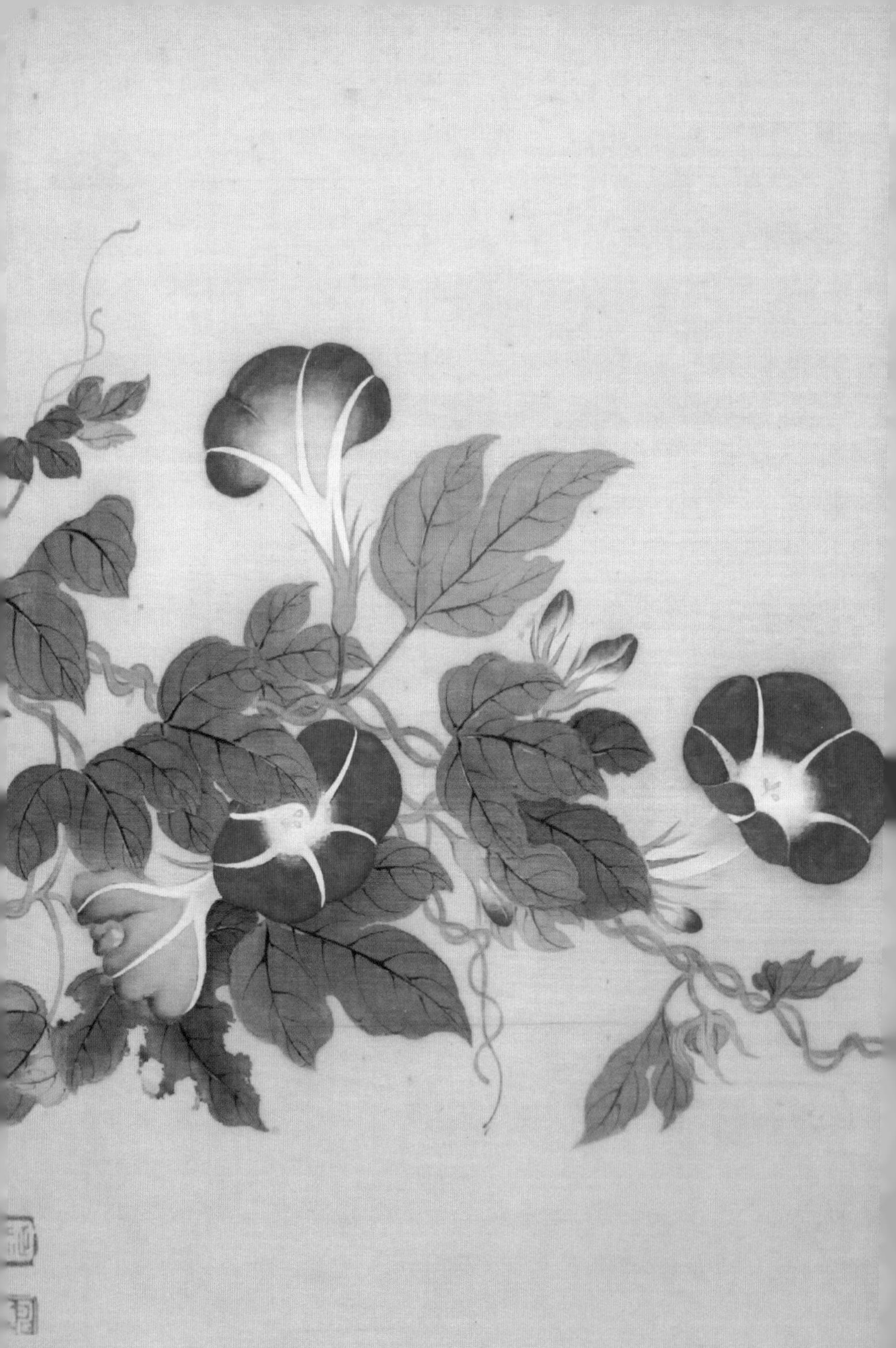

AR　打开 AR 盒子扫描该页，让插画变成动画吧！

一候苦菜秀，二候靡草死，三候麦秋至

小满过后，气温不断升高，雨水也多了起来，天气开始闷热潮湿，此时人体易感湿邪，容易出现食欲不振、腹胀腹泻等消化功能减退的症状，还常表现有精神萎靡、嗜睡困倦、身体乏力、不想喝水、舌苔白腻或黄腻等不适。中医认为这些表现都是因为人体感受湿邪，湿邪损害脾胃，影响人体运化功能所致。与此同时，人们往往喜爱用冷饮消暑降温，但冷饮过量易引起脾胃阳气损伤，引起胃肠不适而出现腹痛腹泻等病症。由于小儿消化系统发育尚未健全，老人脏腑机能逐渐衰退，因此小孩及老人更易出现此种情况。因此，小满饮食养生要注意避免过量进食生冷食物，注意健脾化湿。

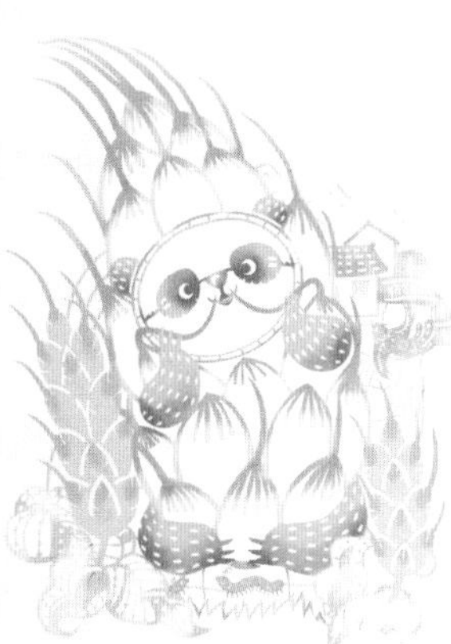

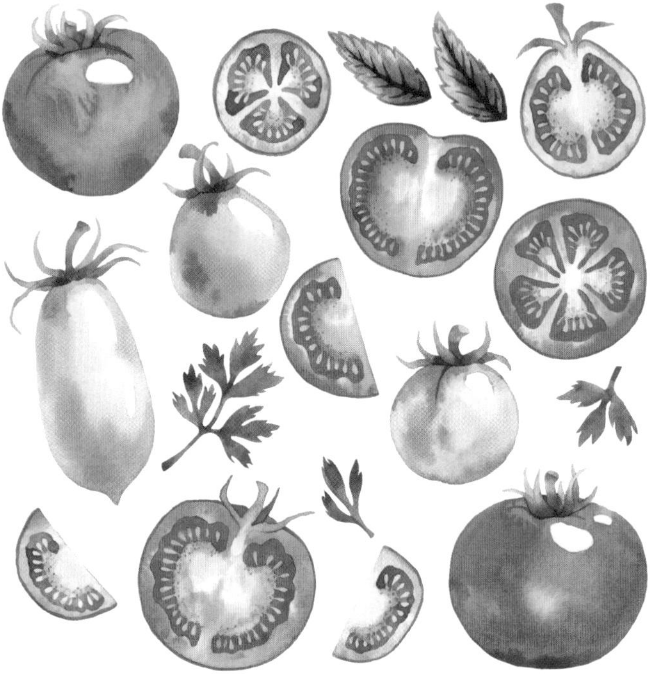

小满天气开始闷热潮湿，是湿性皮肤病的易发期，此时吃点苦菜可达到防治湿疮的作用。

时令食膳

小满吃苦菜防湿疮皮肤病

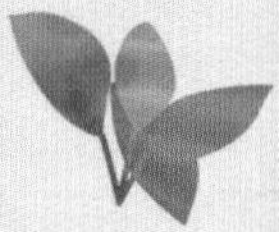

苦菜遍布全国，医学上叫它败酱草，李时珍称它为『天香草』，而甘肃称其为『苦苦菜』。其味苦涩、回味甘甜，性寒凉，具有清热解毒、凉血止痢之功效，主治痢疾、疔疮、痈肿、黄疸、血淋等病证。

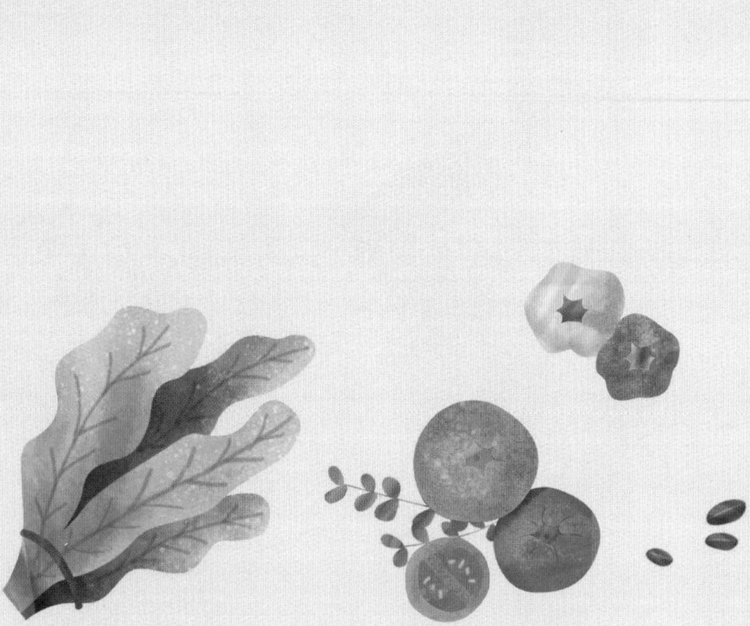

治疗腹泻的药物

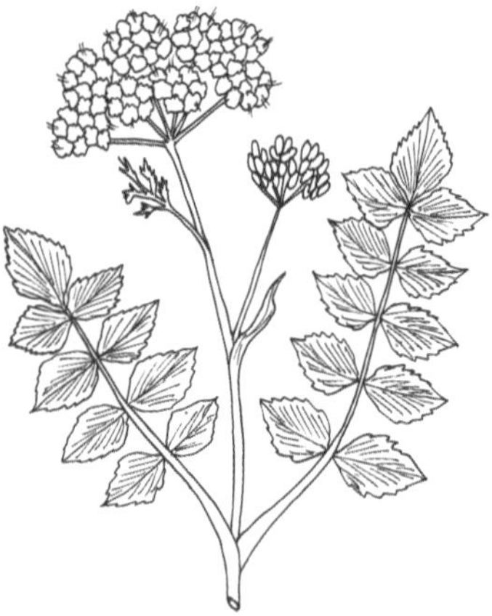

东俄芹

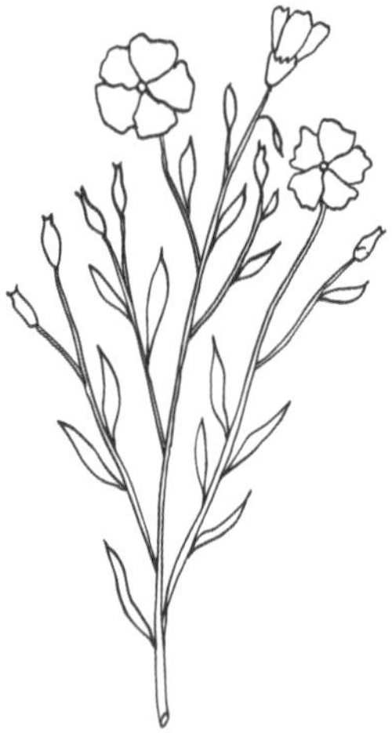

亚麻籽

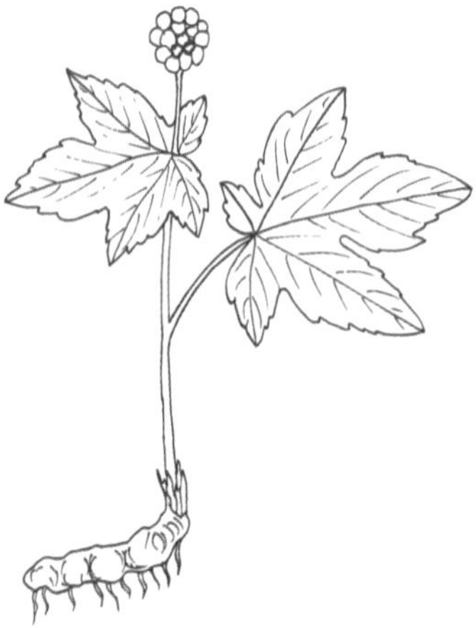

白毛茛

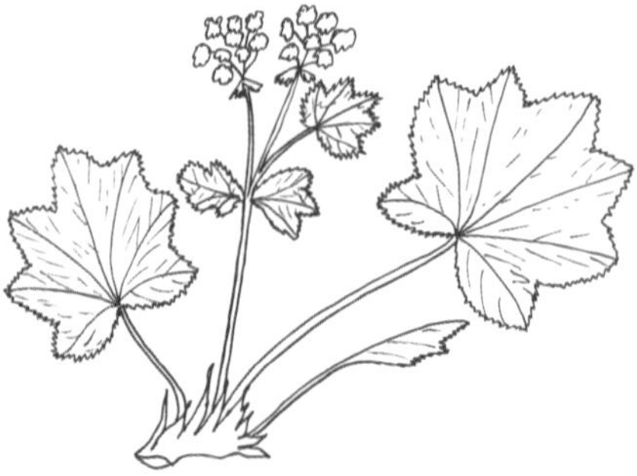

羽衣草

治疗腹泻的药物

彩绘涂鸦

未填色的本草线条图，可以随心涂涂抹抹。更可挑战全部涂上正确颜色的『填色挑战』活动！

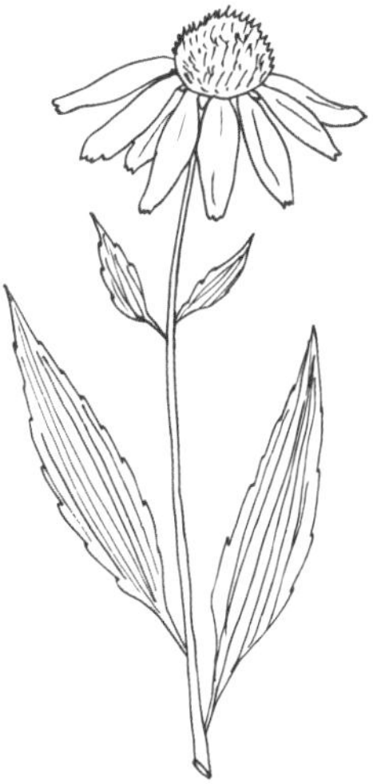

松果菊

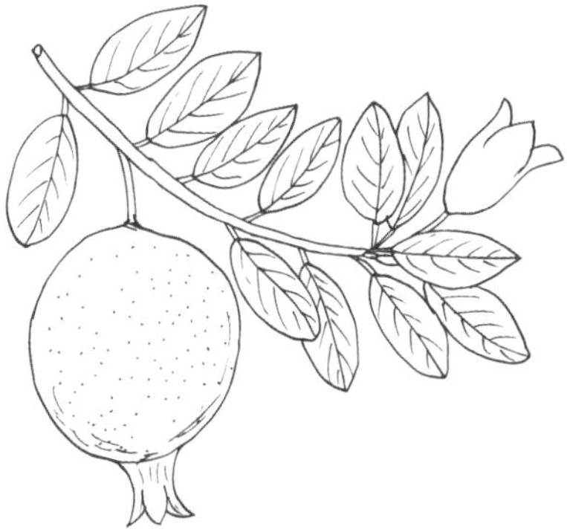

石榴

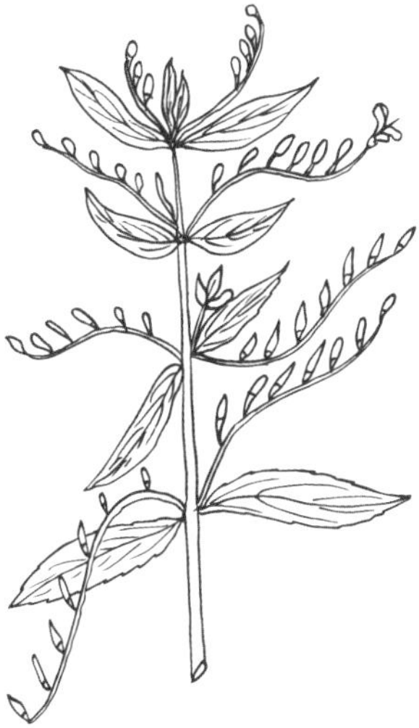

穿心莲

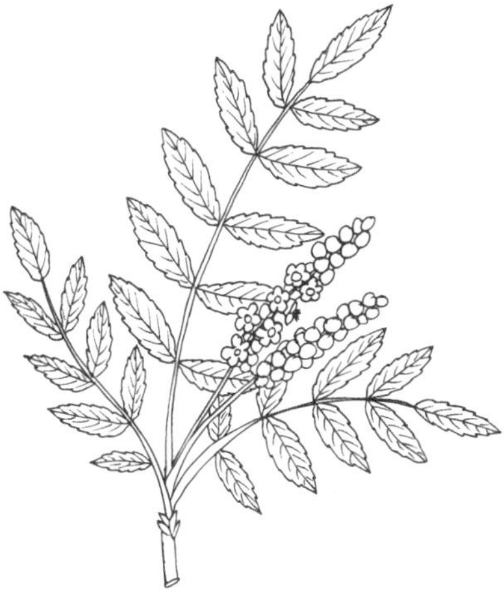

乳香

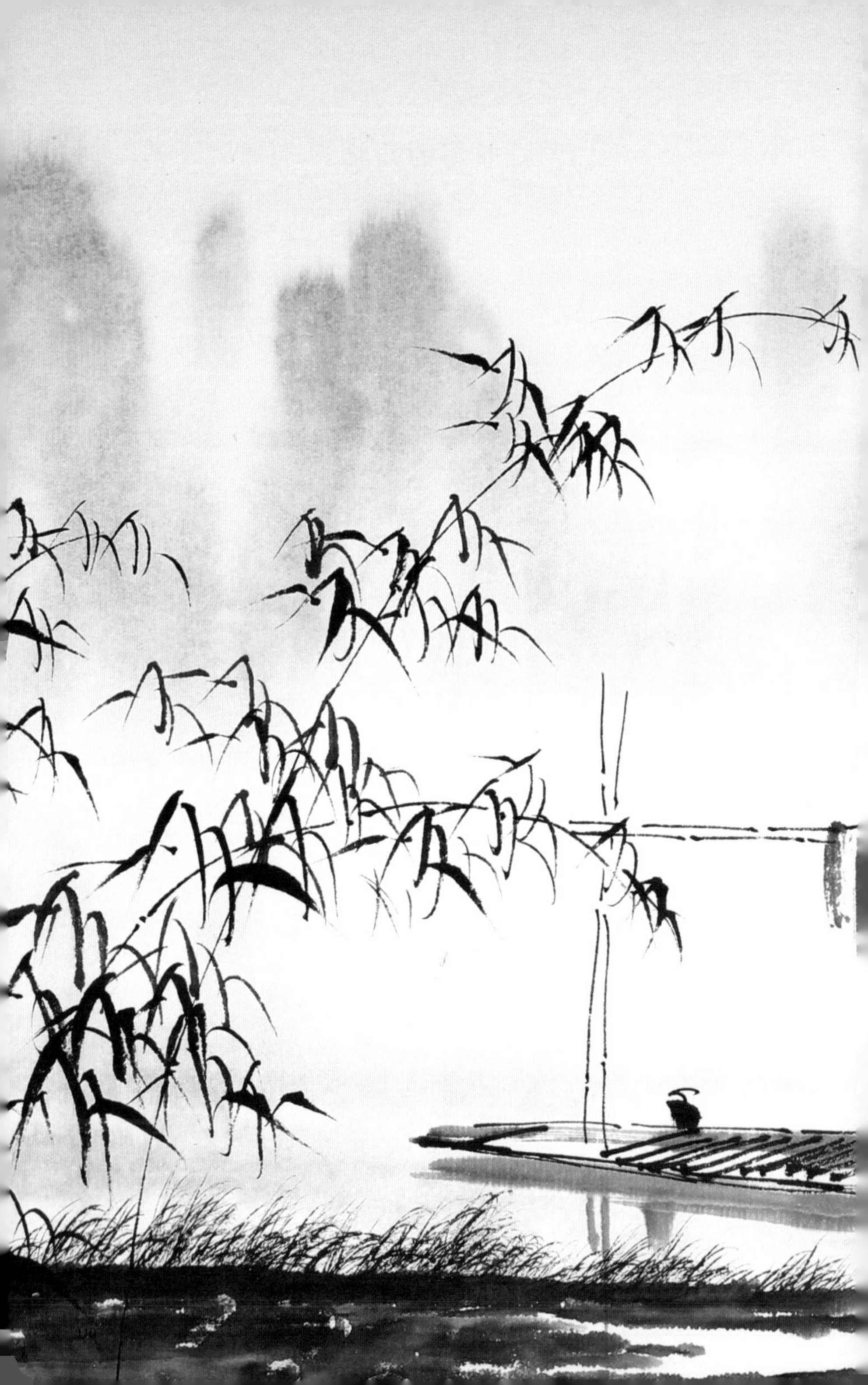

民俗传统

祭车神是一些农村地区古老的小满习俗。传说『车神』为白龙，农家在车水前于车基上置鱼肉、香烛等祭拜之，特殊之处为祭品中有白水一杯，祭时泼入田中，有祝水源涌旺之意。以上旧俗表明了农民对水利排灌的重视。

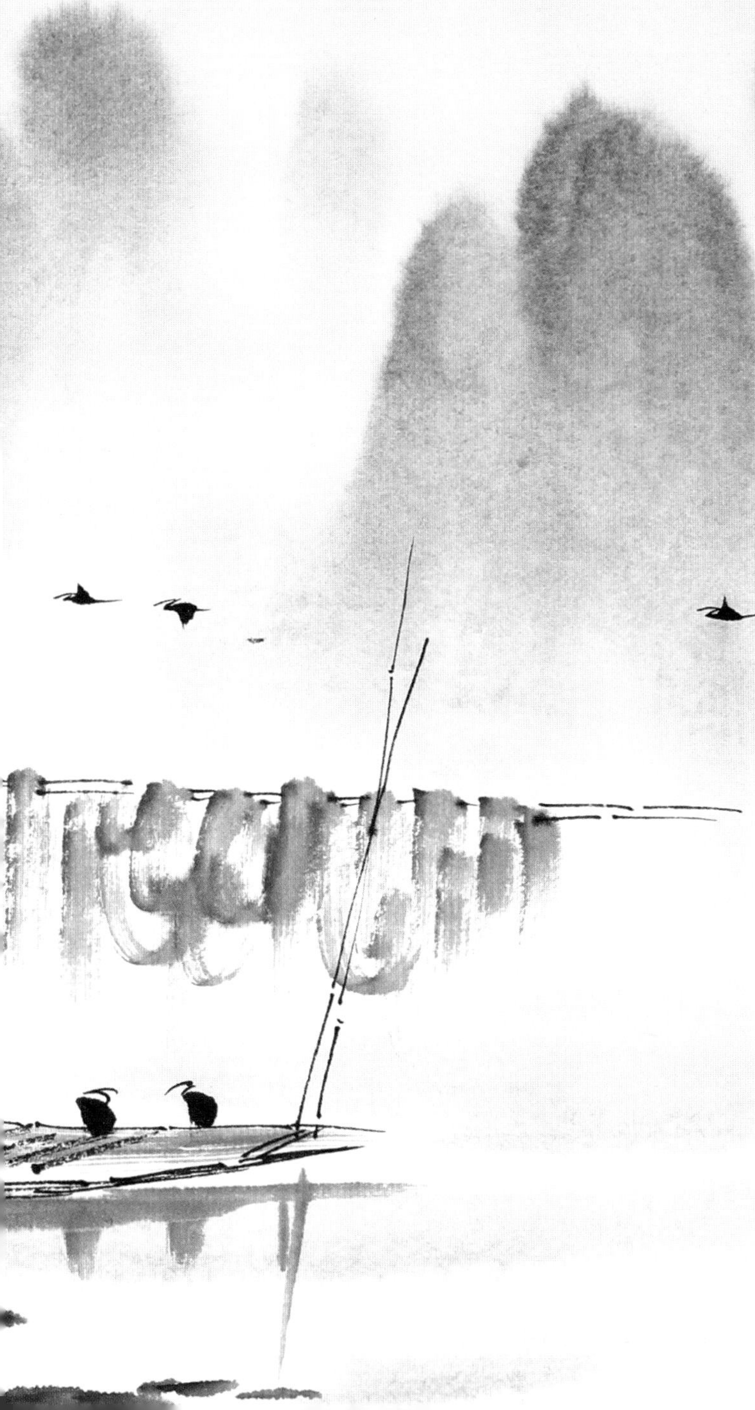

手生
账活

随心搭配，记录生活的点滴。

Trumpet lily

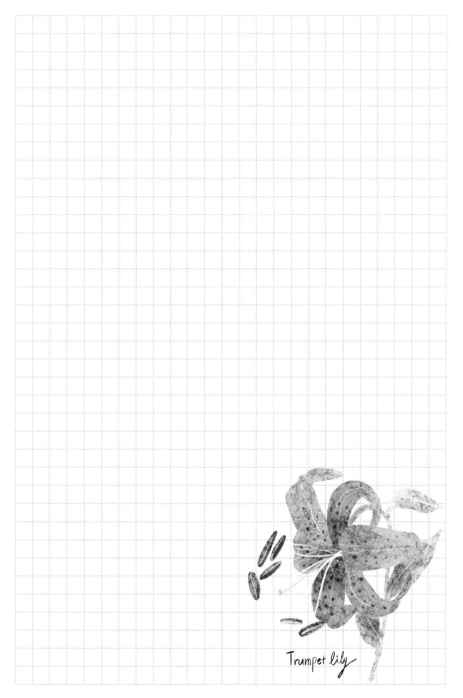

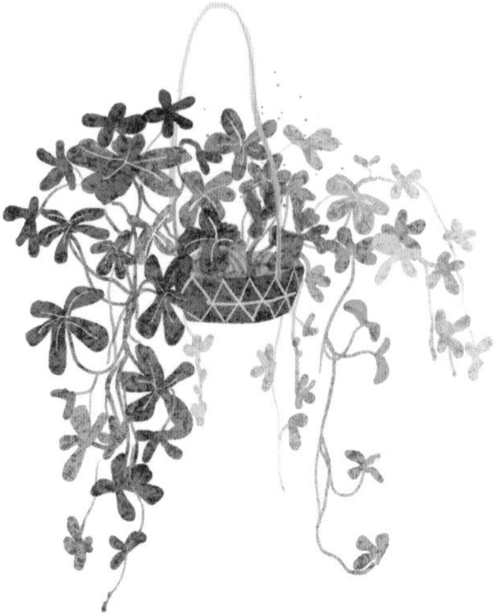

生活手账

随心搭配，记录生活的点滴。

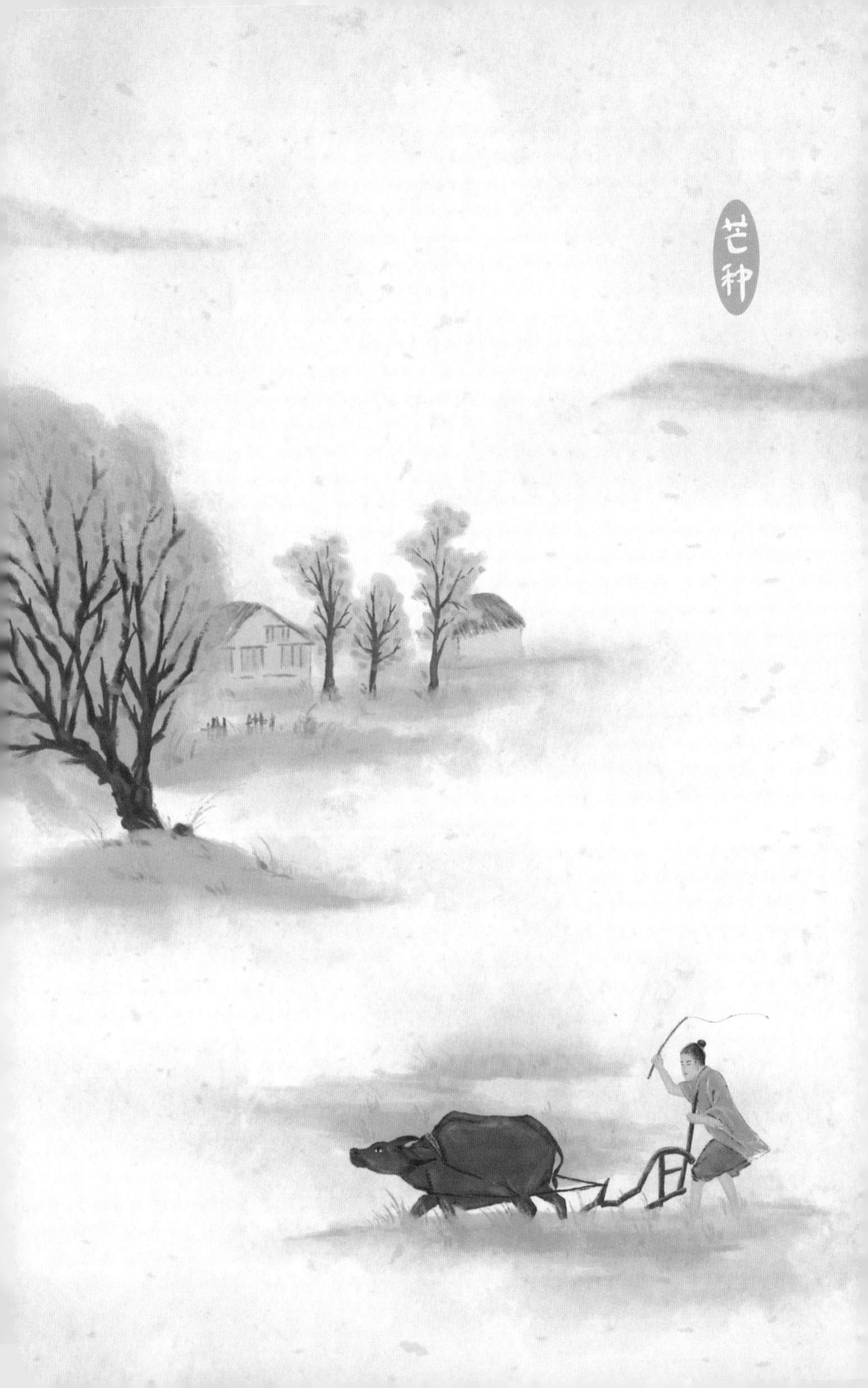
芒种

芒种

（六月五至七日）

《月令七十二候集解》曰："五月节，谓有芒之种谷可稼种矣。"

芒种时节，阳气旺盛，暑热偏盛，雨水较多，水湿偏盛，暑热、水湿相搏，故而表现为潮湿闷热的节气特点。

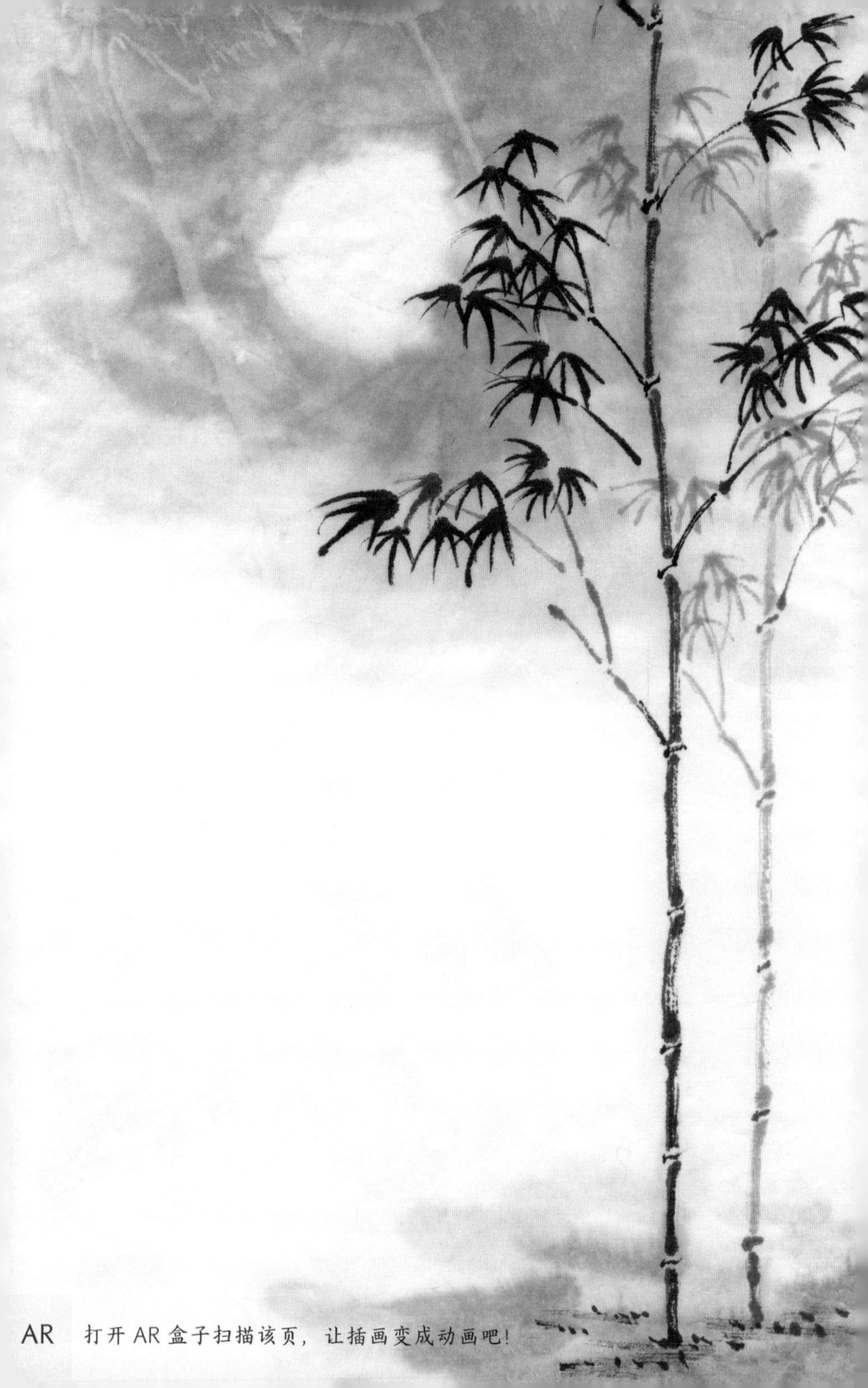

AR 打开 AR 盒子扫描该页，让插画变成动画吧！

中医认为此时人体与自然界相通应，人体阳气亦受鼓舞而透发于外，但易外感环境的湿邪引起体内阳气郁滞，便生为湿热；天气炎热，现代人不知节制，常喜大口豪饮，瞬间大量的水液入胃不得运化，损伤脾胃，水饮与邪热结滞，演变为湿热水蓄，引起不思饮食、胸脘痞闷、心烦躁热、身重身热、肢体酸痛、精神萎靡、头昏头重、大便稀溏、小便短赤等不适。

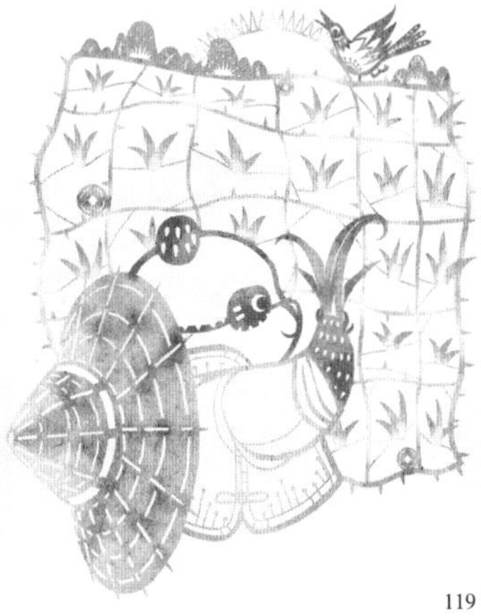

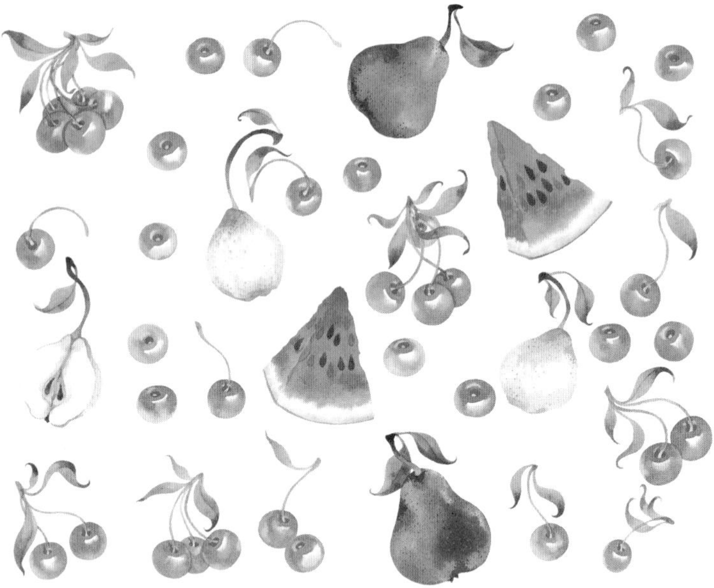

时令食膳

芒种时饮食须清淡，宜选食质软、易消化之物。进食方式宜缓慢。少吃脂膏厚味及辛辣上火之物。还宜常食化湿利水、养阴生津的蔬菜、水果。如西瓜、凉瓜、西红柿、绿豆、冬瓜、木耳、丝瓜等，既可为人体补充多种营养物质，又可预防中暑。绿豆汤、金银花露、菊花茶、芦根茶等饮品亦是不错的选择。

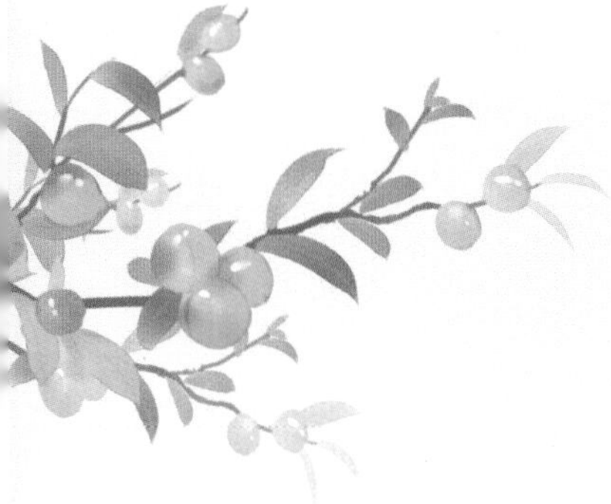

芒种时节还有『煮梅』的习俗

新鲜梅子大多味道酸涩，难以直接入口，需加工后方可食用，这种加工过程便是煮梅。煮梅的方法有很多种，简单的是用白糖与梅子同煮，也有用食盐与梅子同煮，比较考究的还要在里面加入紫苏。

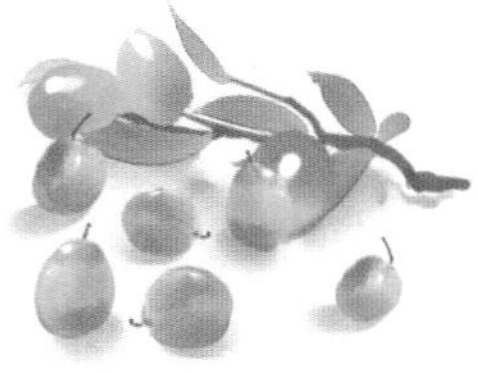

青梅酒，是将青梅以白酒浸泡并加白糖制成。我国北方产的乌梅很有名气，若将其与甘草、山楂、冰糖一同煮水，便制成了消夏佳品“酸梅汤”。煮梅、青梅酒、酸梅汤，酸甜可口，具有清热解暑生津、和胃止呕止泻的保健功效。

治疗偏头痛的药物

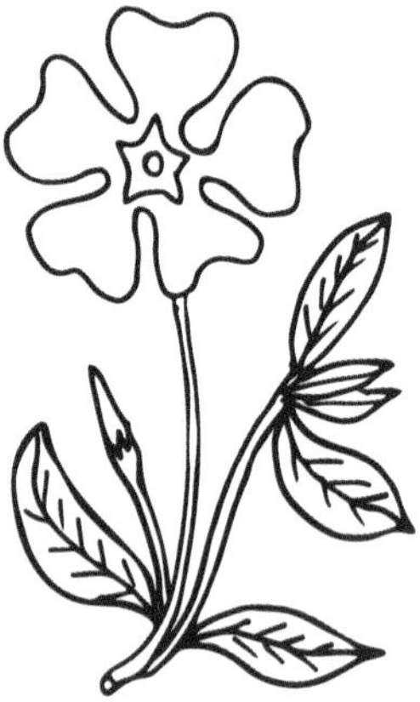

长春花

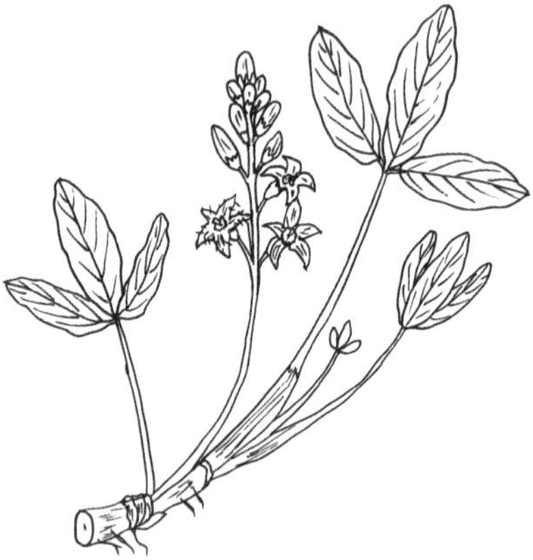

睡菜

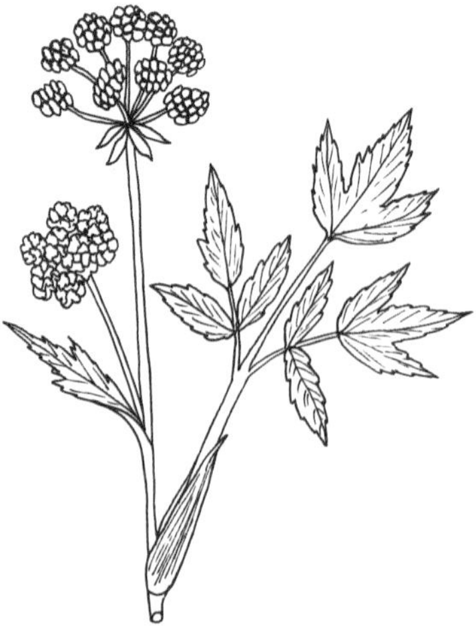

独活菜

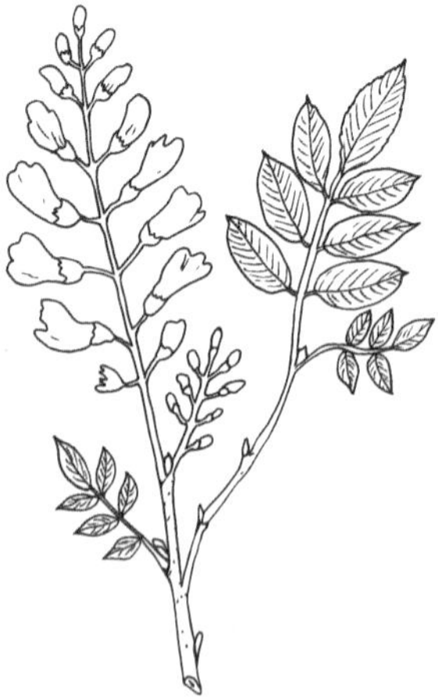

山茱萸

治疗偏头痛的药物

彩绘涂鸦

未填色的本草线条图，可以随心涂涂抹抹。更可挑战全部涂上正确颜色的『填色挑战』活动！

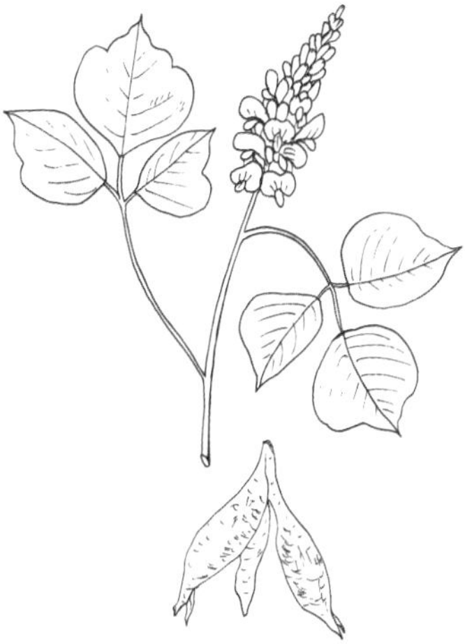

野葛

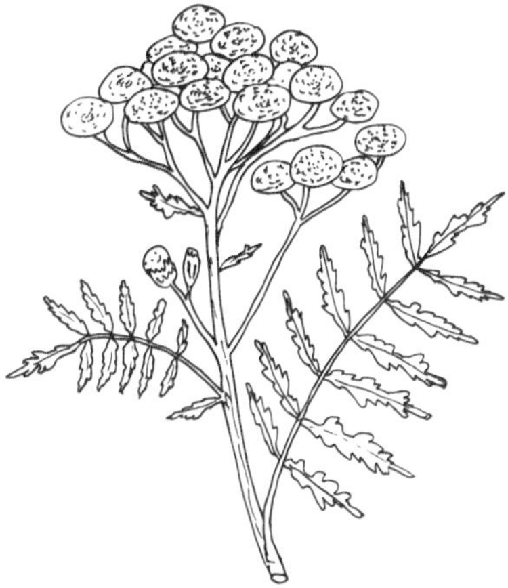

艾菊

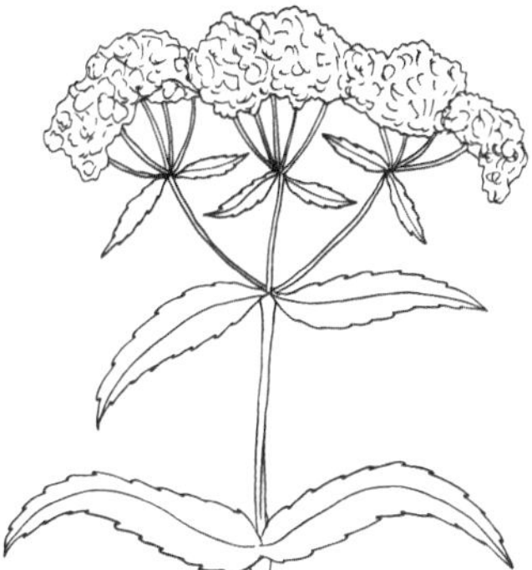

贯叶泽兰

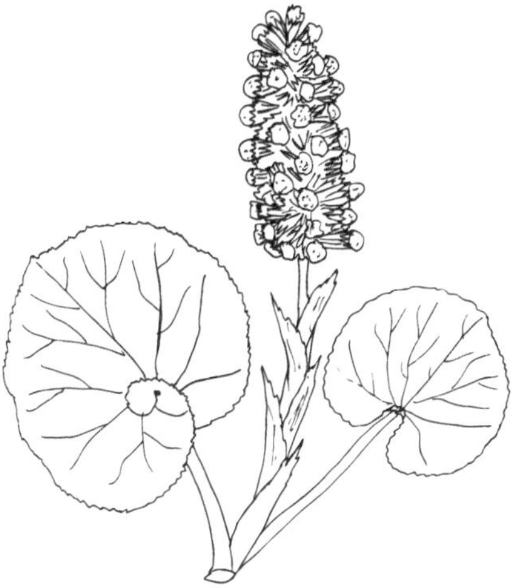

蜂斗草

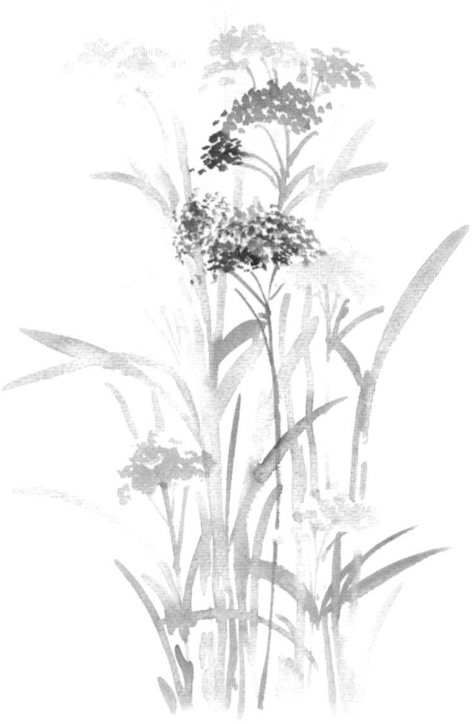

在芒种这一天，传统上有“送花神”“安苗”和“煮梅”的传统习俗。

民俗传统

『送花神』，是因为芒种节气已近五月间，百花开始凋残、零落，民间就在这一天举行祭祀花神仪式，饯送花神归位，同时表达对花神的感激之情，盼望来年再次相会。

生活手账

随心搭配，记录生活的点滴。

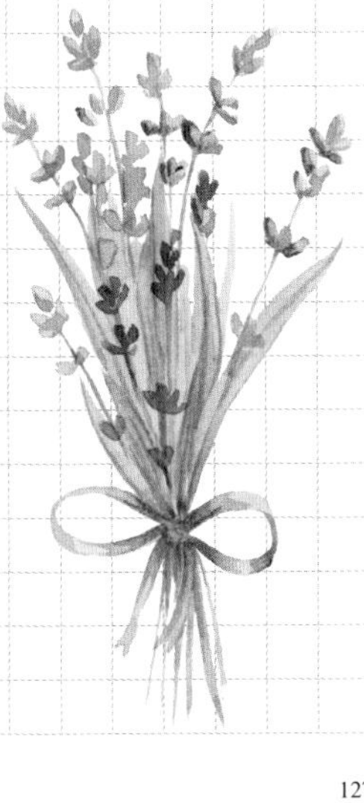

生活
手账

随心搭配，记录生活的点滴。

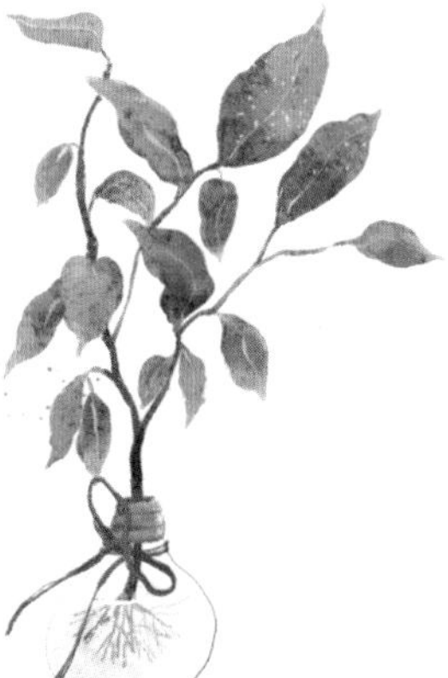

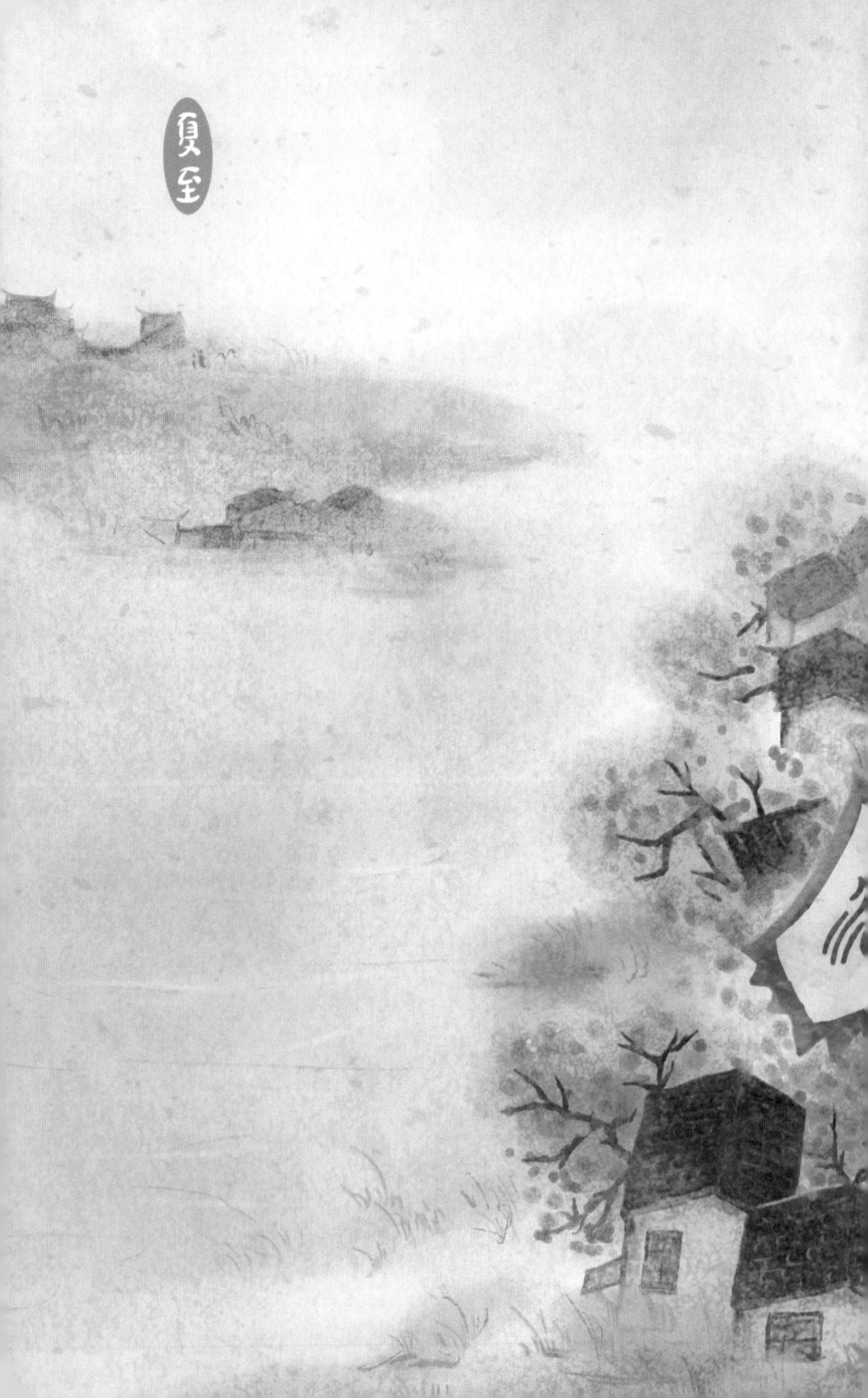
夏至

夏至

（六月二十至二十二日）

《恪遵宪度抄本》曰："日北至，日长之至，日影短至，故曰夏至。"

养生节气

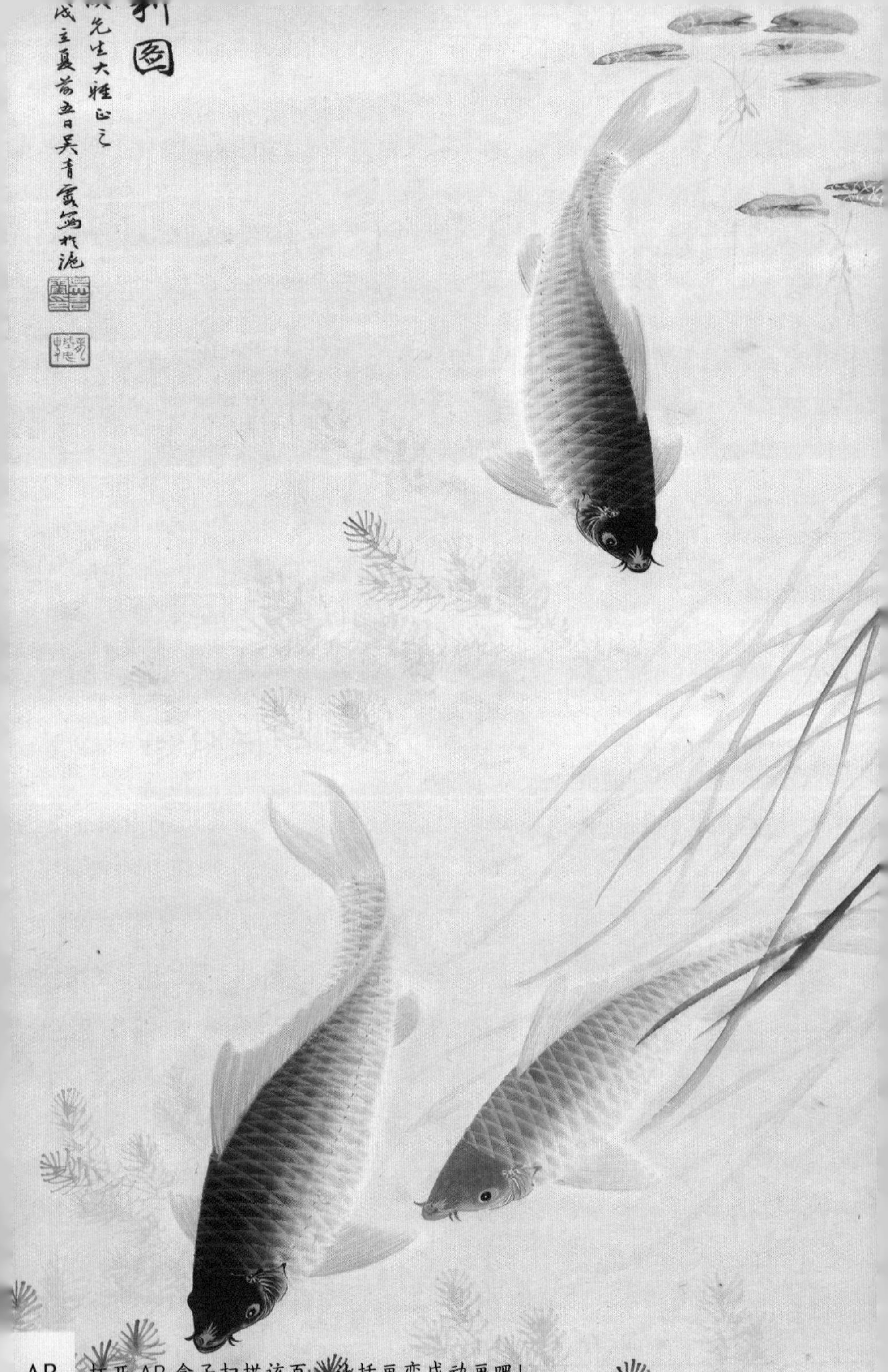

AR 打开 AR 盒子扫描该页，让插画变成动画吧!

夏至日为『冬病夏治』的最好时机，对于素体阳虚、寒伏于内的人于夏至日可进行『冬病夏治』。夏至艾灸与贴三伏贴是『冬病夏治』最传统的保健方法。

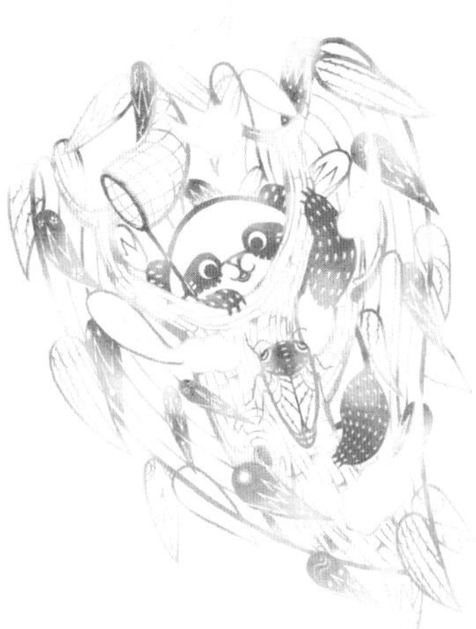

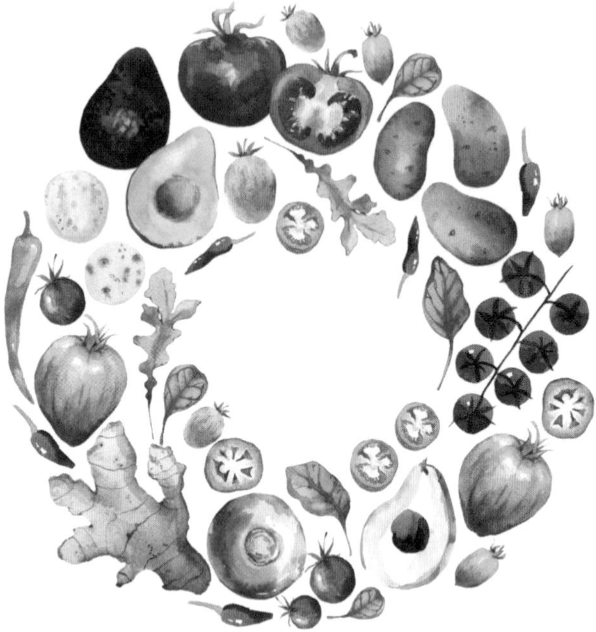

时令食膳

此时饮食仍宜清淡，不宜肥甘厚味。虽然饮食选择清淡，但亦要注重食物的五味调和，以使人心悦情畅，开胃欲食。此时佐料与食材的选择应省苦增辛多酸。制作方法多以清炖、煸炒、蒸制、凉拌为主。在食材种类的选择上，仍应以五谷为主，可以多食荞麦、豆类。

夏至吃荞麦饸饹清暑解毒

民间有『冬至饺子，夏至面』的俗语。饸饹，即是面食的一种，古称『河漏』，因多用荞面制成，习称荞麦饸饹或荞面饸饹。

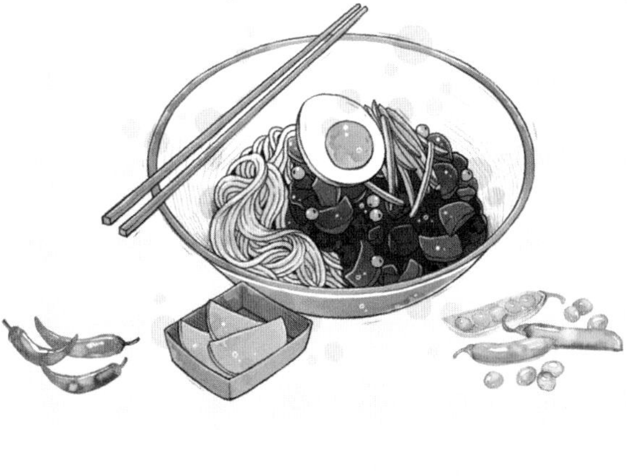

饸饹一般是夏季凉吃，调入精盐、香醋、芥末、蒜汁、芝麻酱和红油辣子等味汁，配以黄瓜丝等夏蔬于面上，轻拌后便可爽快入口。凉吃荞麦饸饹，味汁酸甜辛香，面体爽口清甜，是消夏祛暑的上佳良品。

治疗帕金森的药物

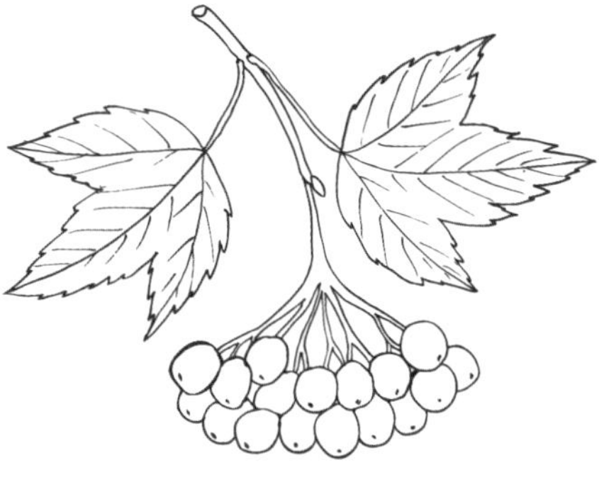

痉挛树

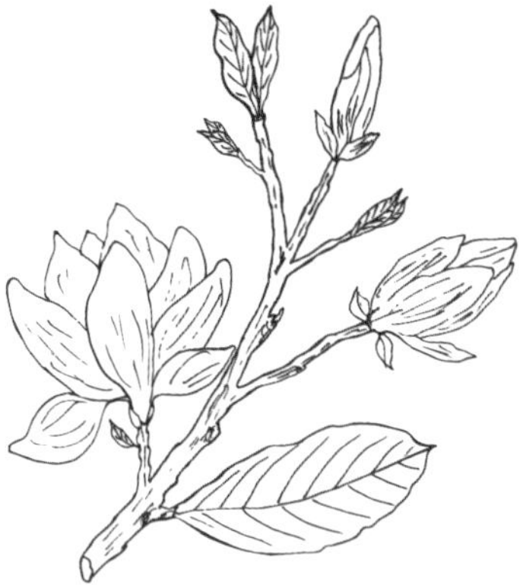

玉兰

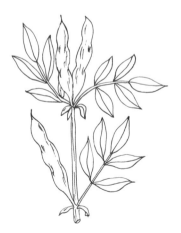

蚕豆

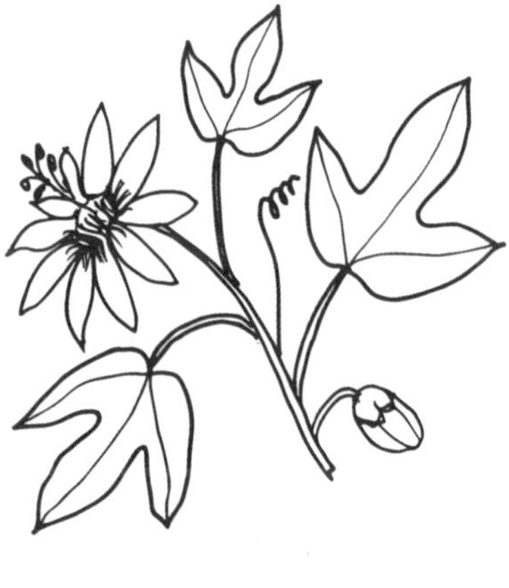

西番莲

治疗帕金森的药物

彩绘涂鸦

未填色的本草线条图，可以随心涂涂抹抹。更可挑战全部涂上正确颜色的『填色挑战』活动！

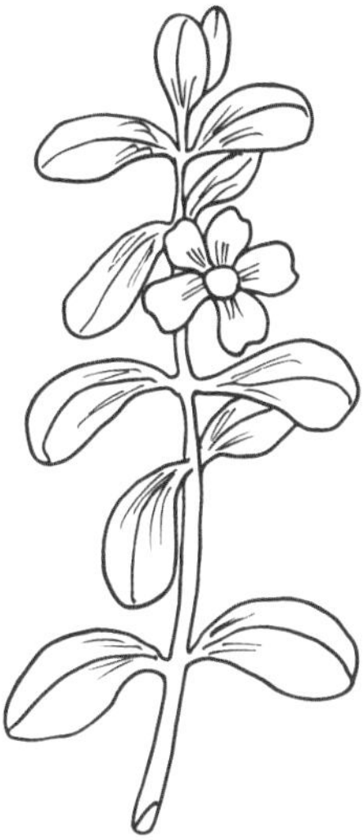

印度陌子菜

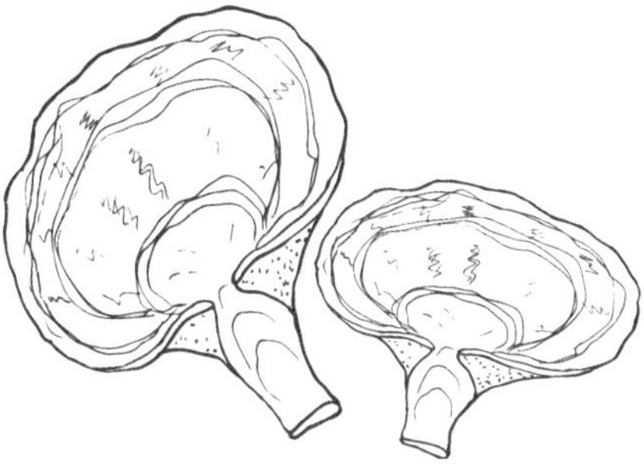

灵芝

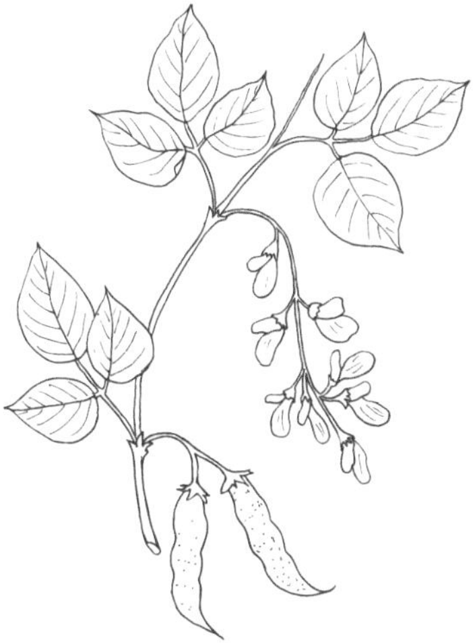

桐油子

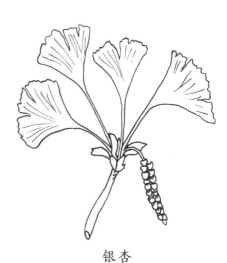

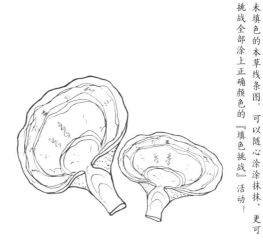

银杏

民俗传统

夏至日是一年的阳气之极，亦是阴阳转变的日子，古人非常重视这一节气的养生保健，并因此形成了许多的风俗习惯。

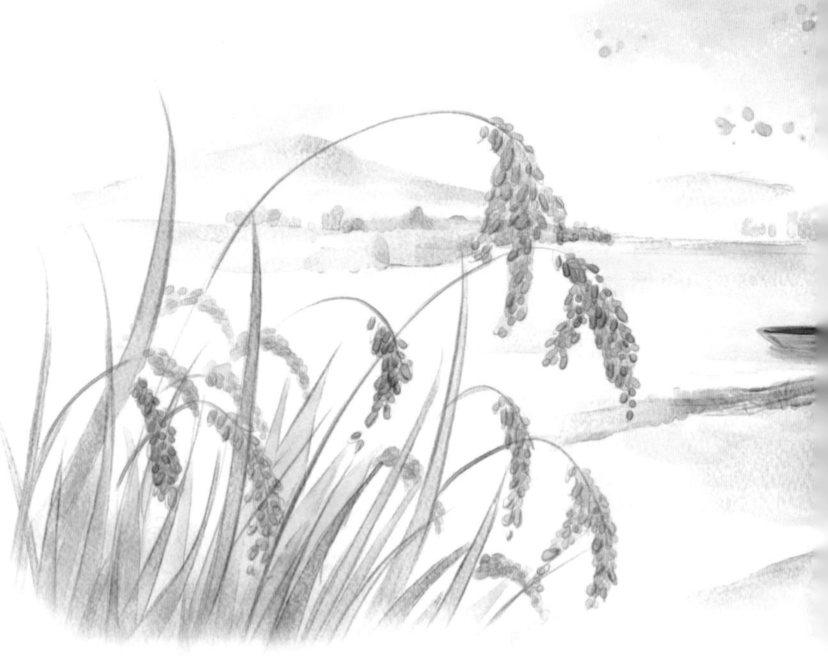

夏至时值麦收，自古就有在此时庆祝丰收、祭祀祖先之俗，以祈求消灾年丰。因此，夏至作为节日，纳入了古代祭神典礼。如今，有的地方在夏至前后还会举办隆重的『过夏麦』，系古代『夏祭』活动的遗存。

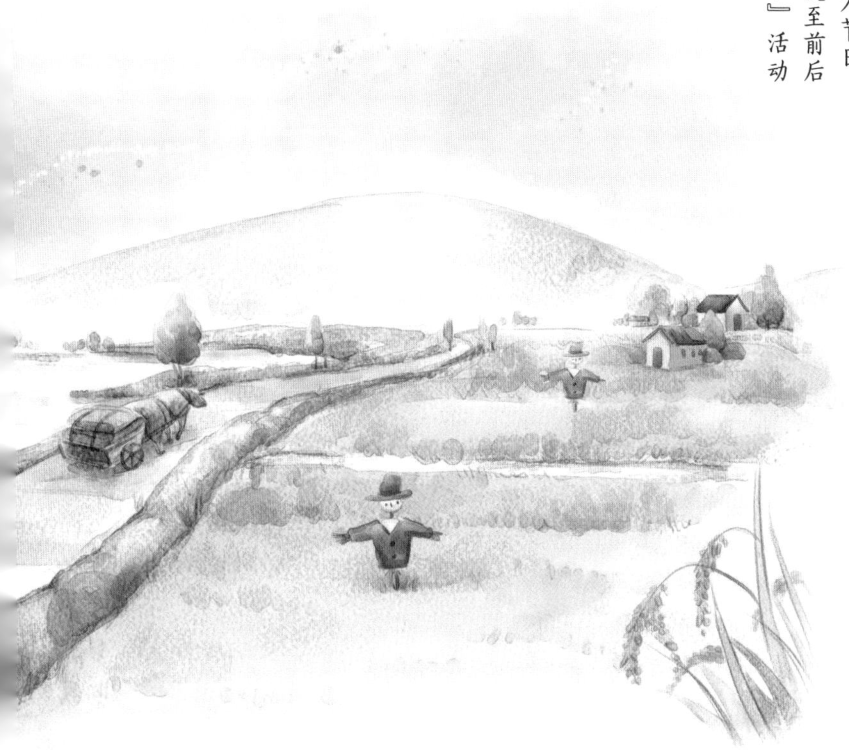

生活手账

随心搭配，记录生活的点滴。

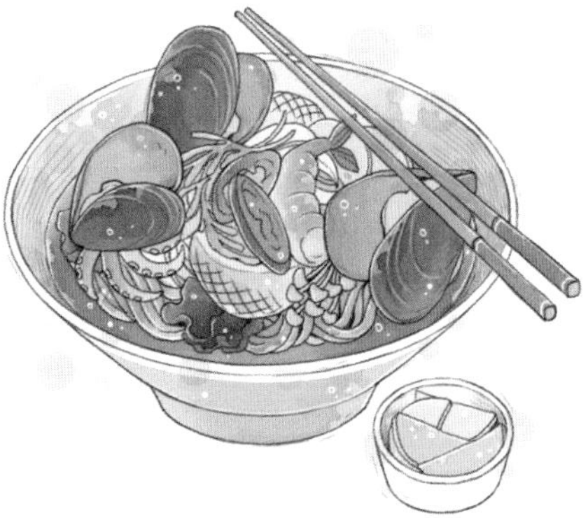

生活手账

随心搭配，记录生活的点滴。

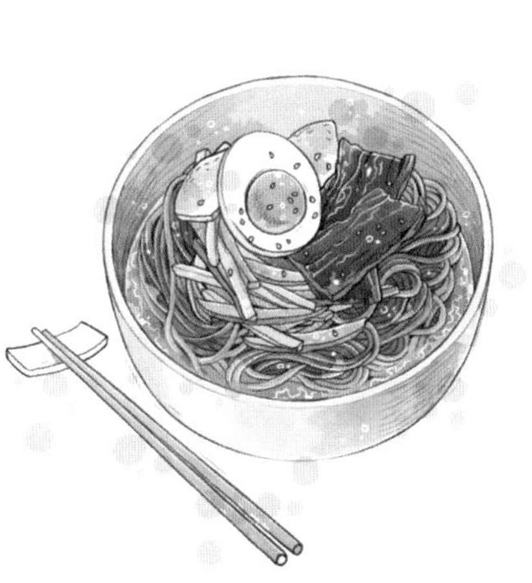

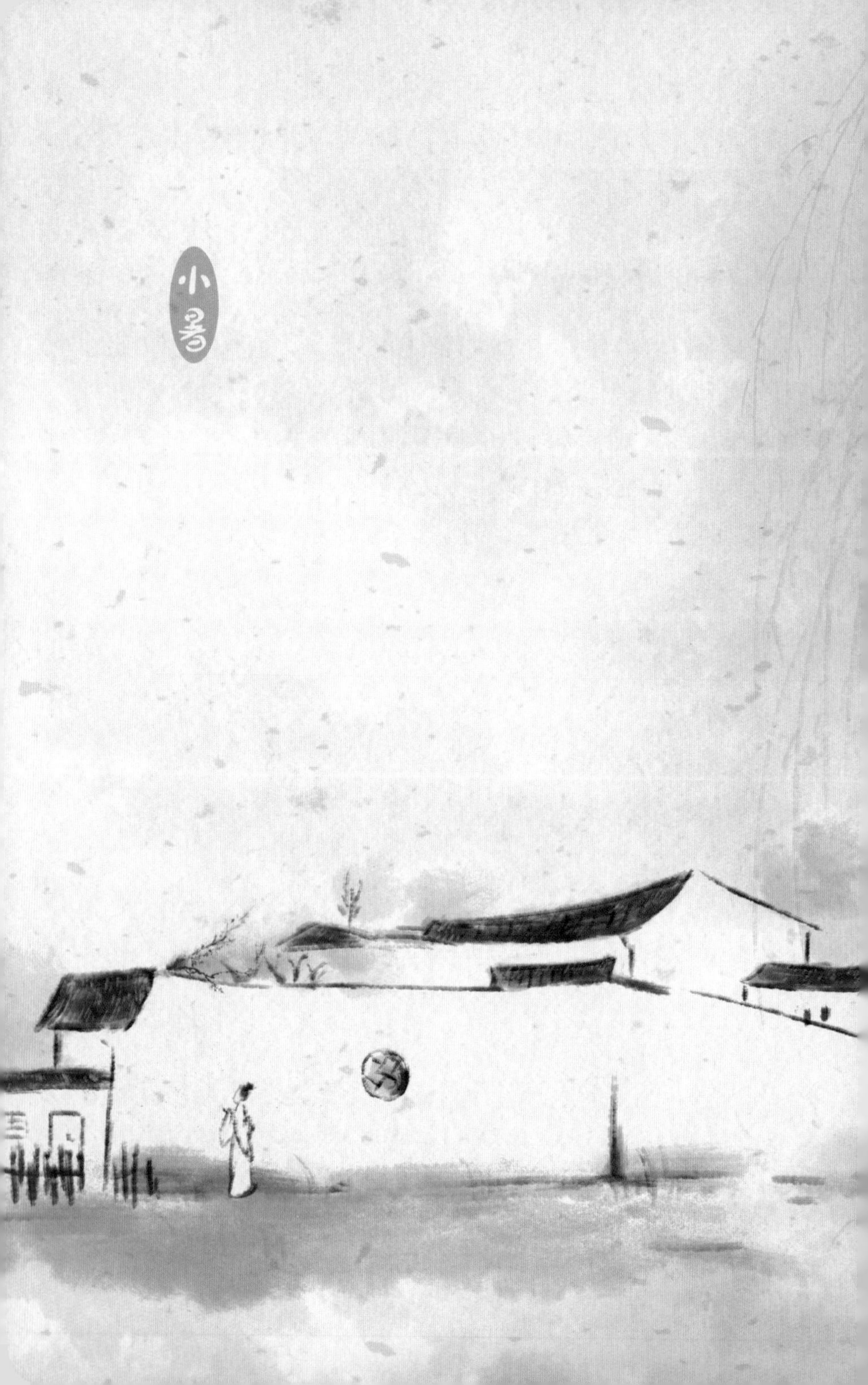
小暑

小暑

（七月六至八日）

《月令七十二候集解》曰："暑，热也，就热之中分为大小，月初为小，月中为大。"

"出梅"和"入伏"是小暑标志性气象特点，高湿的"桑拿天"开始袭来。这种天气，很容易引起人们胸闷、气短和出汗过多等不适，容易引发"中暑"等节令疾病。

节气养生

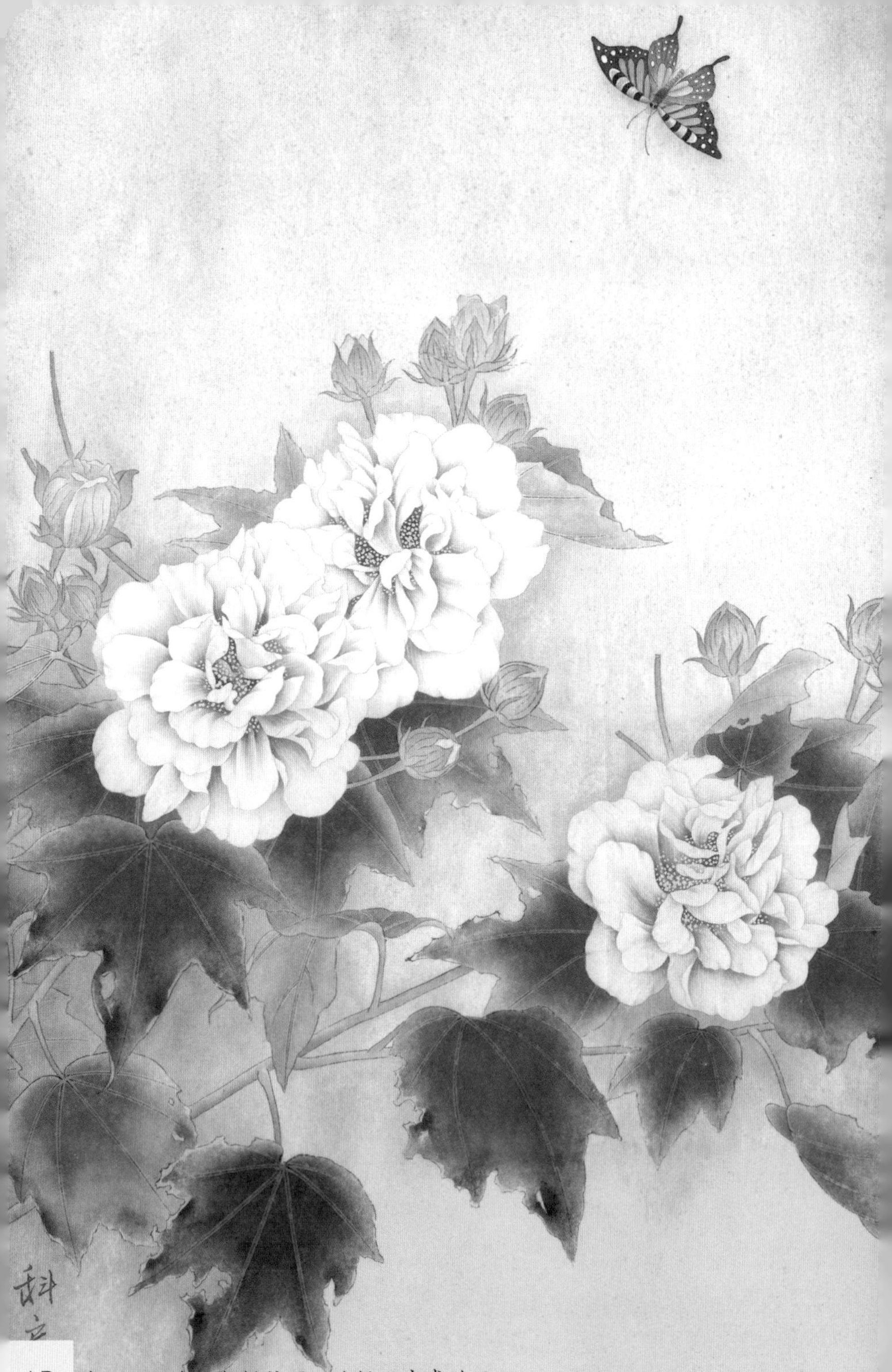

AR 打开 AR 盒子扫描该页，让插画变成动画吧！

小暑气温高，自然界阳气旺盛，人体阳气亦旺盛，阳盛则热，热则出汗较多，汗多则『气随汗脱』，人体阳气易于损伤，大汗及饮冷、纳凉过度，亦会耗伤阳气，悖于『春夏养阳』之理。所以人们在工作劳动之时，一方面要注意趋阴防热，不宜出汗过多，另一方面要注意适度降温防暑，不宜饮冷、纳凉过度。

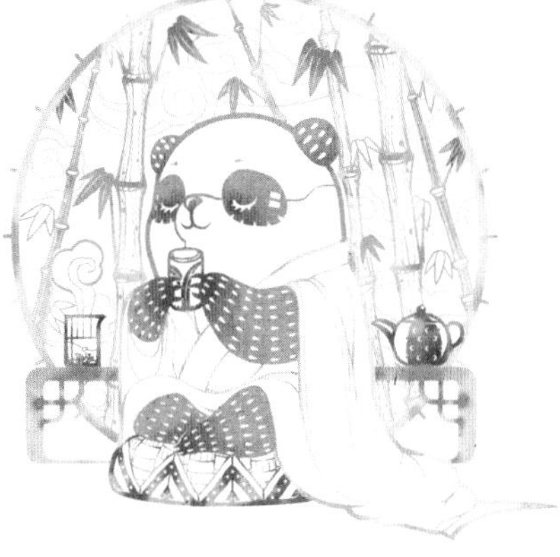

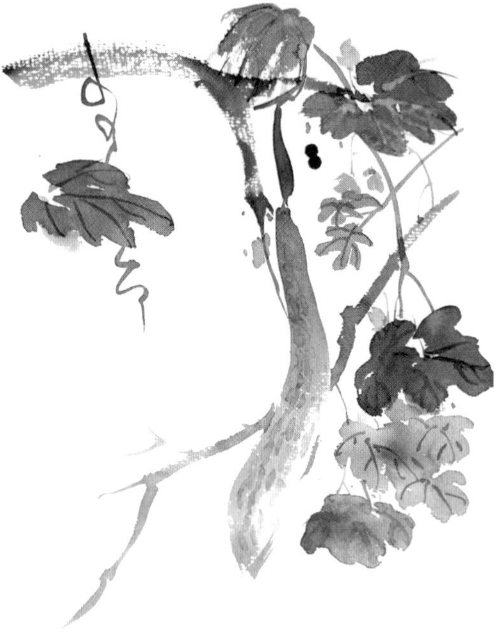

小暑时节民间有“吃黄鳝”“吃杂烩菜”的习俗。

小暑暑湿之邪互结为害，人体易出现浑身乏力、头身困重、食欲不佳等不适。脾为人体后天之本、气血生化之源，主司运化饮食及水湿，喜燥恶湿，易受暑湿邪气的侵扰。因此，小暑饮食养生原则是消暑健脾、养阴生津，宜以应时且味甘淡、性质平凉的食物为主。

时令食膳

如薏苡仁、赤小豆、黄豆、山药、冬瓜、莲子、莲藕、萝卜等都是不错的选择。其中淀粉含量较高的豆类、根蔬类可煮粥共食。口感爽脆的萝卜、黄瓜等可以调醋凉拌。选择炒制蔬菜时，宜快火少油，不宜久炖长焖。

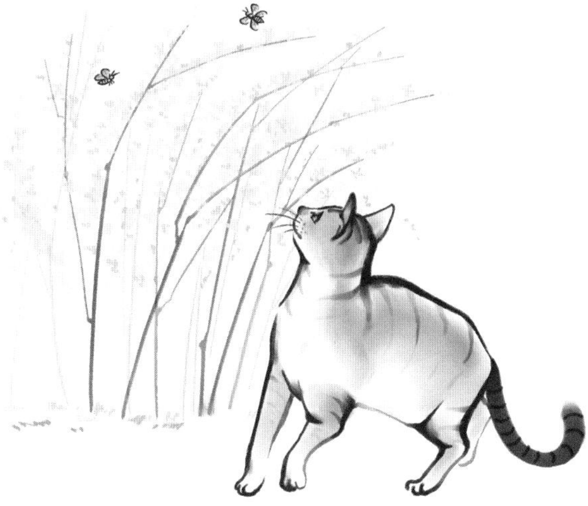

驱蚊植物

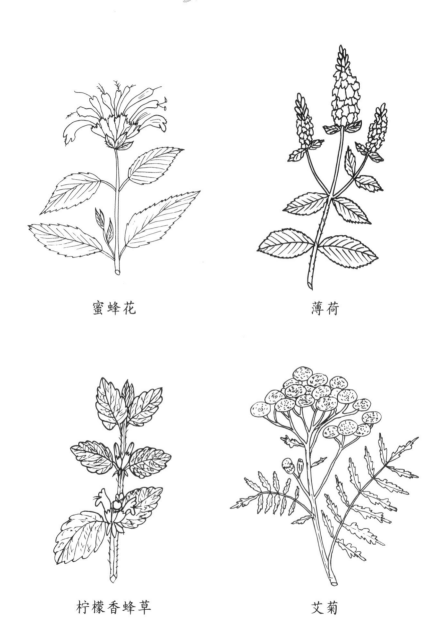

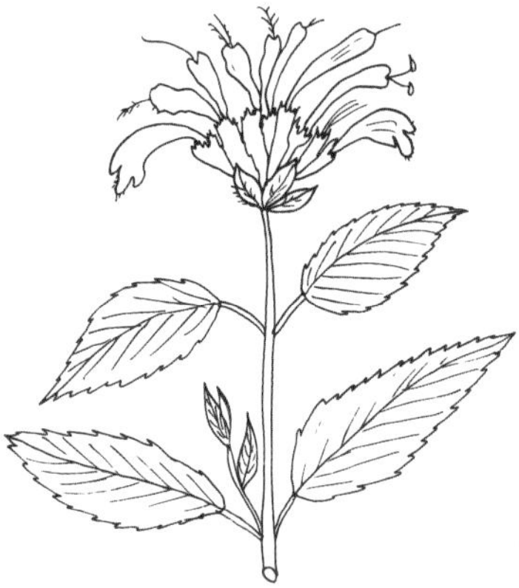
蜜蜂花

薄荷

柠檬香蜂草

艾菊

驱蚊植物

彩绘涂鸦

未填色的本草线条图，可以随心涂涂抹抹。更可挑战全部涂上正确颜色的『填色挑战』活动！

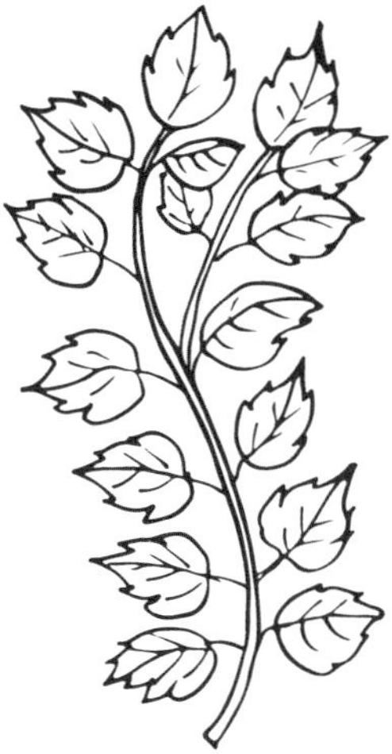

牛至

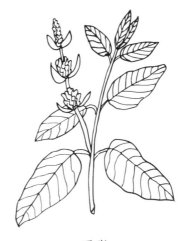

罗勒

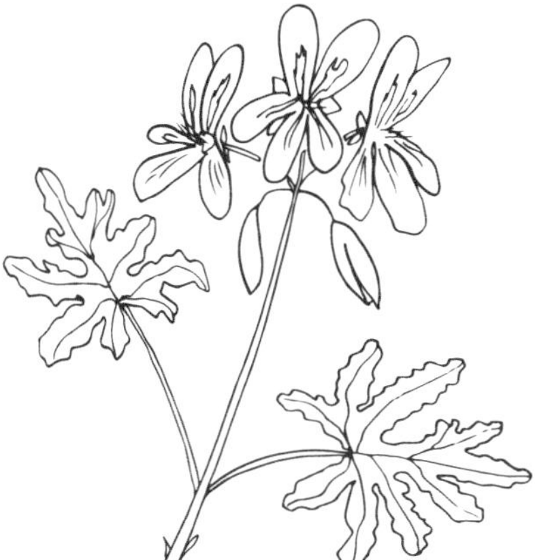

老鹳草

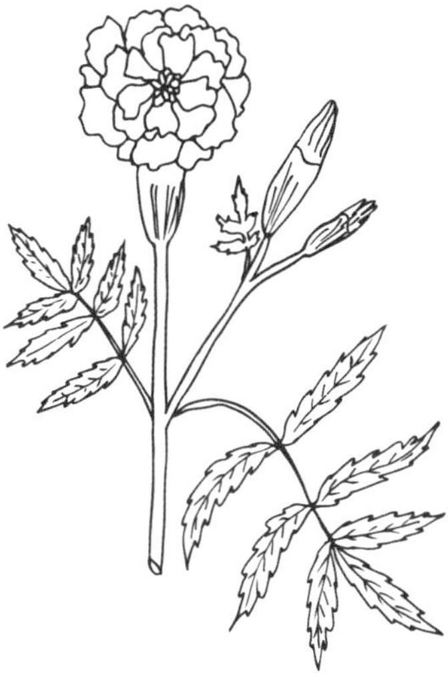

万寿菊

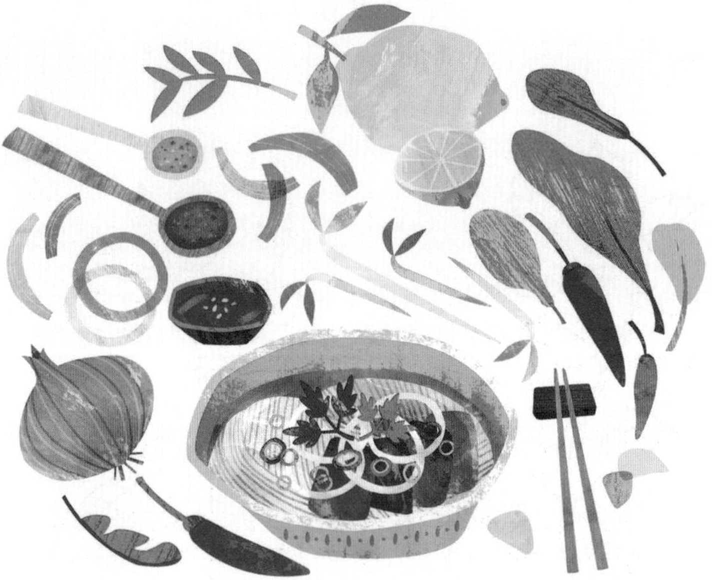

农历六月初一，在很多农耕地区有过小年的说法。人们把这一天作为庆祝丰收、祈求丰年的节日。此时，麦子刚刚收获不久，人们在屋里、院内、麦场摆上供桌，放上枣馍、桃子、李子等，用贴上红“福”的斗盛满新收的小麦，焚香燃炮，祈求秋季风调雨顺，五谷丰登。

民俗传统

虽然各地小暑的节庆方式不尽相同，但是此时夏收刚过，市面上的植蔬瓜果种类丰富，在食俗方面，人们不约而同地喜用应时鲜丰的食材制作一顿『杂烩菜』来作为家常宴客的美食。选材上山珍海味、时蔬瓜果、肥禽良畜皆可选用，其搭配和烹调各有不同，各家各味，体现了中华民族饮食上的灵活和智慧。

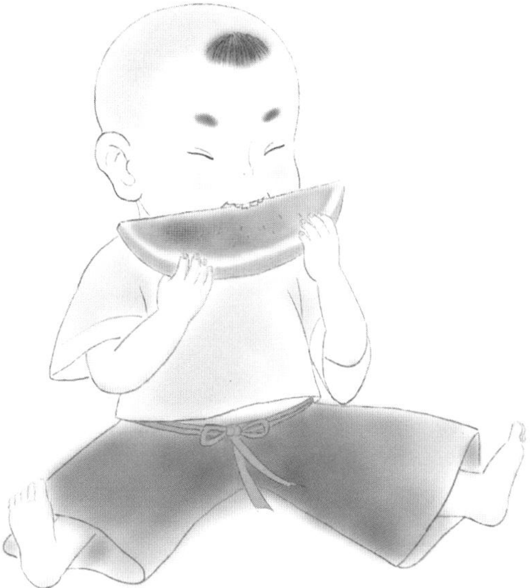

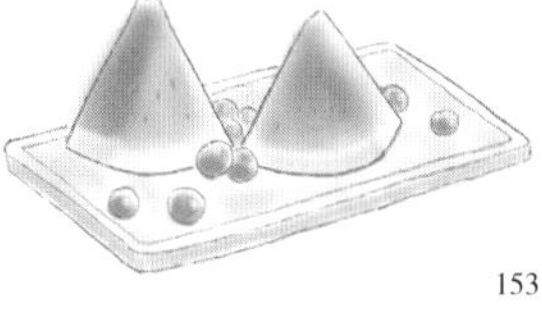

手账 生活

随心搭配，记录生活的点滴。

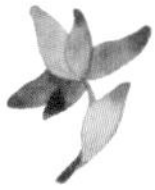

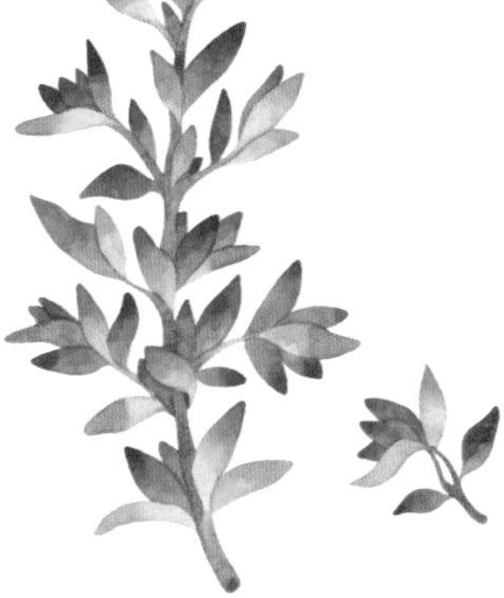

生活手账

随心搭配，记录生活的点滴。

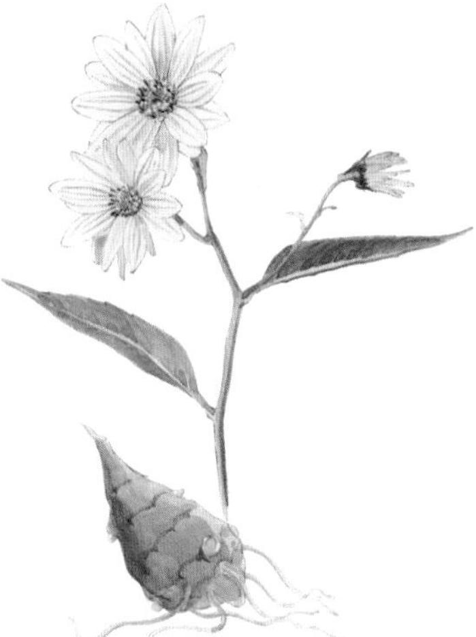

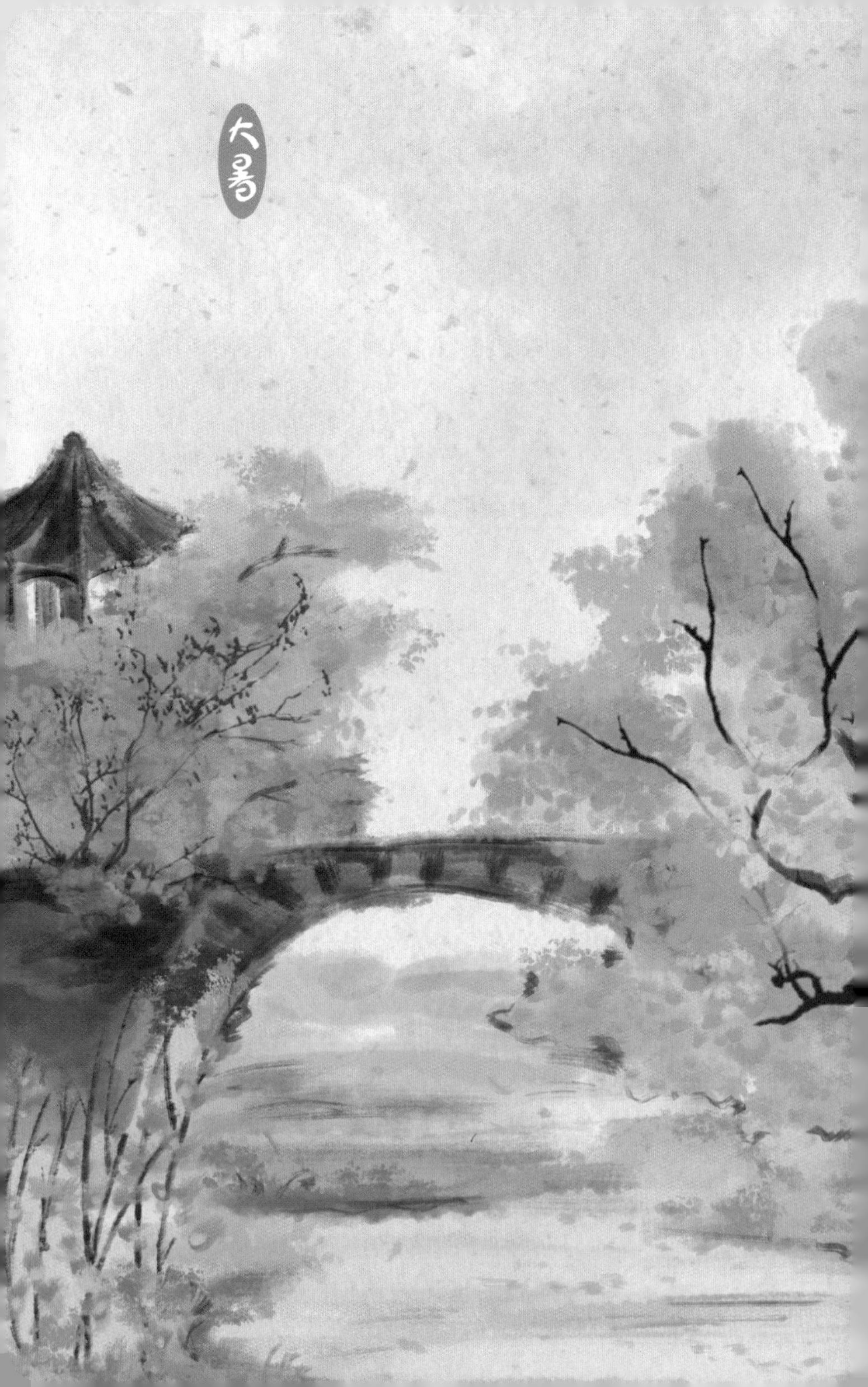
大暑

大暑

（七月二十二至二十四日）

《夏日闲放》

唐·白居易

时暑不出门，亦无宾客至。

静室深下帘，小庭新扫地。

节气
养生

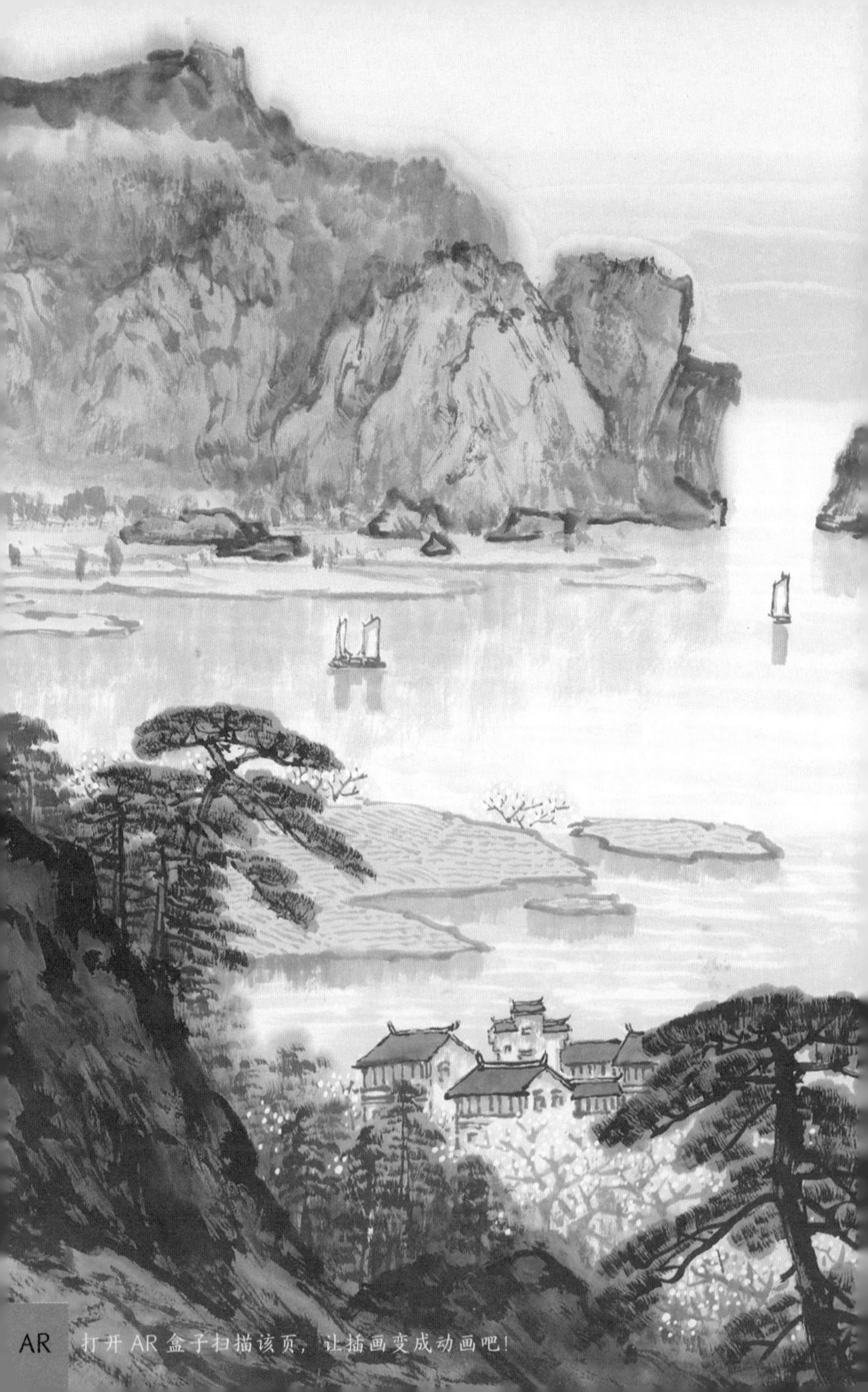

AR 打开 AR 盒子扫描该页，让插画变成动画吧！

大暑正值六月中，此时为夏秋交接的长夏之季，又为夏季之末，正为脾脏所主，土地的濡润之水受暑火蒸腾而成湿气，表现为天行流火，而此时多水汽捂闷，所以中医有『暑必夹湿』之说。这时暑邪与湿邪最易胶结，侵犯脾胃，养生保健宜以健脾护胃为主。同时，暑热易耗液伤津，损伤正气，身体容易发生内外交困的局面，所以在顾护脾胃的同时还要注意饮食居处上避暑避湿，这也与『伏』异述而同理。

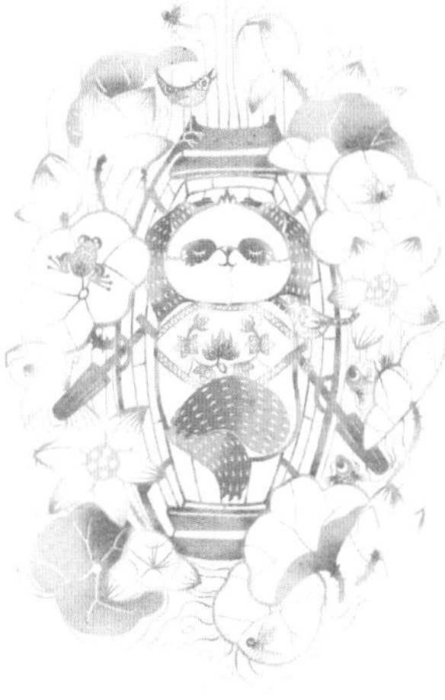

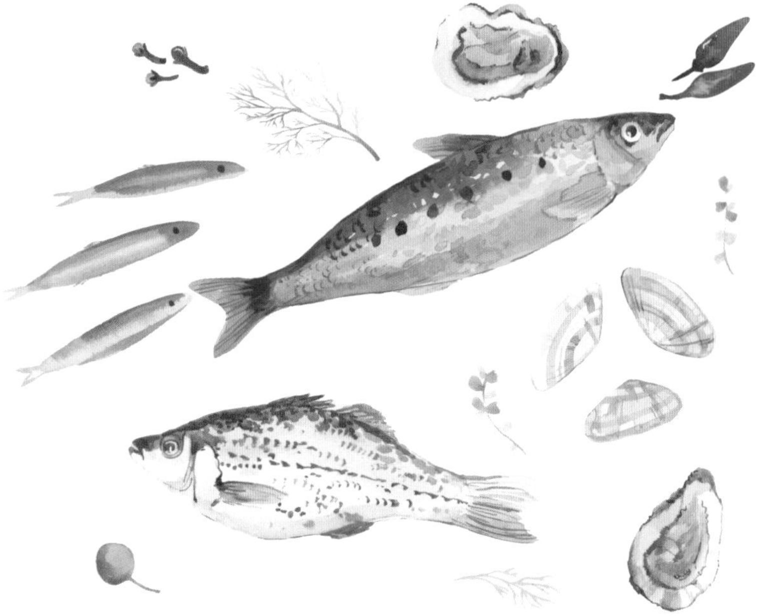

时令食膳

大暑节气，常人与湿热体质之人在饮食选择上，宜选用性平偏凉或微寒之物为主，味宜甘淡、酸或微苦。如山药、薏苡仁、绿豆、红豆、荸荠、甘蔗、苋菜、鲜藕、鲜莲子、冬瓜、香瓜、柠檬、西红柿、鸭肉、瘦猪肉等，都很适宜。若热盛者，可以适度食用西瓜、绿豆、凉粉，或冲泡绿茶、金银花、鸡蛋花、荷叶、生甘草等药茶；而湿盛者，可以添加藿香、薄荷、橘皮等作粥食。柚子皮、无花果、佛手、扁豆花、豆芽等亦可作常添的食材。

无论是热盛还是湿盛，应少食荔枝、芒果、菠萝、榴莲等热性水果，烹调方法则以凉拌、快炒、白灼、蒸制、温火烧炖为主。

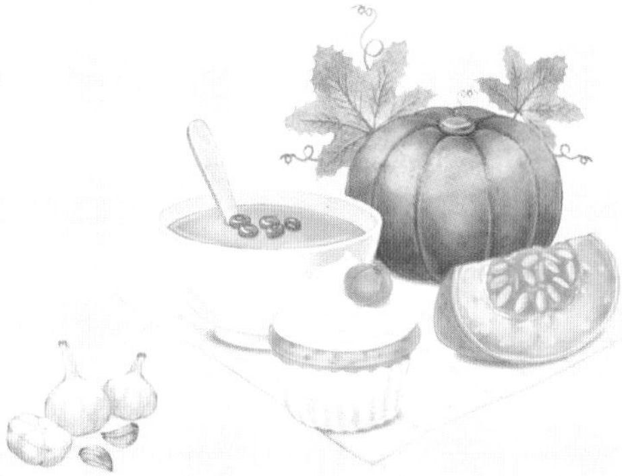

素体虚寒、脾阳虚弱之人，可以顺时之势以壮阳气，可以选择性平、温热之物相互辅佐为菜肴，味宜甘辛。如糯米与艾汁制作而成的艾粑粑或青团，葱、姜、蒜、桂、八角等与牛羊肉同烹，榴莲炖鸡等，都很适宜，又可仿广东、福建人夏月狗肉、荔枝同食的习俗。此外，芡实、南瓜、桂圆、红枣、樱桃、椰肉、茼蒿、桂花、鳝鱼、鲤鱼等也可选择搭配食用。

利胆药

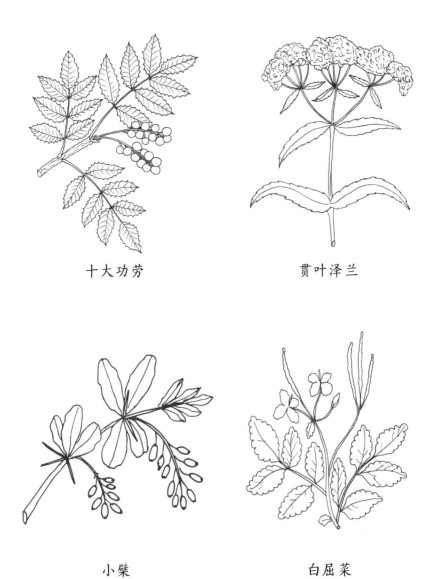

十大功劳

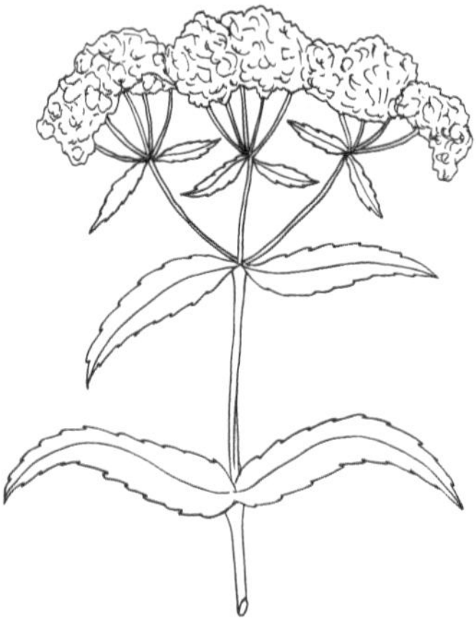

贯叶泽兰

小檗

白屈菜

利胆药

未填色的本草线条图，可以随心涂涂抹抹。更可挑战全部涂上正确颜色的『填色挑战』活动！

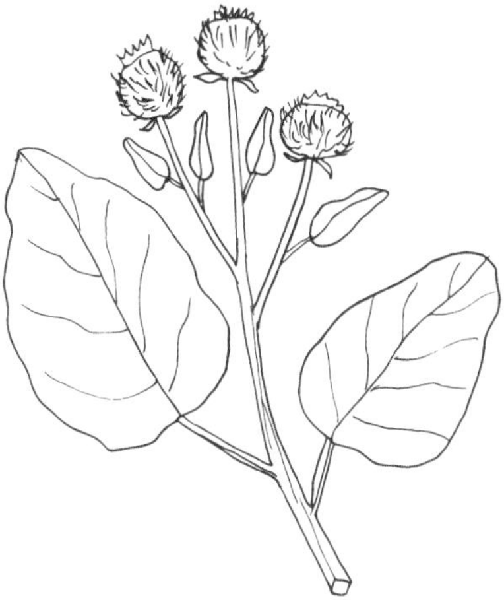

牛蒡

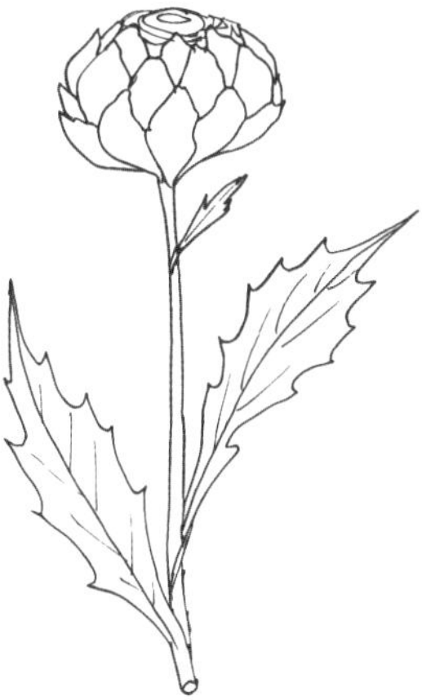

洋蓟

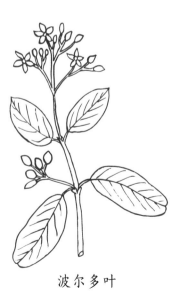

波尔多叶

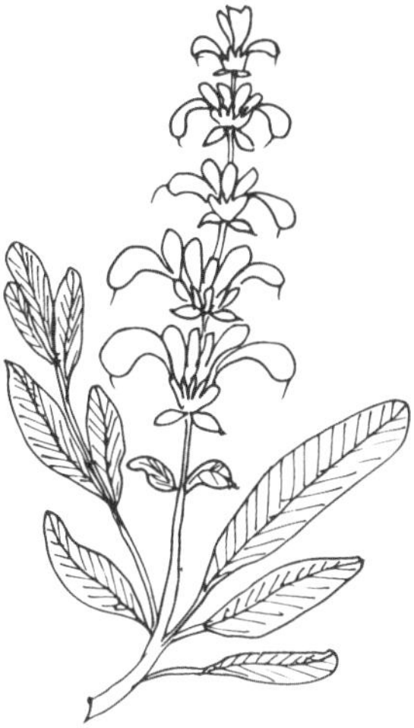

鼠尾草

民俗传统

大暑时节，天气灼热似火，暴雨时行，人体感到闷热黏腻，但是高热的气温与丰沛的雨水关乎到秋后的收成，故而大暑的民俗活动主要表达人们希望作物丰收，以及身体健康无恙的愿望。

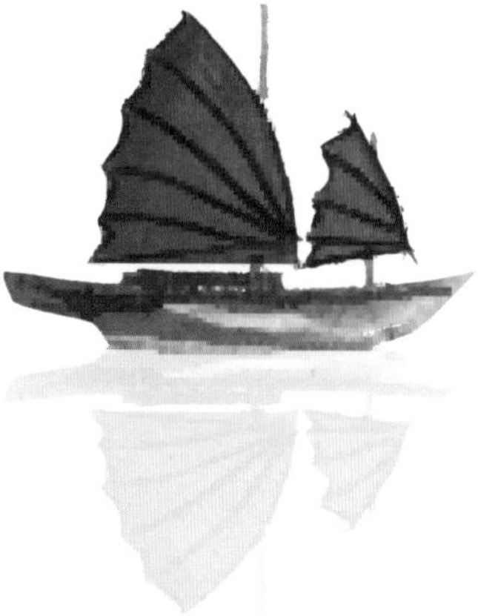

大暑时节，浙江台州沿海地区已有几百年历史的送『大暑船』活动，即人们以祈愿五谷丰登、生活安康为主要目的的民俗活动。

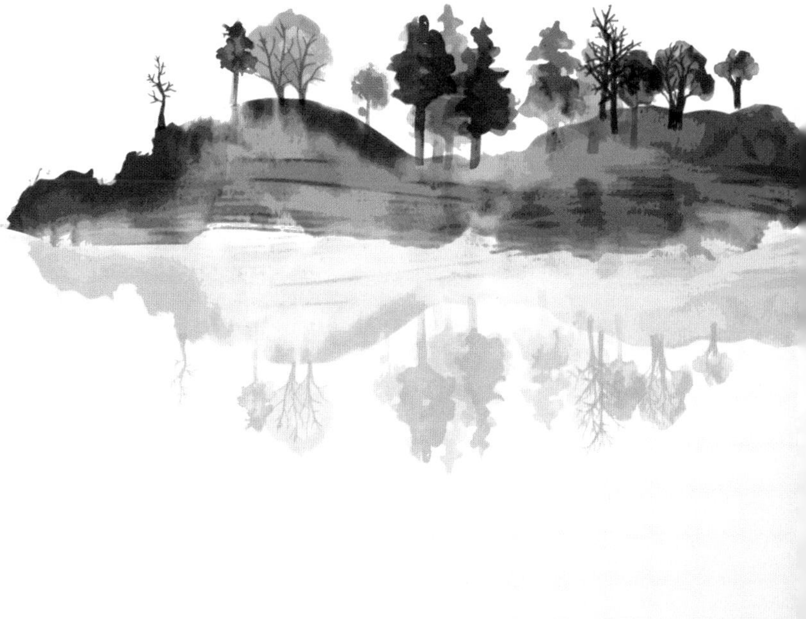

生活手账

随心搭配，记录生活的点滴。

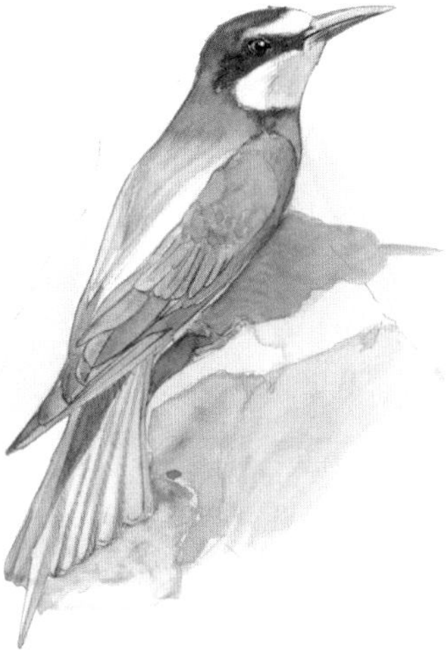

生活手账

随心搭配，记录生活的点滴。

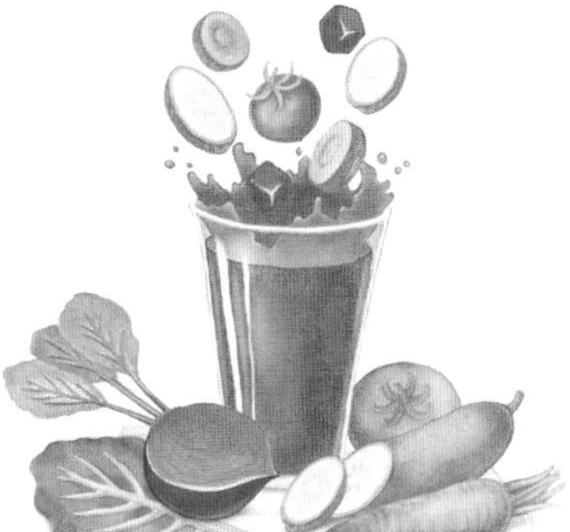

秋

立秋

处暑

白露

秋分

寒露

霜降

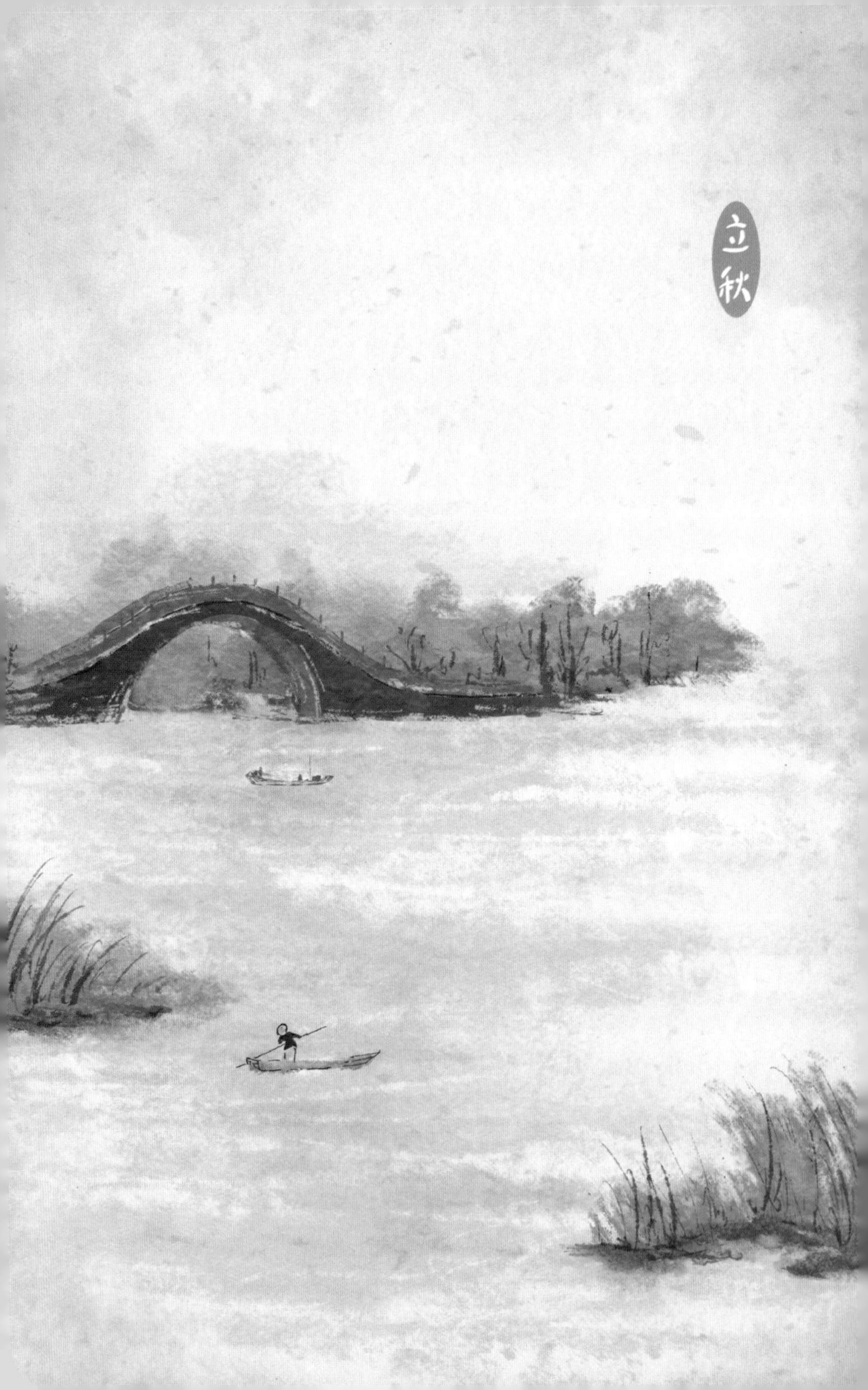
立秋

立秋

（八月七至九日）

《素问·四气调神大论》曰："秋三月，此谓容平。天气以急，地气以明……此秋气之应，养收之道也。"

秋季自然界阳气收敛，阴气微生，气温转凉，秋风劲急，在秋气肃杀作用下，草木花凋叶落，果实成熟，因此大地山川呈现出清肃明净之象。

节气养生

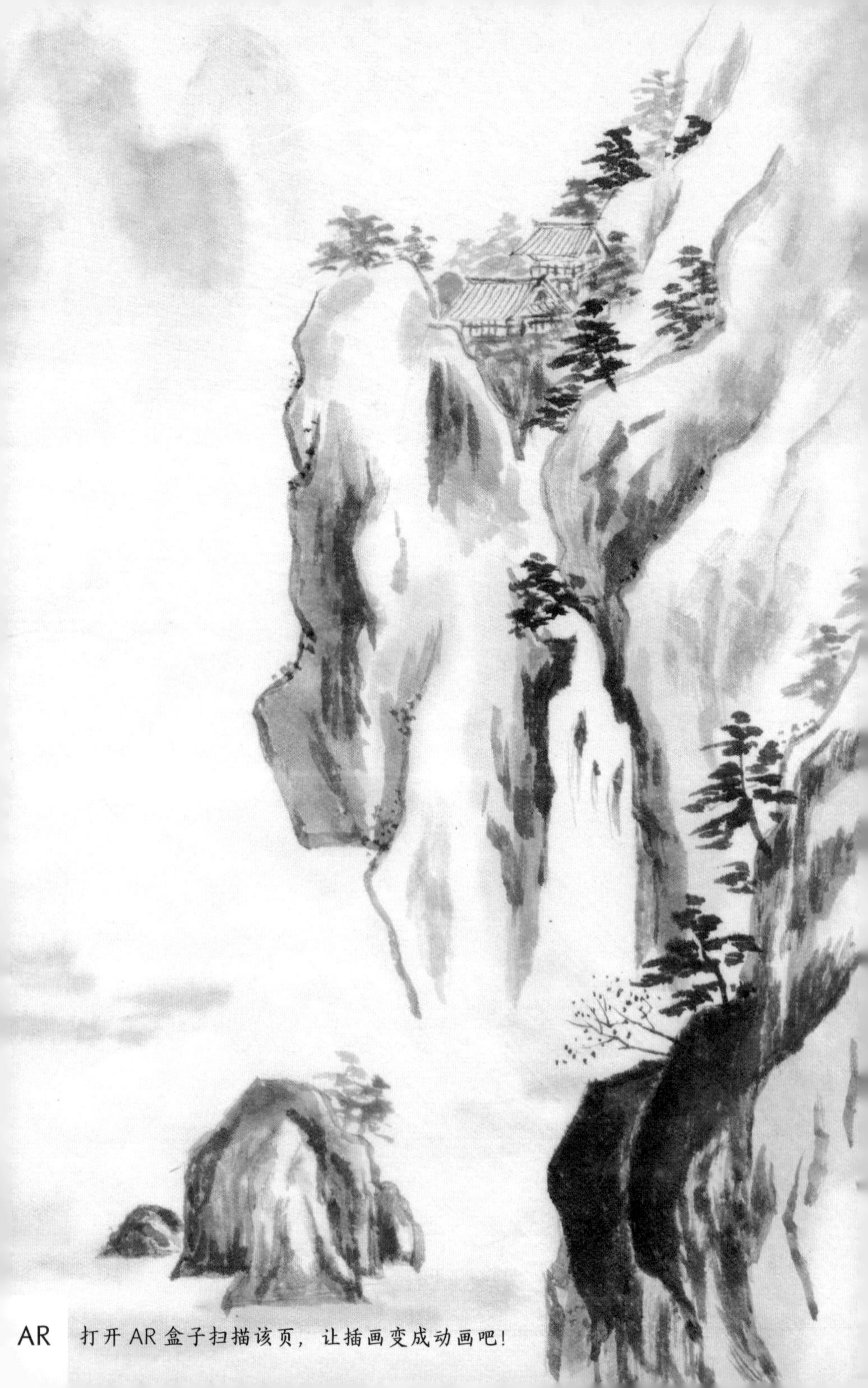

AR 打开 AR 盒子扫描该页，让插画变成动画吧！

天人相应，所以秋季亦是人体阳气收敛、阴精微生之时，按中医五行学说的说法，秋季与人体肺脏均属『金』行，金主肃降，故秋季也是人体肺脏功能调降、清肃之际。因此，秋季养生即应保养此『收敛』之气。

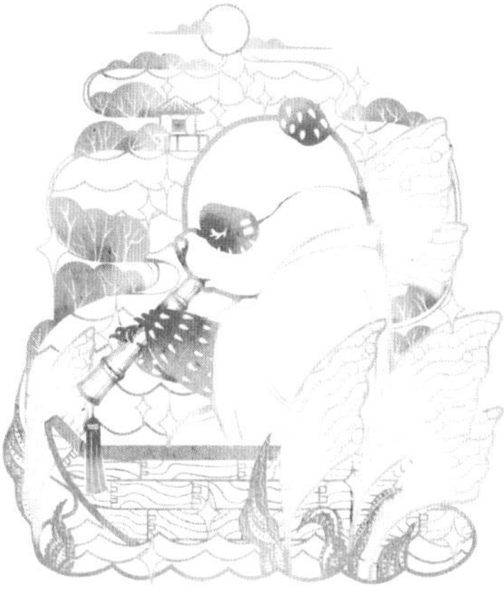

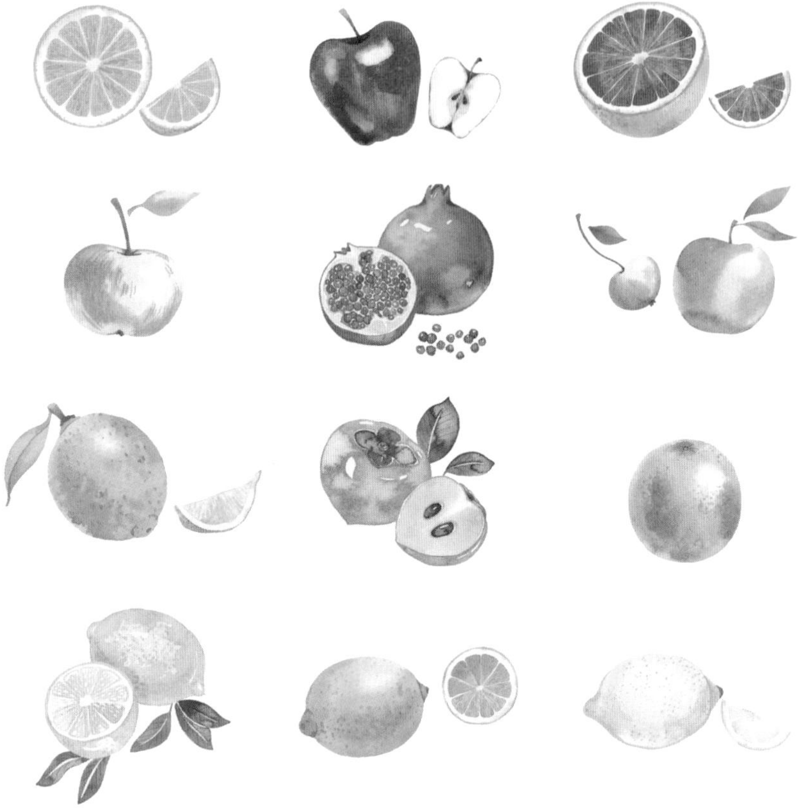

在立秋饮食养生方面，首先宜少辛而增酸。

《素问·脏气法时论》说：“肺主秋……肺欲收，急食酸以收之，用酸补之，辛泻之。”因为辛味发散泻肺，酸味收敛肺气，秋天肺气宜收不宜散，因此要少吃葱、姜、蒜、韭菜、辣椒等辛辣食物，多吃橘子、柠檬、葡萄、苹果、石榴、杨梅、柚子等酸味食物。

时令食膳

多食滋阴润肺食物：立秋后燥气当令，燥邪易伤肺而引起口干口渴、咽干咳嗽、皮肤干燥瘙痒、大便干结不通、小便短少黄赤等不适，故饮食应以滋阴润肺为宜，可适当食用芝麻、百合、蜂蜜、菠萝、乳制品等以滋阴润肺。

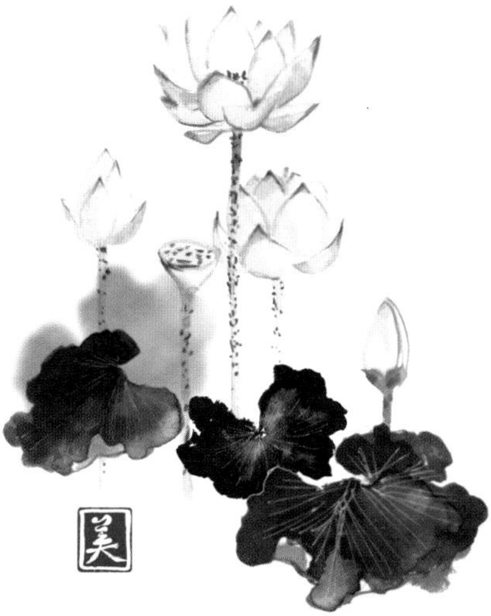

缓解焦虑的药物

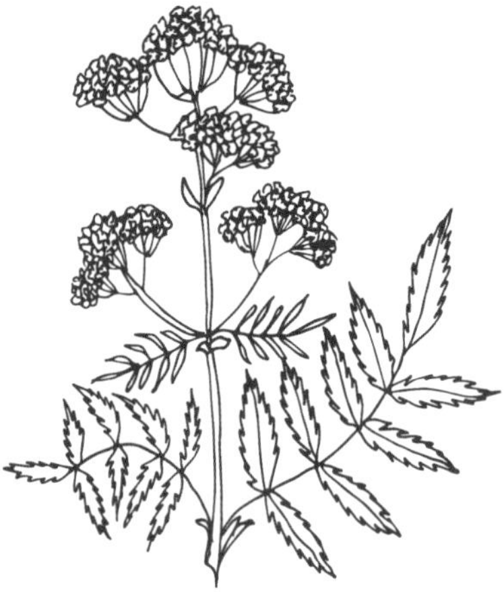

缬草根

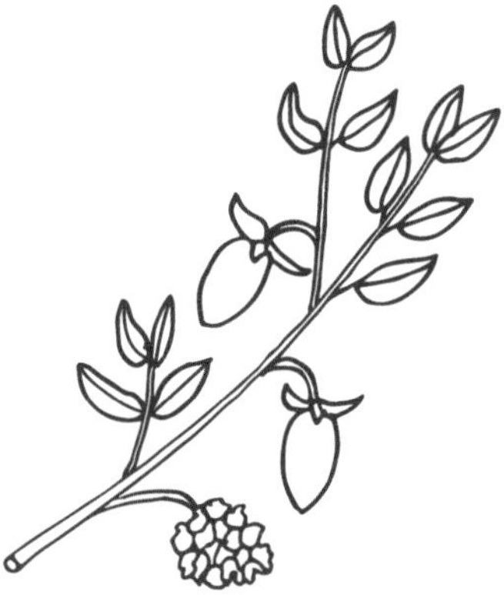

霍霍巴

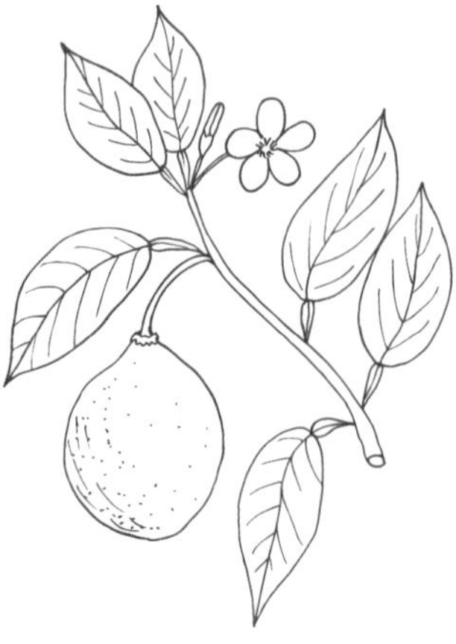

佛手柑

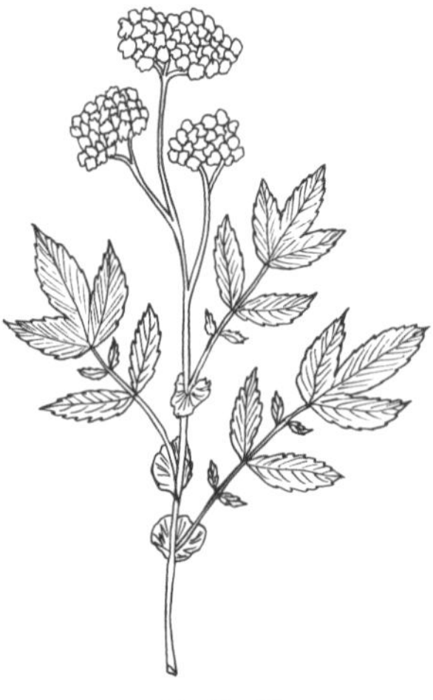

绣线菊

缓解焦虑的药物

彩绘涂鸦

未填色的本草线条图，可以随心涂涂抹抹。更可挑战全部涂上正确颜色的『填色挑战』活动！

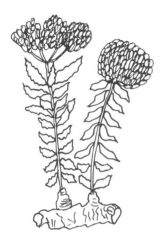

玫瑰红景天

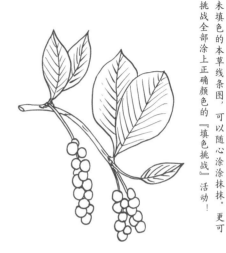

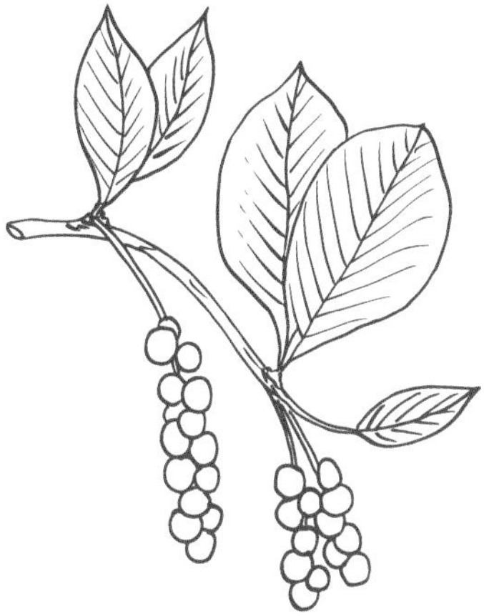

五味子

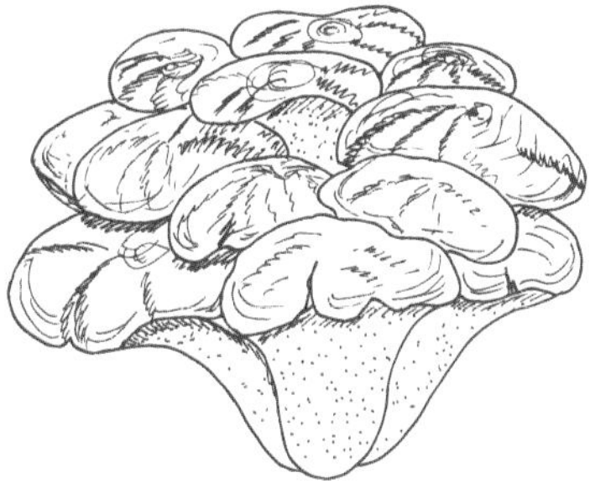

舞茸菇

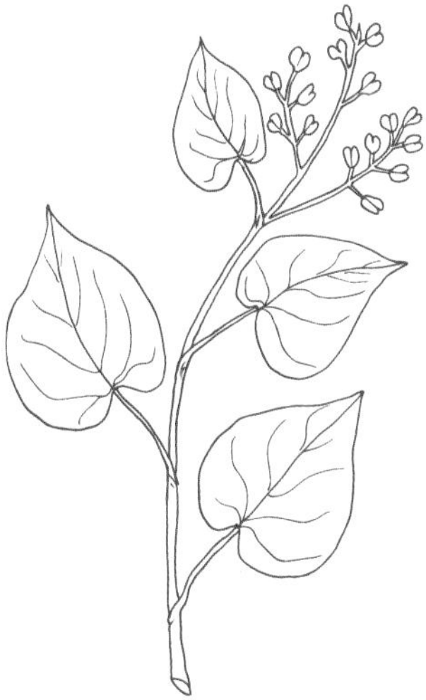

何首乌

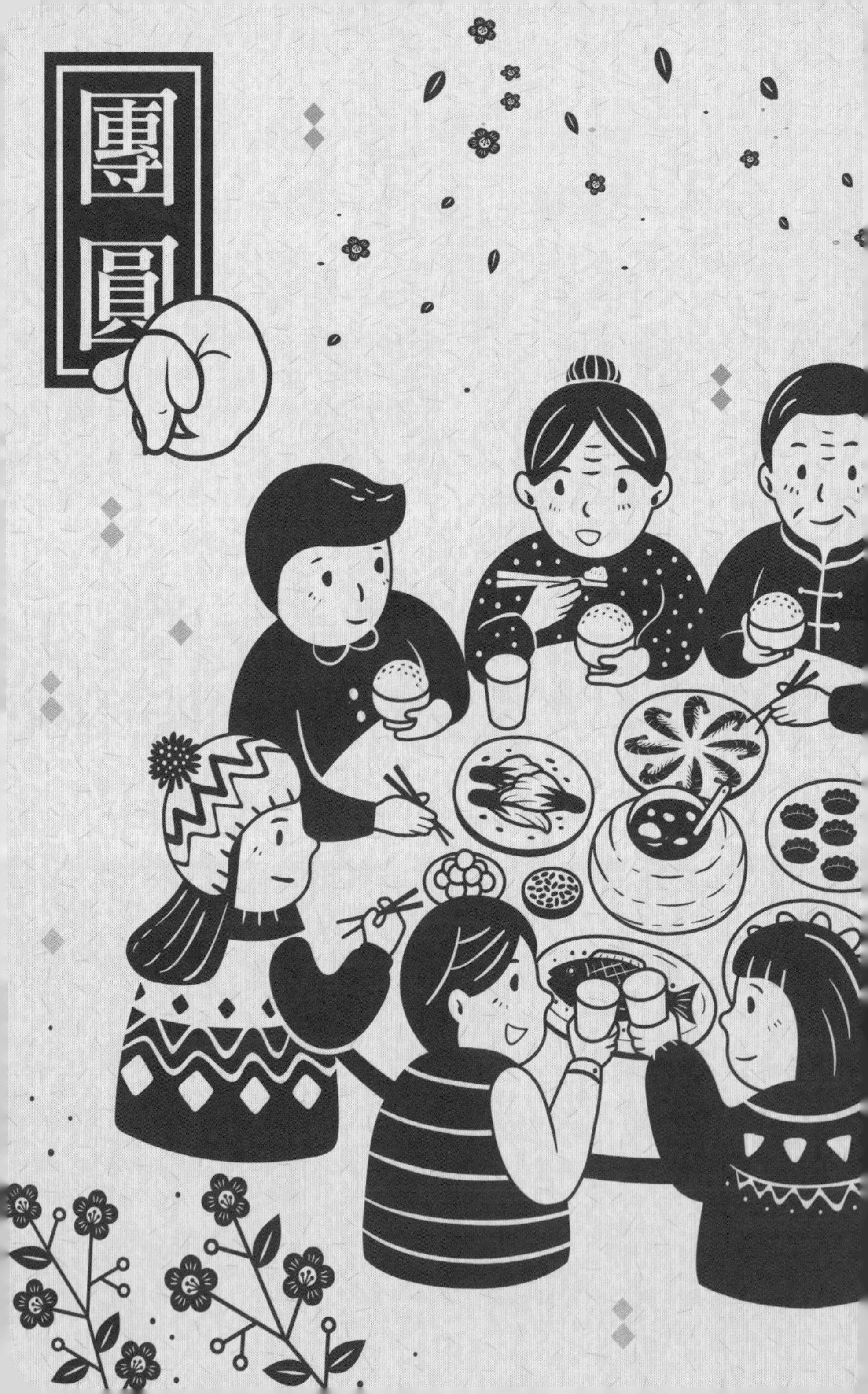
團圓

立秋的大部分民俗是和饮食有关的，但仍然有“秋社”来祭祀土地神。人们把秋社定在立秋后第五个戊日，这个时候秋收已经结束，官府与民众便都选择在这一天祭神答谢。在一些地区，仍留有“做社”“敬社神”“煮社粥”的习俗。

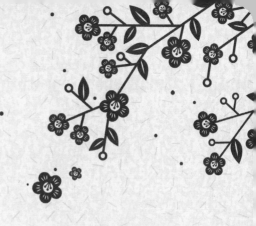

生活手账

随心搭配，记录生活的点滴。

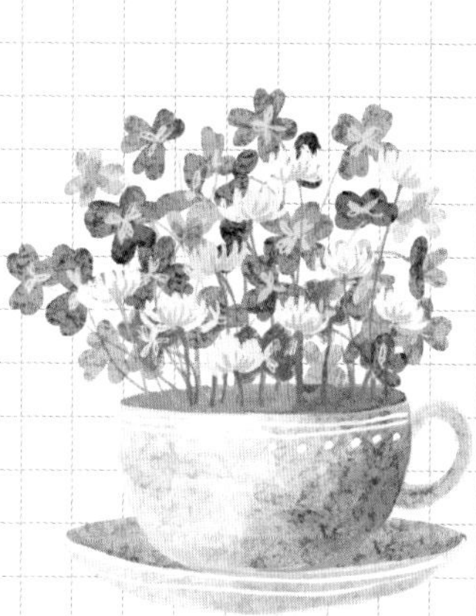

生活手账

随心搭配，记录生活的点滴。

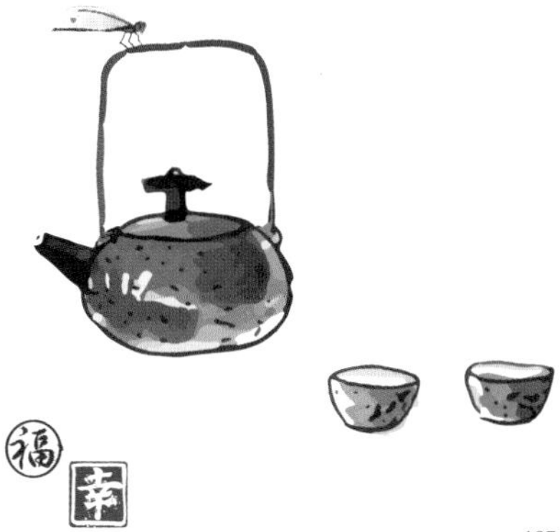
福
幸

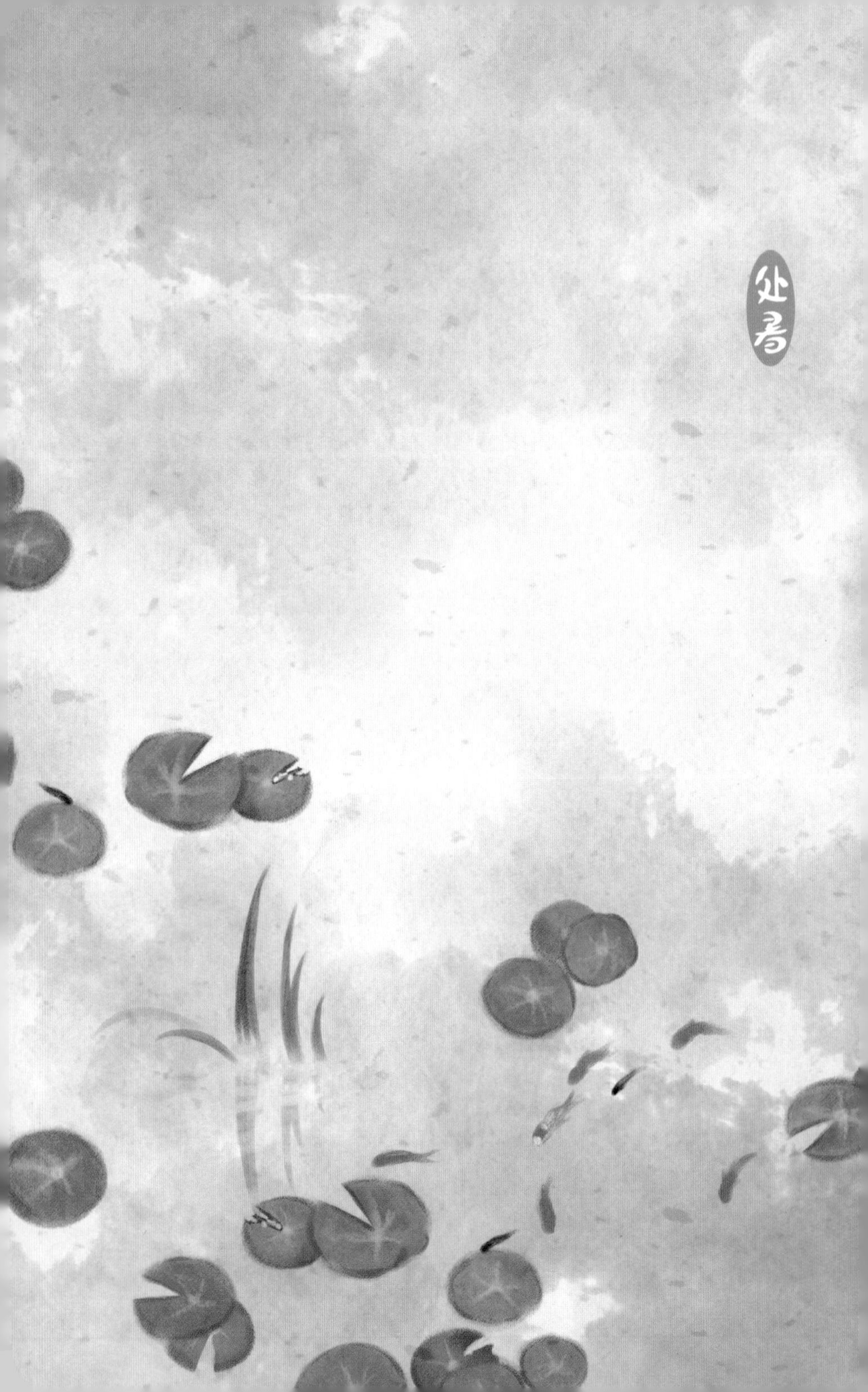
处暑

处暑

（八月二十二至二十四日）

《月令七十二候集解》曰：“处，止也，暑气至此而止矣。”

处暑，意味着暑气的结束，炎热的气候已接近尾声，但气温并未真正下降，也就是人们常讲的“秋老虎，毒如虎”。

节气养生

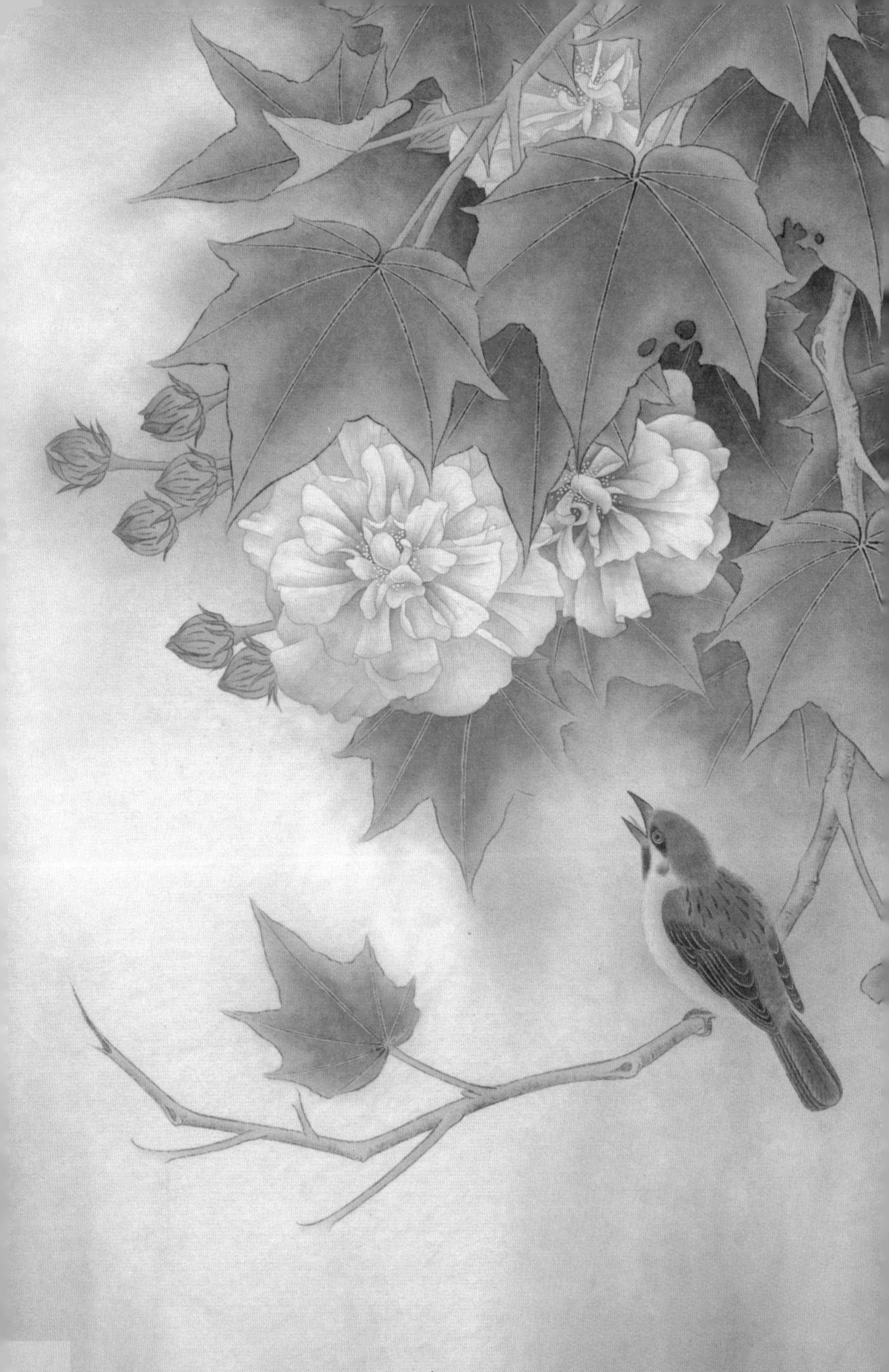

AR　打开 AR 盒子扫描该页，让插画变成动画吧！

处暑时节，早晚温度低，白天气温高。气温下降明显，雨后艳阳高照，人们往往对夏秋之交所谓冷热变化不适应，容易引起呼吸道、胃肠道疾病。因此，此时需随时增减衣物，注意少食寒凉食物，以保养肺脾。

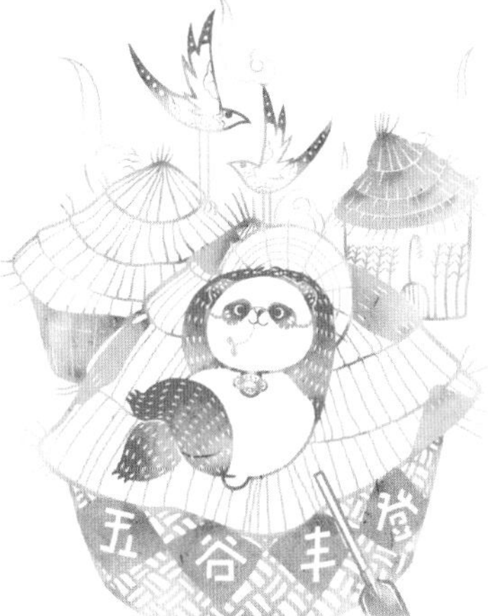

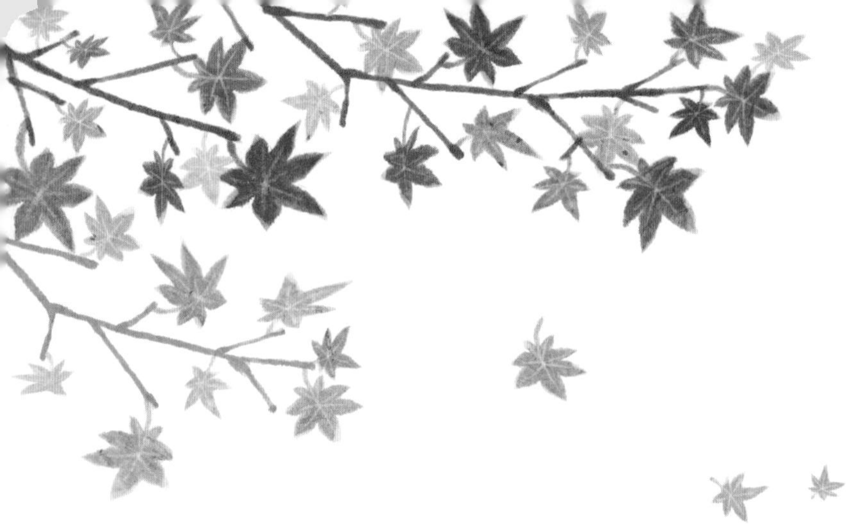

此时节的显著气候特征为干燥，天气少雨，空气中湿度小，具有中医“温燥”特征。人们往往出现皮肤紧绷，甚则起皮脱屑，口唇干燥或裂口，鼻咽燥得冒火，毛发枯而无光泽，头皮屑增多，大便干结。因此，处暑饮食养生应以润肺健脾、养阴润燥为原则。处暑时，进补应以清补、平补为主，即选用寒温之性不明显的平性滋补品来进补。

时令食膳

中医的治疗原则是虚者补之，除阳虚体质者外，不要过多食用温热的食物或药物，如羊肉、狗肉、人参、鹿茸等。因为由于秋季阴阳虽相对平衡，但燥是秋季的主气，进食过多温热的补品就有可能使肺的阴津被燥气所伤。

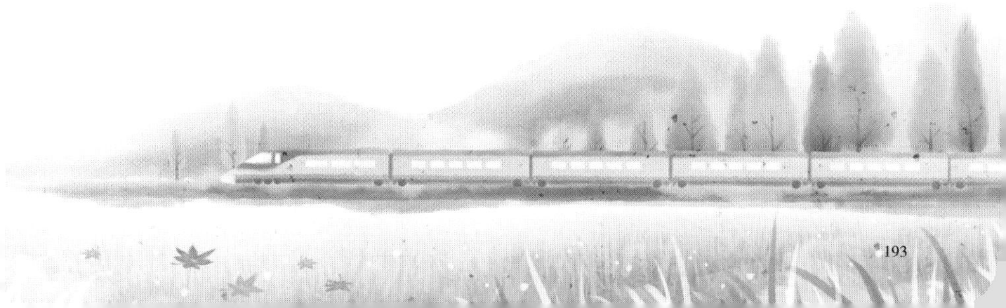

缓解疝气的药物

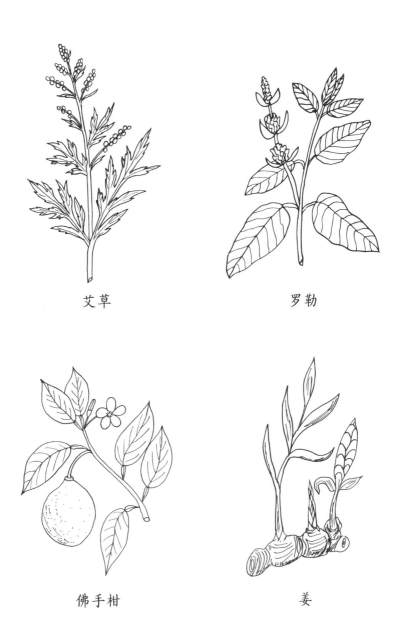

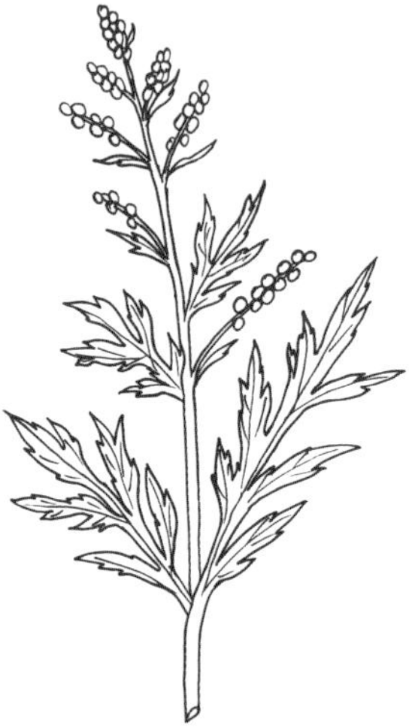

艾草

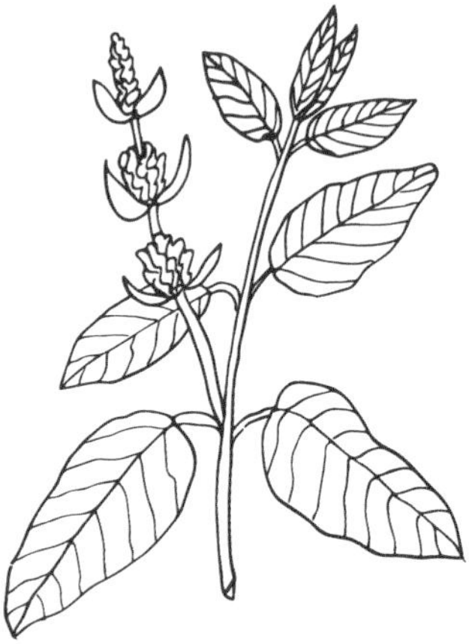

罗勒

佛手柑

姜

缓解疝气的药物

彩绘
涂鸦

未填色的本草线条图，可以随心涂涂抹抹。更可挑战全部涂上正确颜色的『填色挑战』活动！

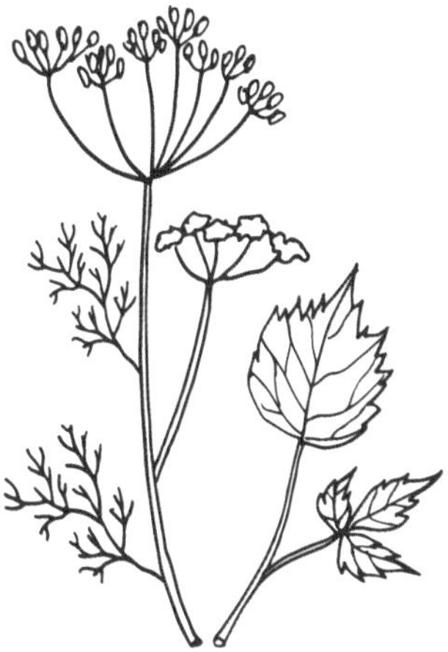

茴香

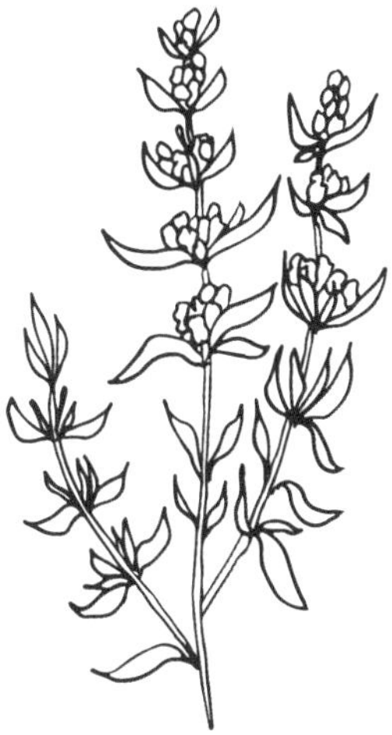

牛膝草

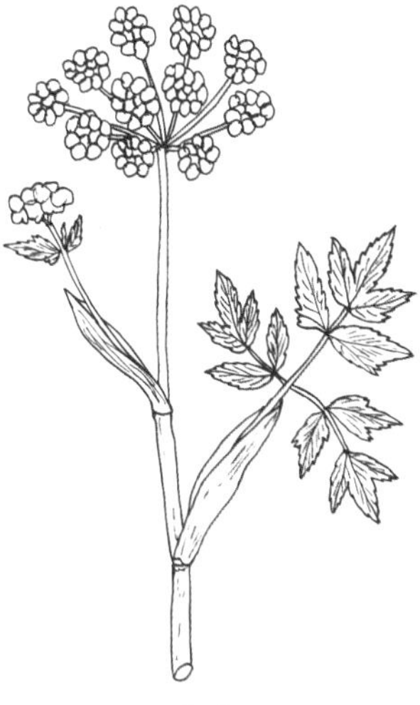

当归

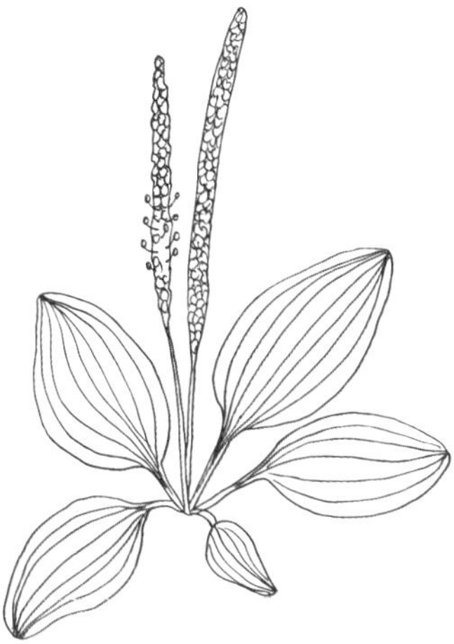

车前草

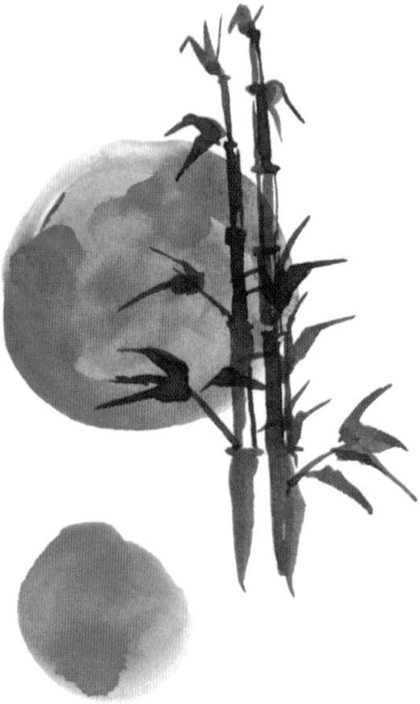

处暑节气意味着正式进入凉爽的秋天，处暑节气前后的民俗多与“祭祖”及“迎秋”有关。处暑前后民间会有庆赞“中元”的民俗活动，俗称“七月半”或“中元节”。旧时民间从七月初一起，就有开鬼门的仪式，直到月底关鬼门止，都会举行普度布施的活动。时至今日，已成为祭祖的重大活动时段。

民俗传统

处暑过后，秋意渐浓，正是人们畅游郊野迎秋赏景的好时节。处暑过，暑气止，就连天上的那些云彩也显得疏散而自如，而不像夏天大暑之时的浓云成块。民间向来即有『七月八月看巧云』之说，之后就有了『出游迎秋』的意味。

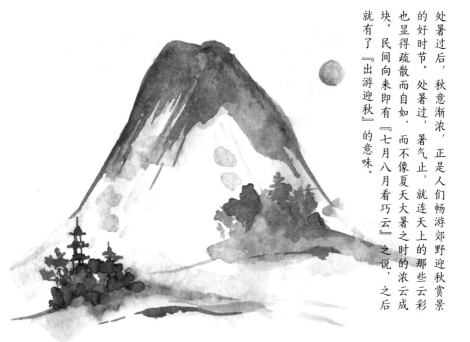

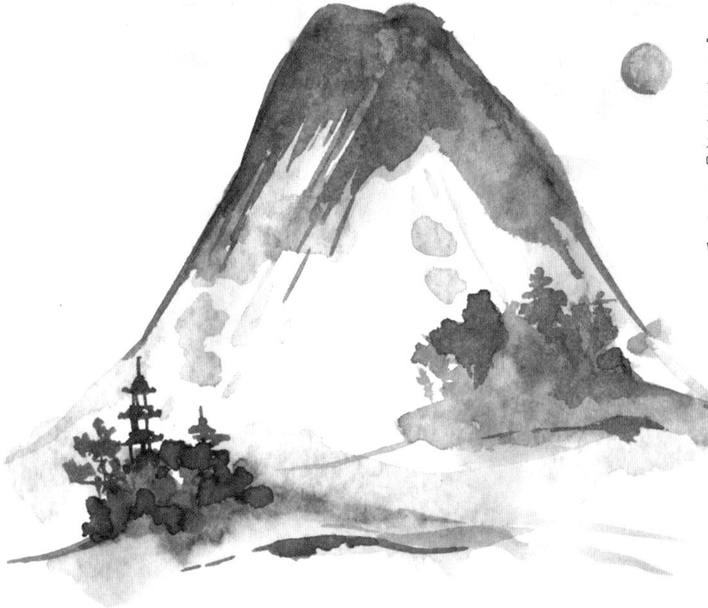

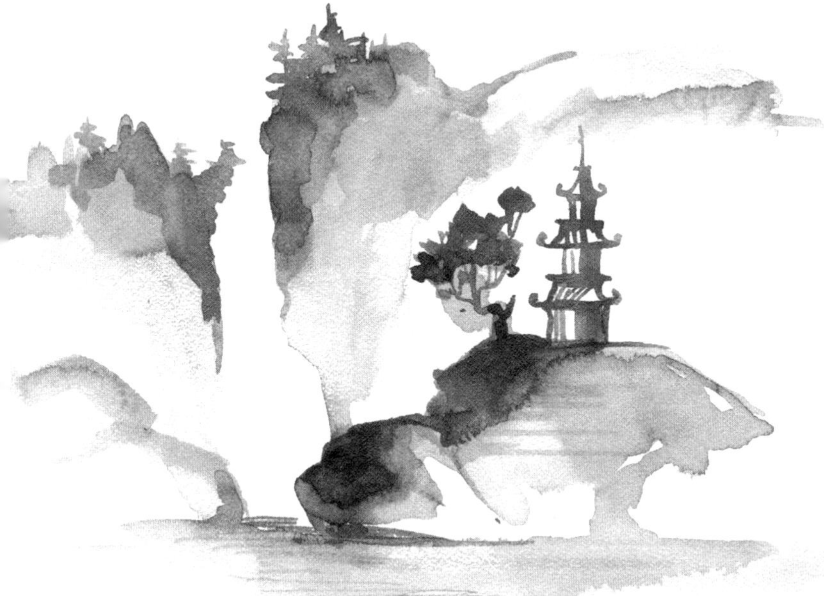

生活手账

随心搭配，记录生活的点滴。

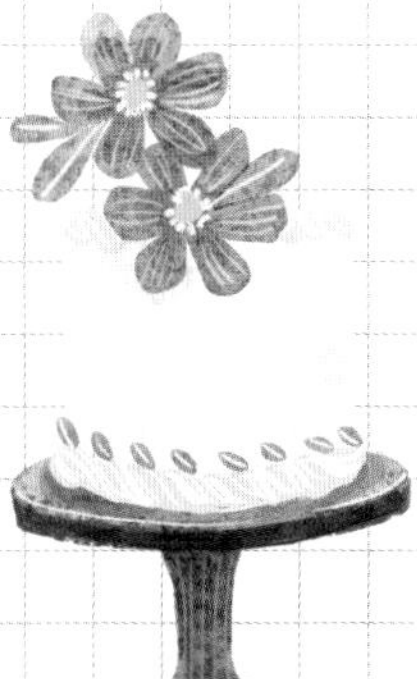

生活手账

随心搭配，记录生活的点滴。

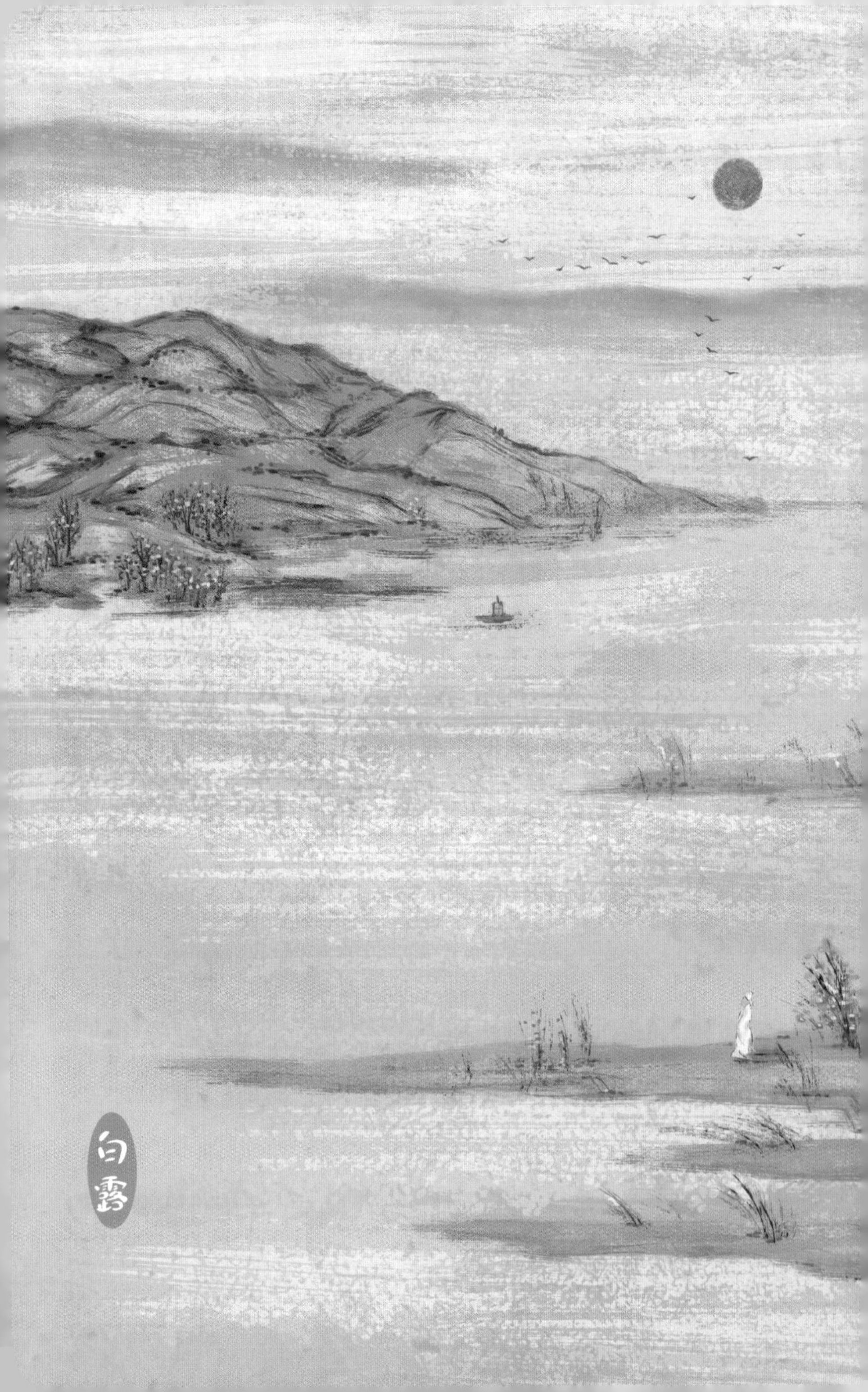
白露

白露

（九月六至八日）

《月令七十二候集解》曰："阴气渐重，露凝而白……"

白露时节的养生保健，就起居养生来说，"白露身不露，着凉易泻肚"。白露时天气已转凉，在着衣方面应注意避免受凉，宜换上长衣长袖类服装。尤其是腹部更应注意保暖，否则脾胃易受寒而引起腹泻。

节气养生

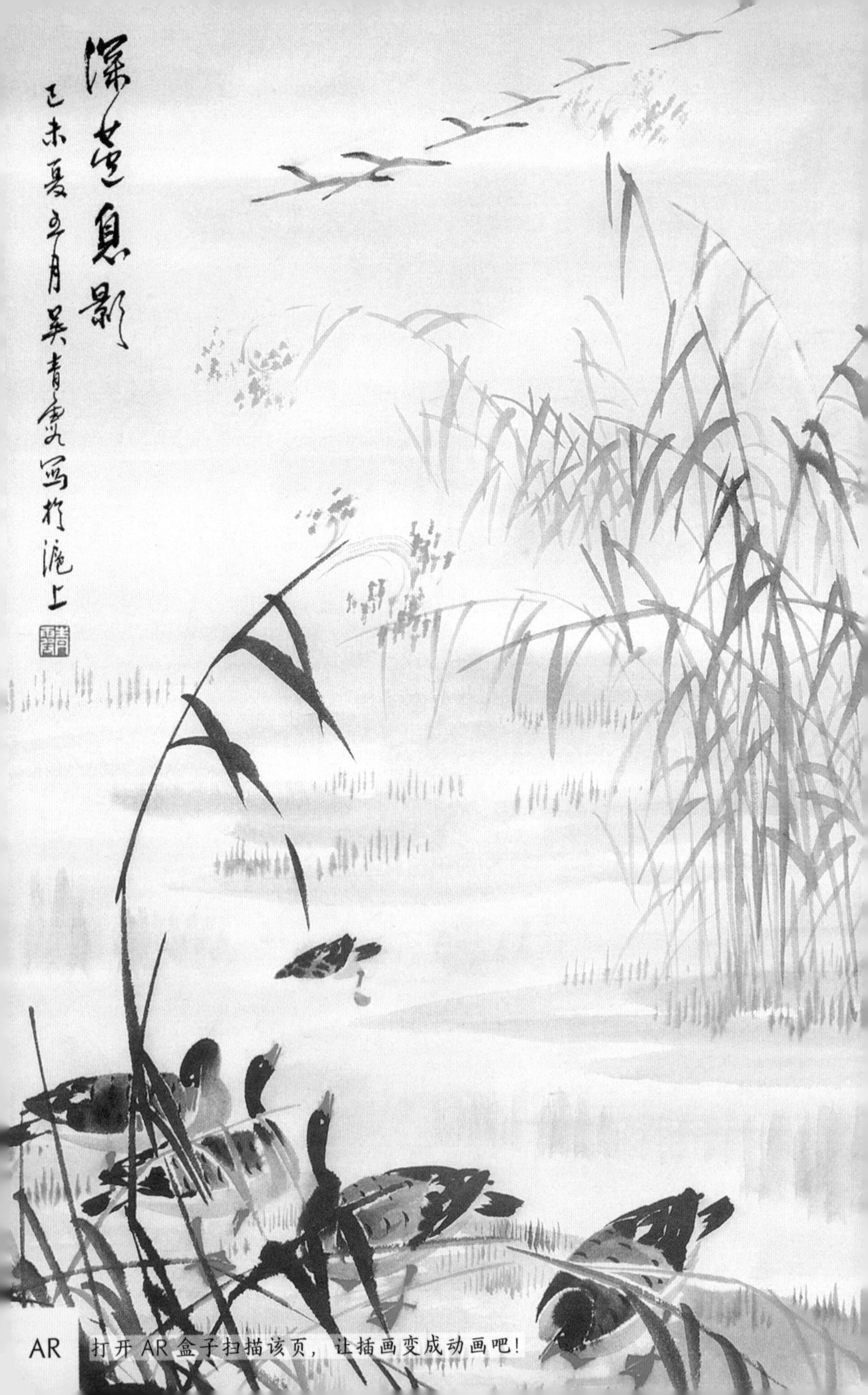

AR 打开 AR 盒子扫描该页，让插画变成动画吧！

白露时昼夜温差较大，早晚应添加衣服，尤其是年老体弱之人，更应注意适时加衣。但添衣不能太多太快，应遵循『春捂秋冻』的原则，适当接受耐寒训练，可以提高机体的抵抗力，对安度冬季有益。

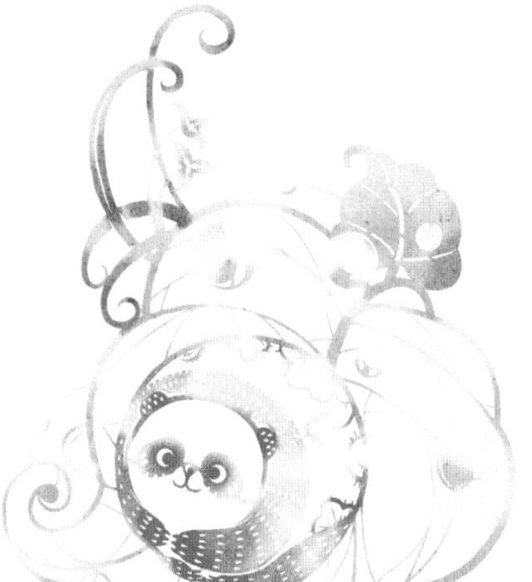

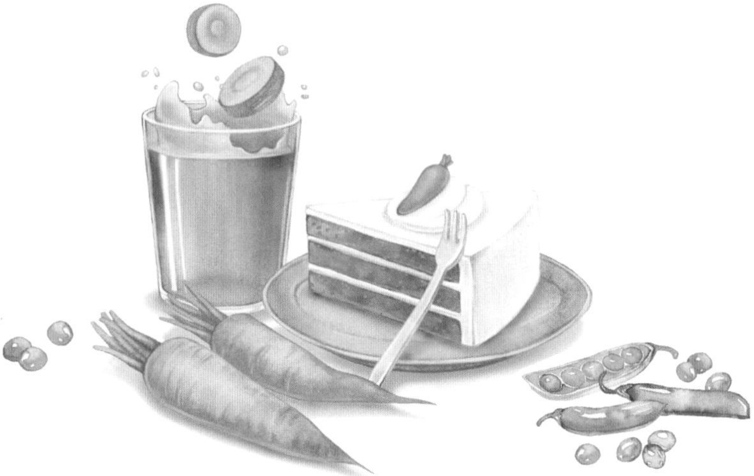

白露吃龙眼益心脾补气血。福州有个传统叫“白露必吃龙眼”，认为在白露这一天吃龙眼有大补身体的奇效，吃一颗龙眼相当于吃一只鸡那么补。龙眼肉甘温滋补，入心脾两经，具有益心脾、补气血的功效，而且甜美可口，不滋腻，不壅气。白露时节，龙眼完全成熟，甜度最高，口感最好。

白露饮食养生，应当以健脾润燥为主。此时宜食性平味甘或甘温、营养丰富、容易消化的平补食品；忌吃性质寒凉，易损伤脾气、脾阳的食品，以及味厚滋腻、容易阻碍脾胃运化功能的食品。粮食类宜选择粳米、籼米、玉米、薏苡仁、番薯等性平、容易消化的食物。蔬菜类多选择扁豆、豇豆、胡萝卜、洋葱、平菇等性平、稍温、补益的食物。

时令食膳

秋

治疗坐骨神经痛的药物

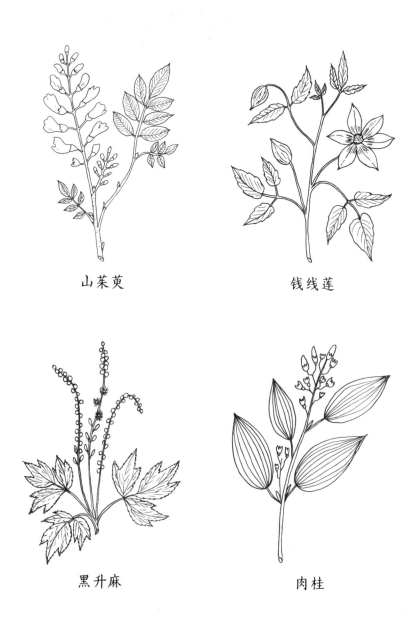

山茱萸

钱线莲

黑升麻

肉桂

治疗坐骨神经痛的药物

彩绘涂鸦

未填色的本草线条图，可以随心涂涂抹抹。更可挑战全部涂上正确颜色的『填色挑战』活动！

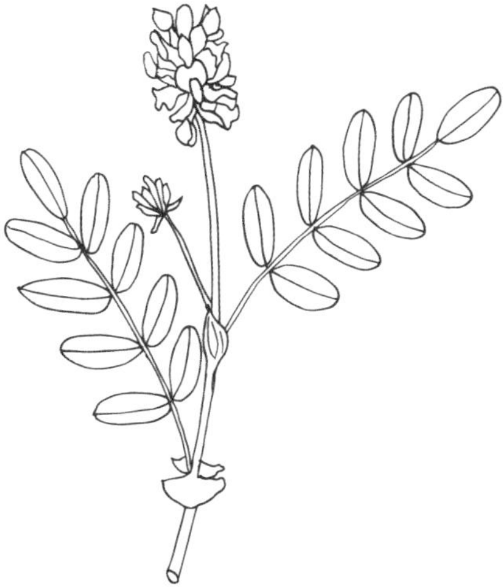

黄芪

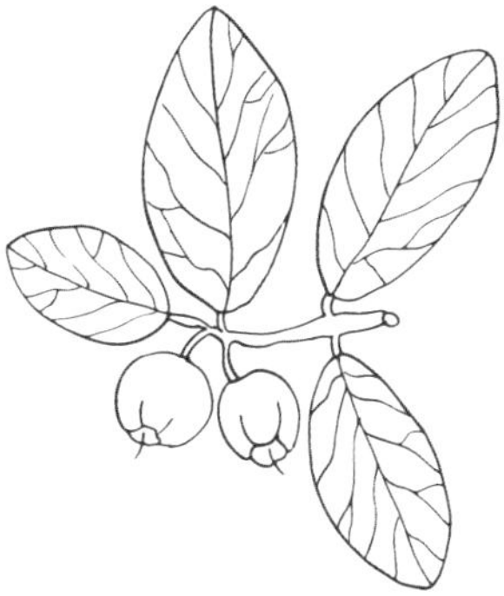

冬青油

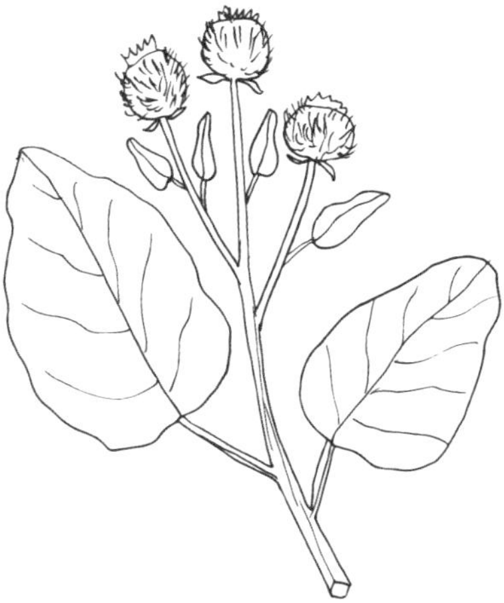

牛蒡

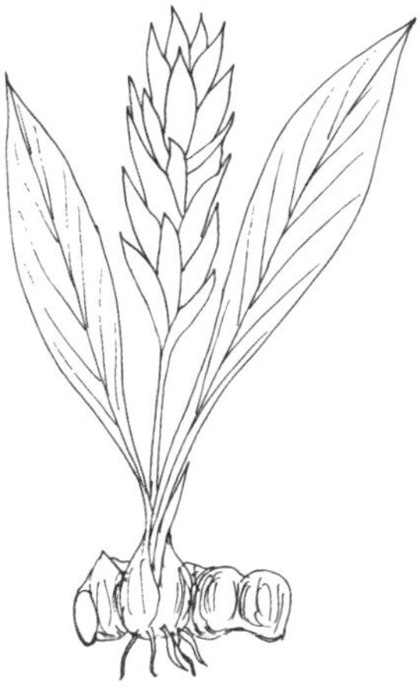

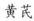

姜黄

民俗传统

白露时节也是太湖人祭禹王的日子。禹王即是传说中的治水英雄大禹，太湖人称他为『水路菩萨』。

每年白露时节，太湖将举行祭禹王的香会，在祭禹王的同时，还会祭拜土地神、花神、门神、宅神等。祭祀活动寄托了人们对美好生活的一种祈盼和向往。

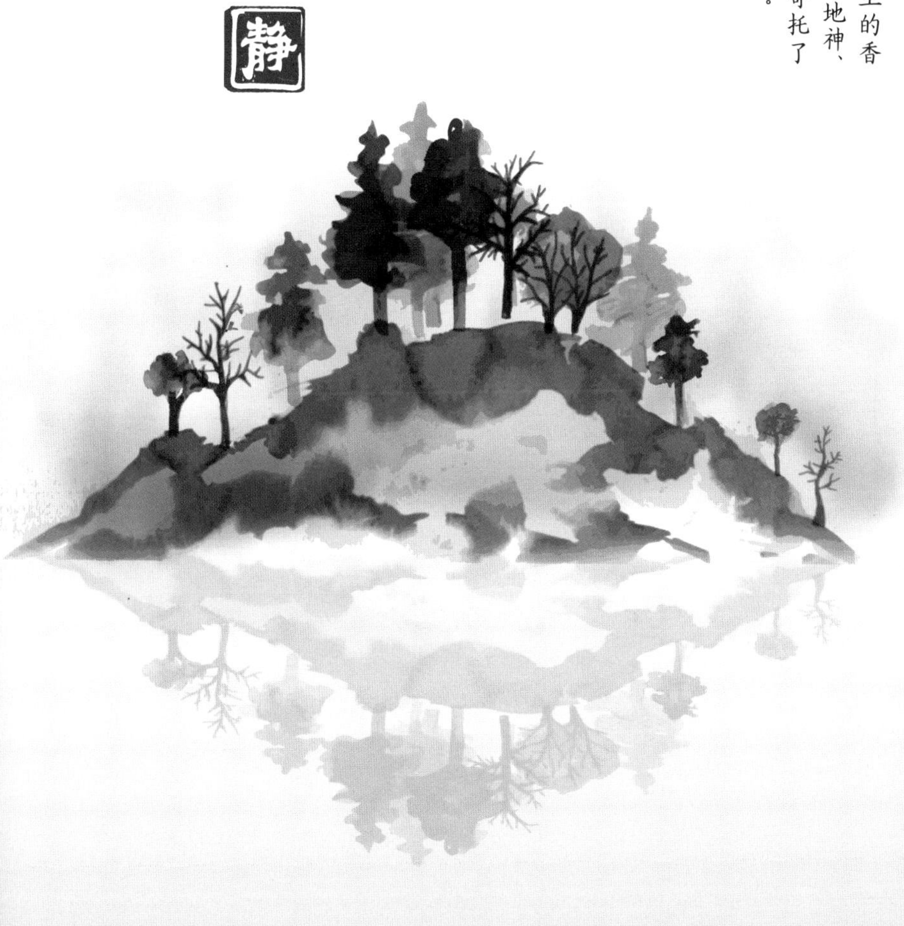

生活手账

随心搭配，记录生活的点滴。

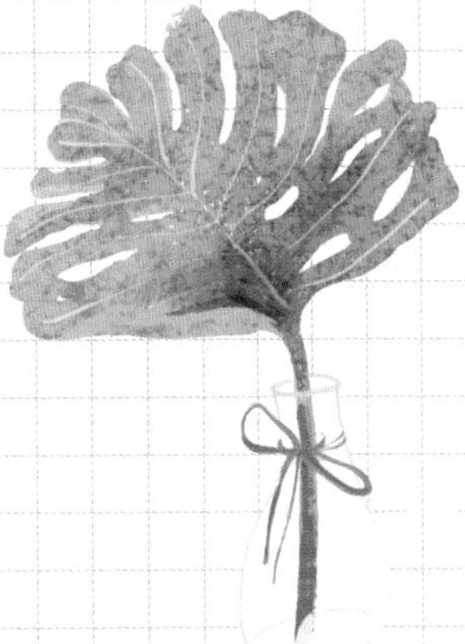

手账 生活

随心搭配，记录生活的点滴。

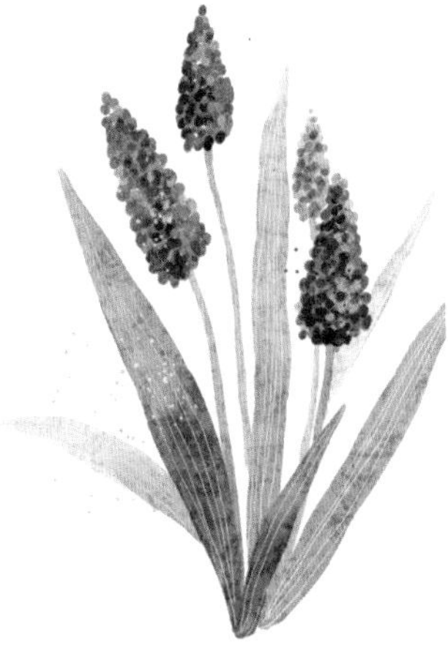

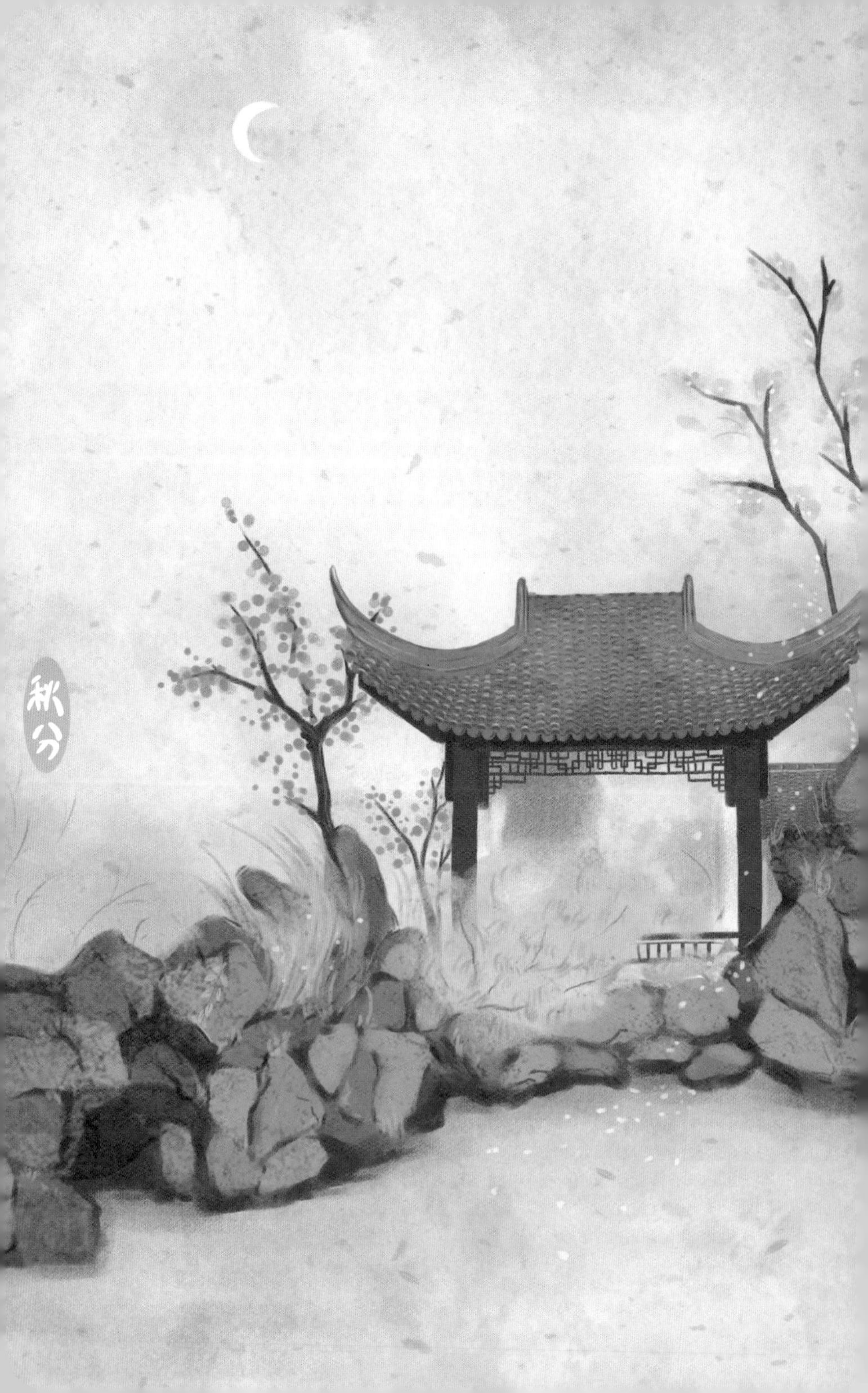
秋分

秋分

（九月二十二至二十四日）

《月令七十二候集解》曰："分者平也，此当九十日之半，故谓之分。"

节气养生

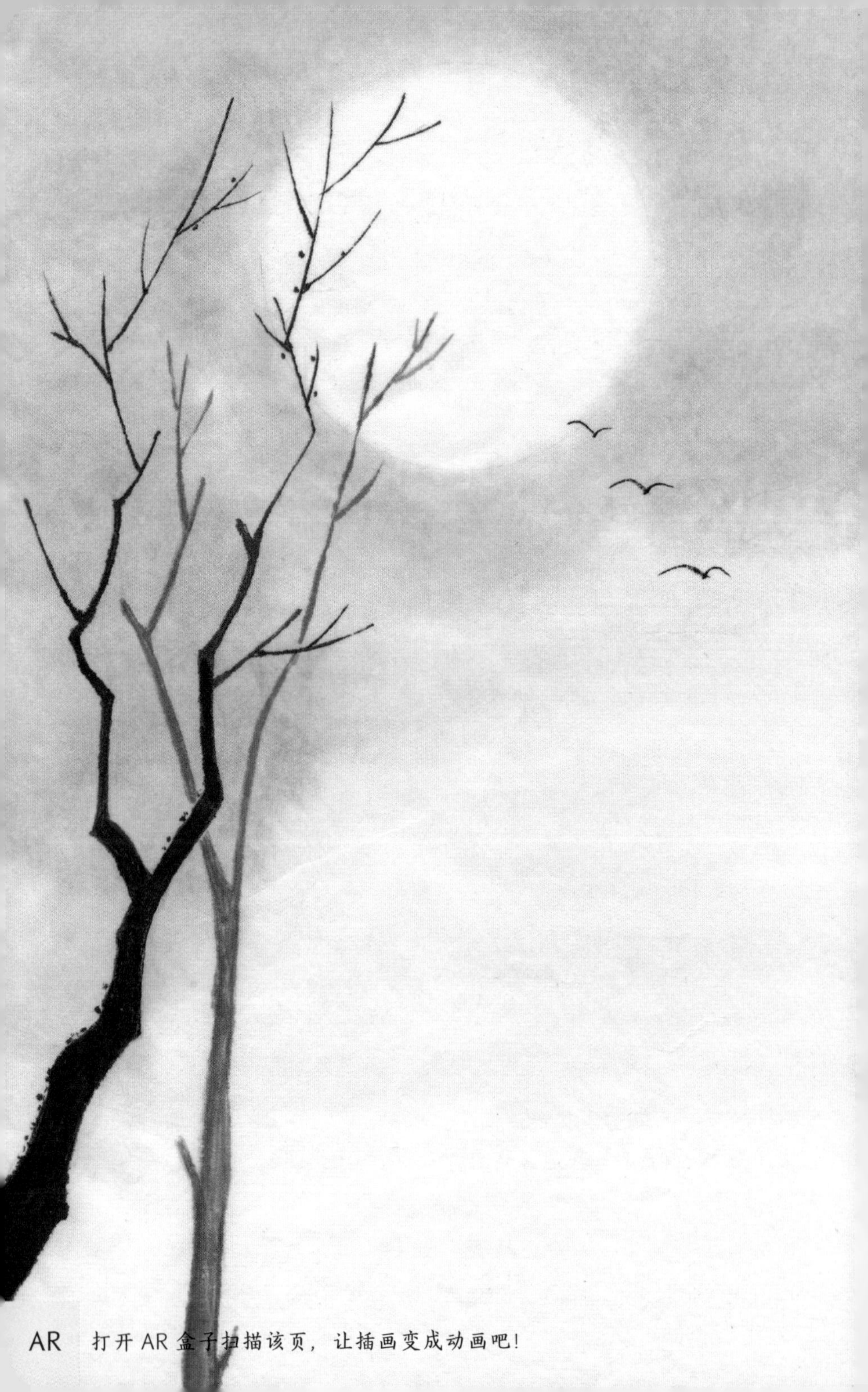

AR 打开 AR 盒子扫描该页，让插画变成动画吧！

秋季，自然界的阳气由疏泄趋向收敛、闭藏，生活起居养生也要相应调整。《素问·至真要大论》谓：『谨察阴阳之所在而调之，以平为期。』晨饮淡盐水，晚饮蜂蜜水，既是补水分、防便秘的好方法，又是养生抗衰的重要措施。

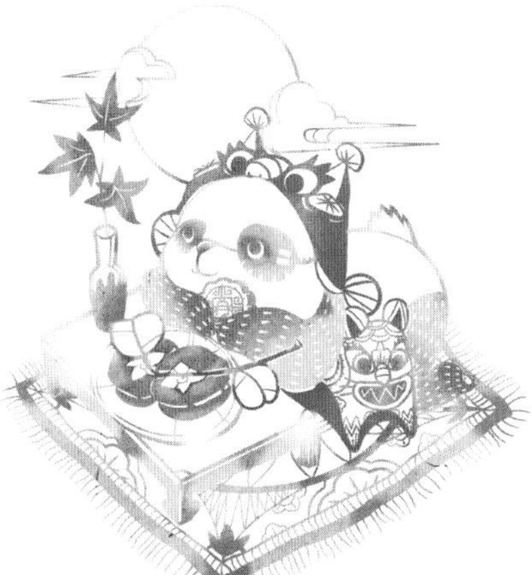

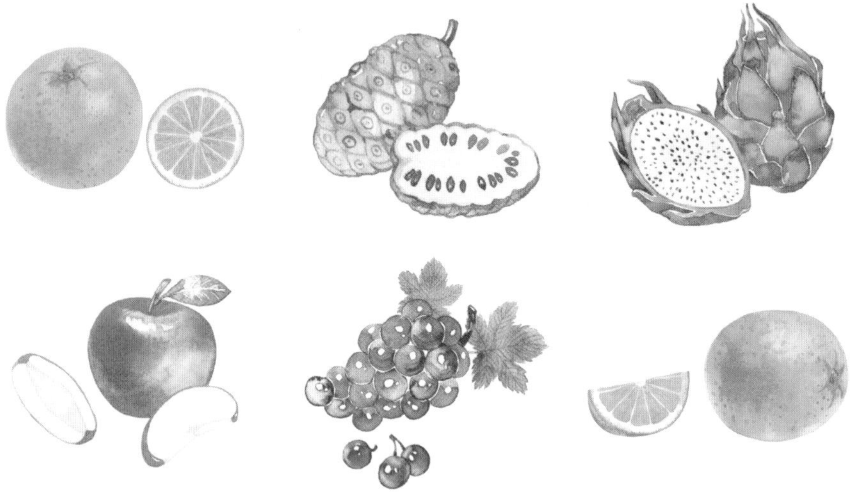

秋分节气的饮食养生最为重要，合理饮食才能避开疾病的发生。所以，在饮食调养上，应以阴阳平衡作为出发点。秋分时节，饮食上首先要特别注意预防秋燥。秋分的“燥”不同于白露的“燥”“温燥”，而是“凉燥”，因此饮食上要注意多吃一些清润、温润为主的食物，比如芝麻、核桃、糯米等，秋天上市的果蔬像莲藕、荸荠、甘蔗、秋梨、柑橘、山楂、苹果、葡萄、百合、银耳、柿子等，都是调养佳品。

值得注意的是，秋分后寒凉天气日渐浓郁，如果本身脾胃不好，经常腹泻，水果吃多了也可能诱发或加重疾病。

时令食膳

秋分宜多食温食，少食寒凉之物，以保护胃气。秋季是进补的好季节，但要注意在进补过程中宜平补、润补。如过食寒凉之品或生冷、不洁瓜果，会导致湿热内蕴，毒滞体内，引起腹泻、痢疾等，故有“秋瓜坏肚”之民谚，老人、儿童及体弱者尤要注意。

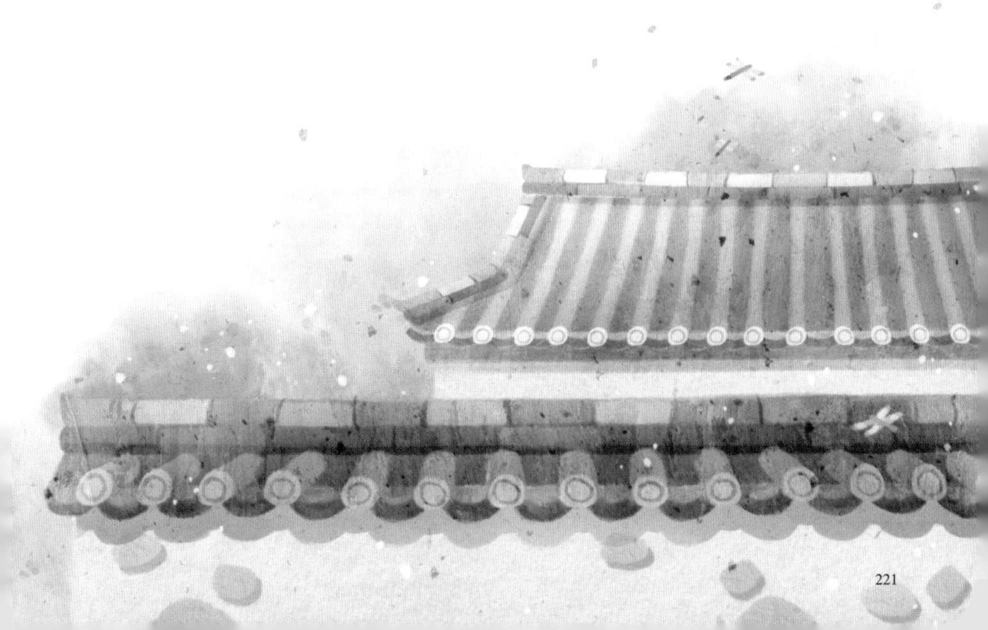

治疗痛风的药物

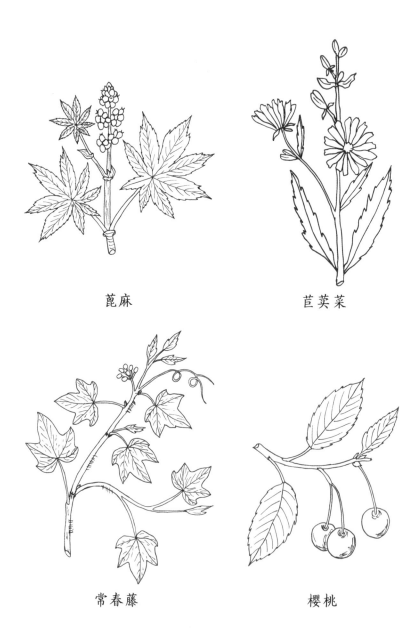

蓖麻

苣荬菜

常春藤

樱桃

治疗痛风的药物

彩绘涂鸦

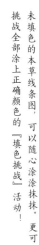

未填色的本草线条图，可以随心涂涂抹抹。更可挑战全部涂上正确颜色的『填色挑战』活动！

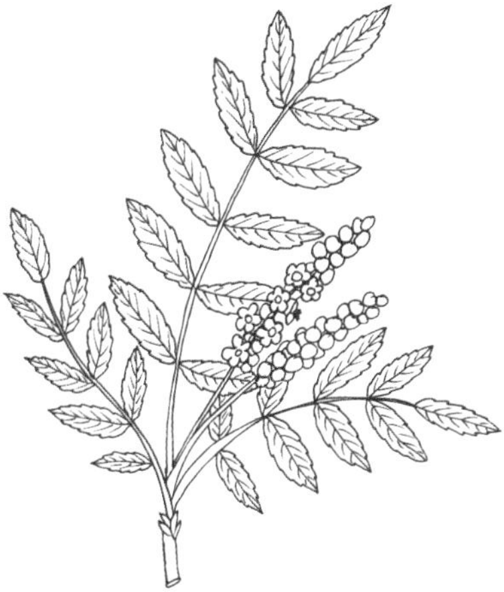

乳香

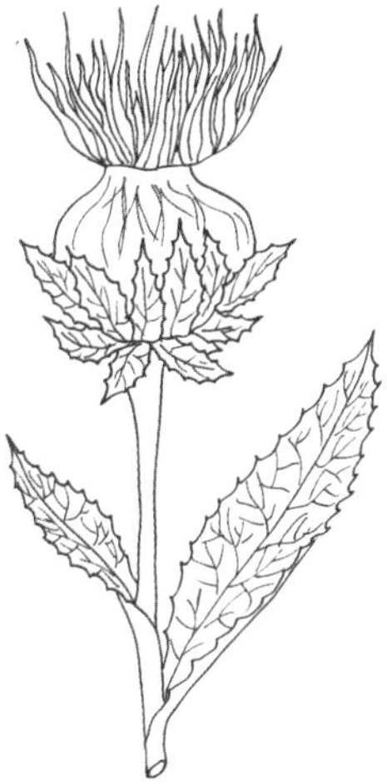

红花

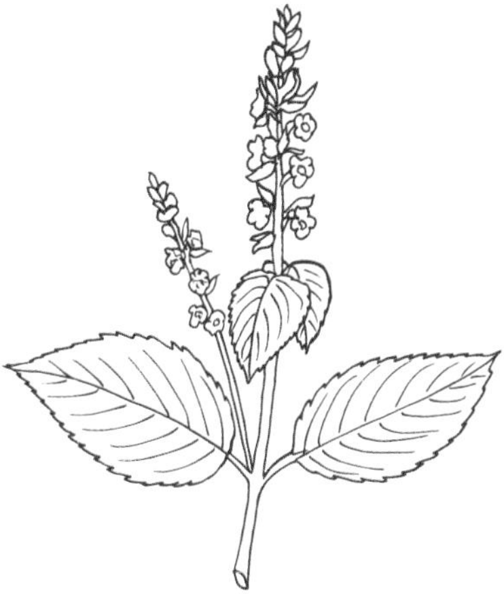

紫苏

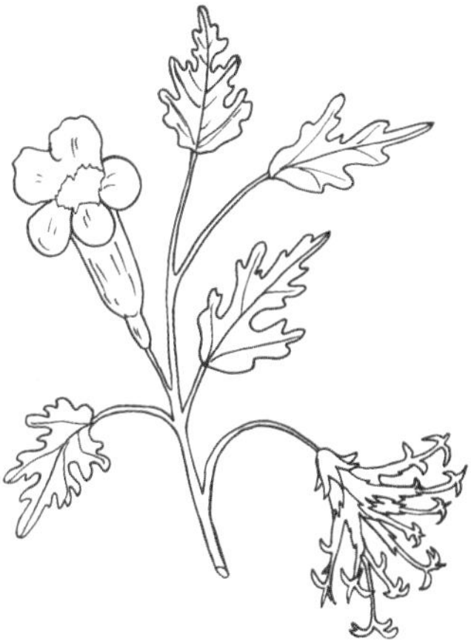

爪钩草

传统民俗

秋分曾是传统的“祭月节”。“秋分祭月”习俗由来已久，如古有“春祭日，秋祭月”之说，即古代帝王礼制中的春秋二祭，北京的月坛就是明清皇帝祭月的地方。

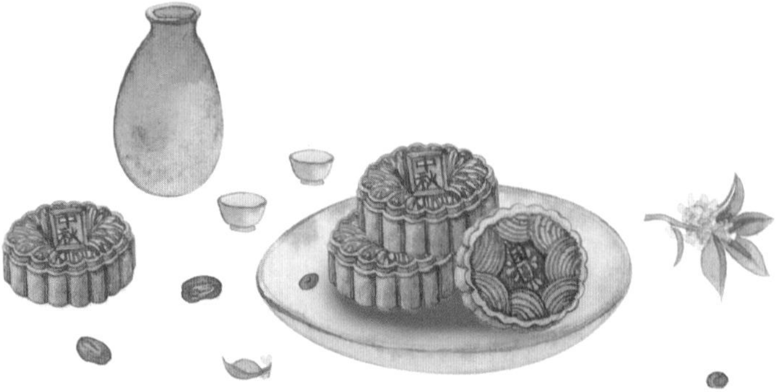

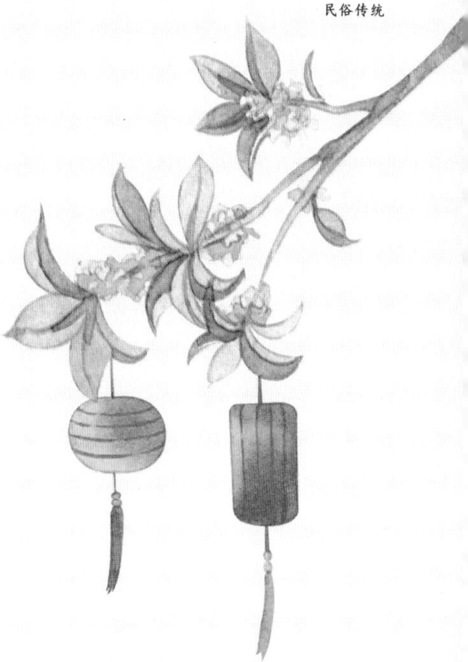

据考证，最早先人们祭月，选的就是二十四节气中“秋分”这一日，此时暖湿空气消退，天空明净，星朗月明，是祭月、赏月的最佳时期。通常是过了中秋节，第二天就是秋分节气。

生活
手账

随心搭配，记录生活的点滴。

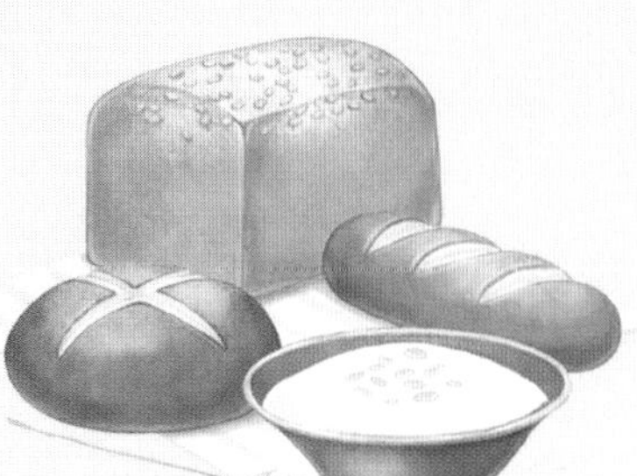

生活手账

随心搭配，记录生活的点滴。

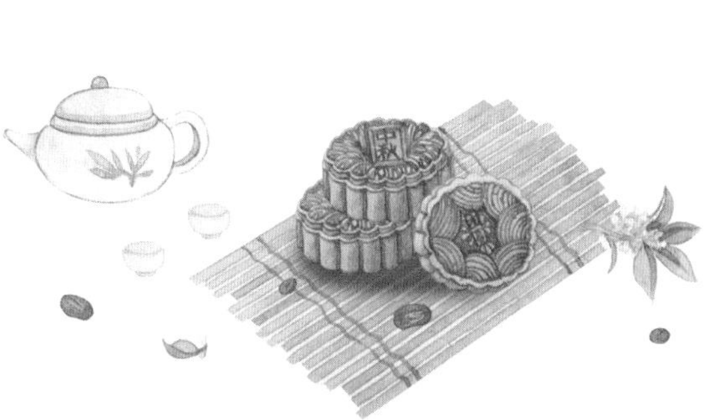

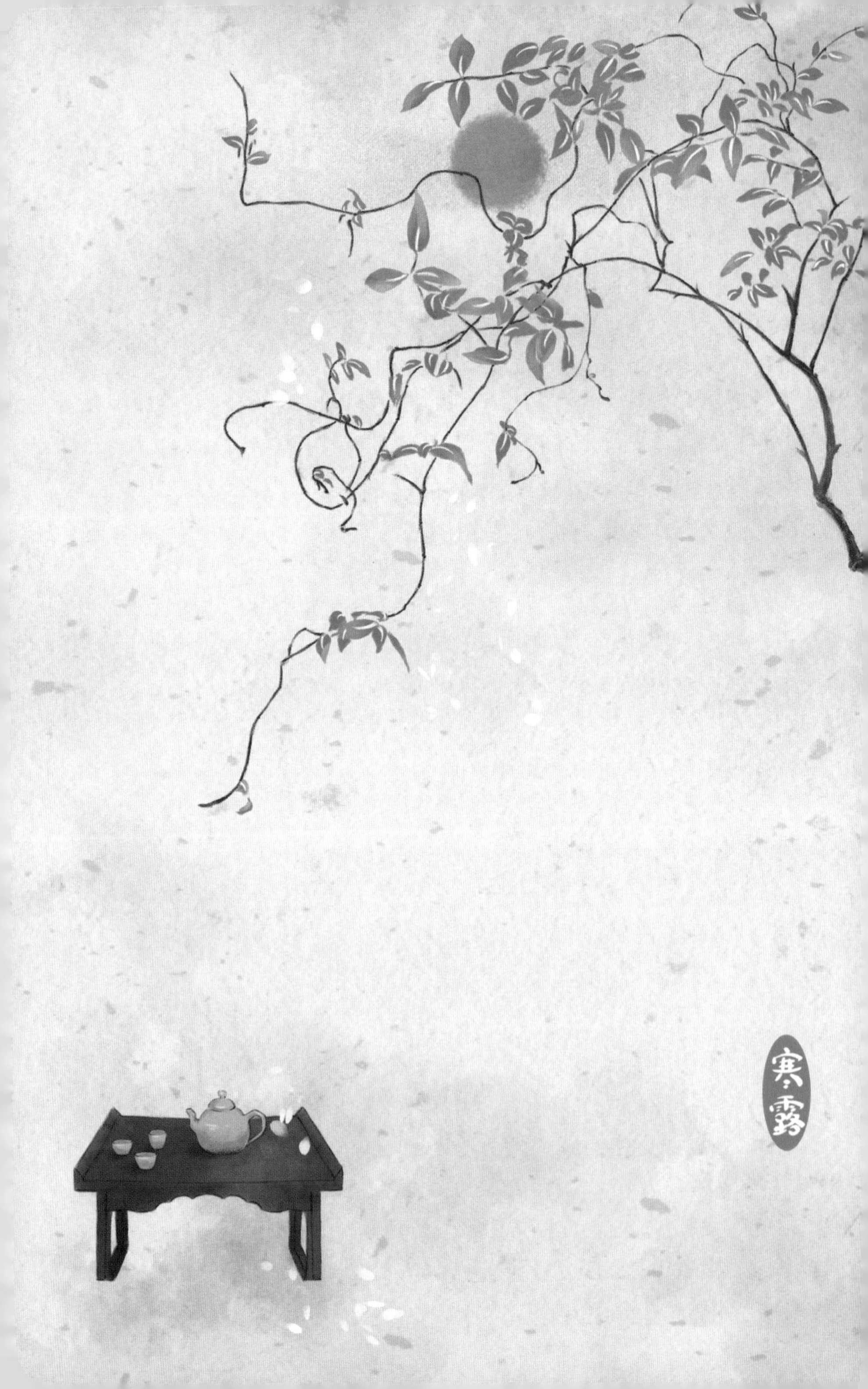
寒露

寒露

（十月七至九日）

《月令七十二候集解》曰："九月节，露气寒冷，将凝结也。"

节气养生

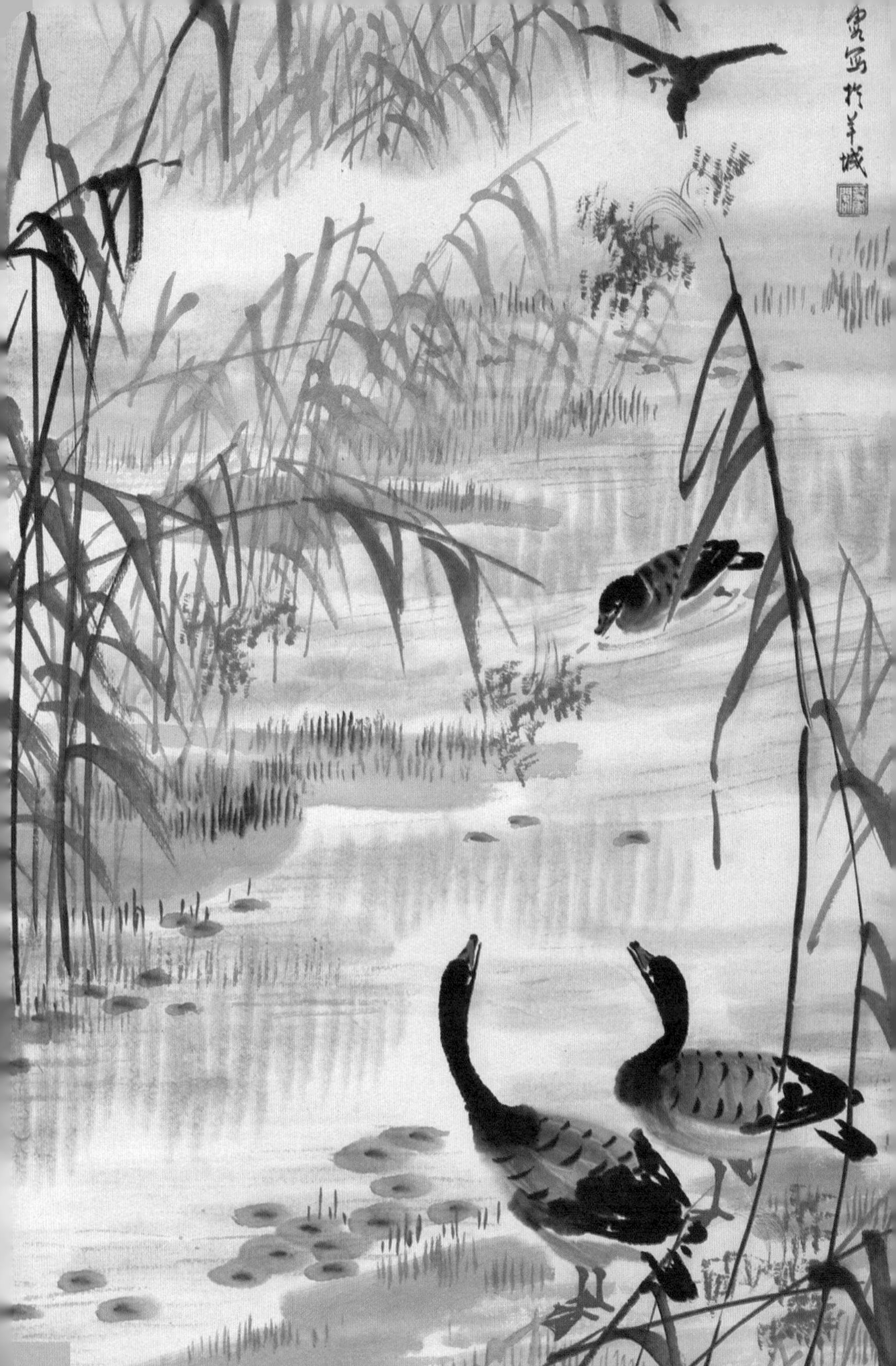

AR　打开 AR 盒子扫描该页，让插画变成动画吧！

寒露之后，寒气增长，雨水渐少，天气干燥，昼热夜凉，万物逐渐萧落，人体津液亦会凝结，从而发生津液不足，组织失养的改变。伤风感冒流行，慢性支气管炎、支气管哮喘加重，慢性胃炎、胃溃疡易发，高血压、心脑血管疾病多发等，均是节气改变前后的一些变化。

因此，寒露节气最大的特点是『燥』邪当令，此时机体汗液蒸发较快，因而常出现皮肤干燥、口干咽燥、干咳少痰，甚至会出现毛发脱落和大便秘结等症状。所以，寒露饮食养生，应遵守『滋阴润燥』的原则。

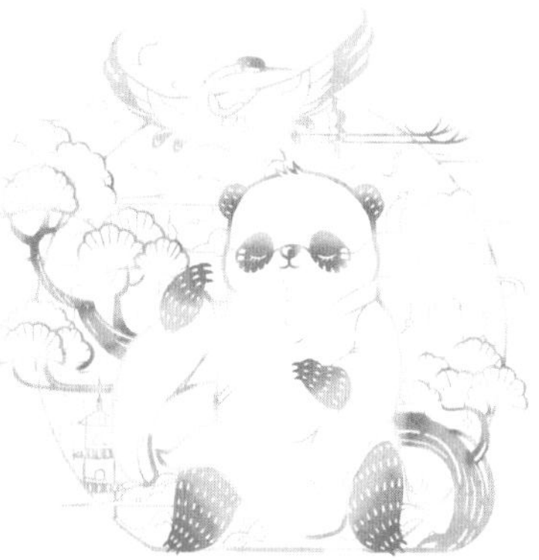

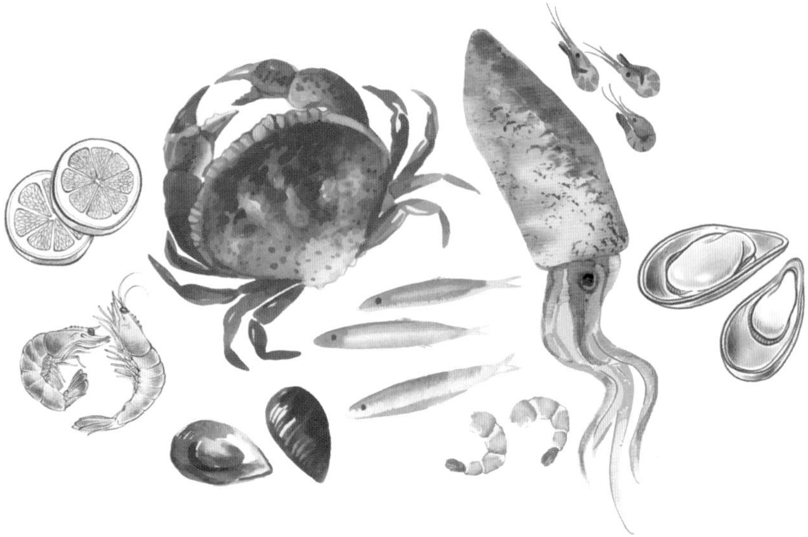

寒露吃芝麻补肝肾养精血。芝麻分为白芝麻、黑芝麻。食用以白芝麻为好，药用以黑芝麻为好。芝麻味甘性平，入肝、肾、肺、脾经，具有补肝肾、滋五脏、益精血、润肠燥等保健功效，被视为滋补圣品。

食时
膳令

芝麻对寒露节气因气候变冷、津液凝结、虚衰不足所引起的皮肤干燥、口干咽燥、干咳少痰，甚至毛发脱落和大便秘结等不适有很好的调养作用。

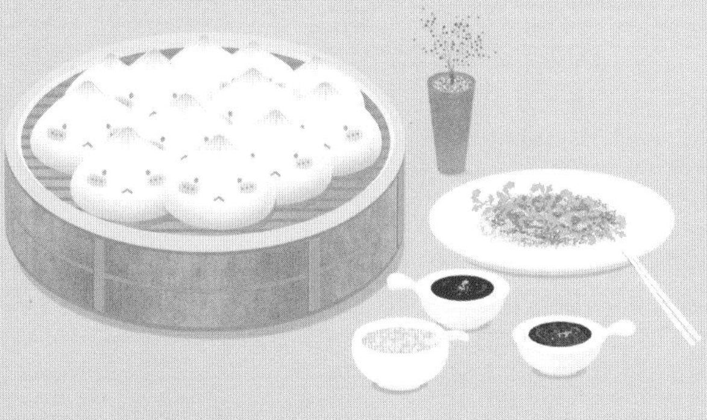

治疗便秘的药物

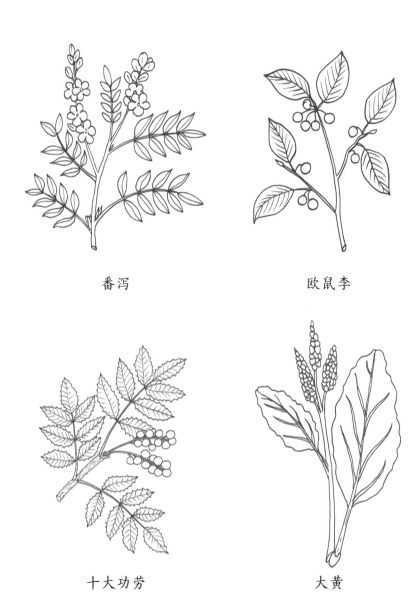

番泻

欧鼠李

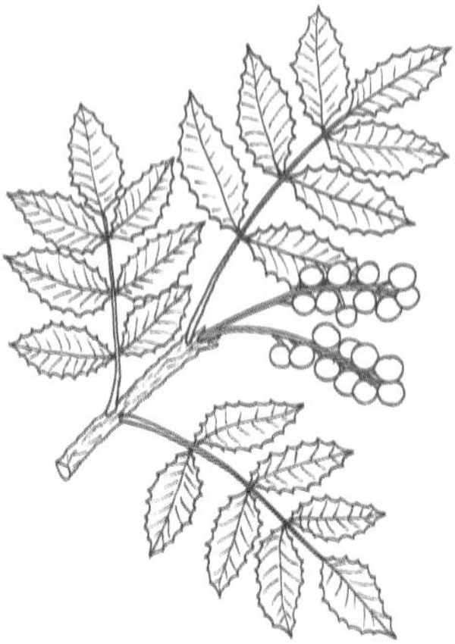

十大功劳

大黄

治疗便秘的药物

彩绘涂鸦

未填色的本草线条图，可以随心涂涂抹抹。更可挑战全部涂上正确颜色的『填色挑战』活动！

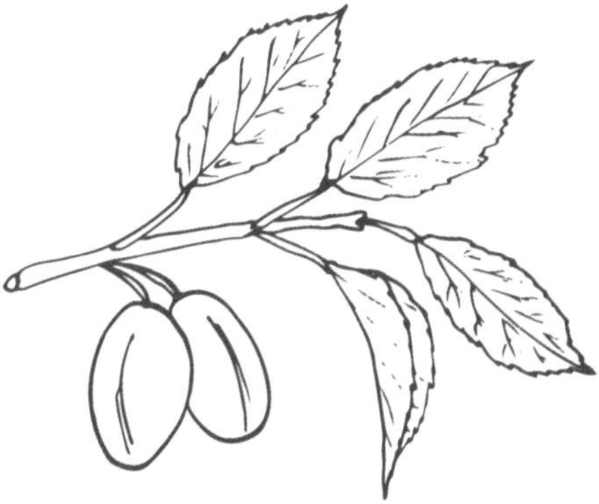

李子

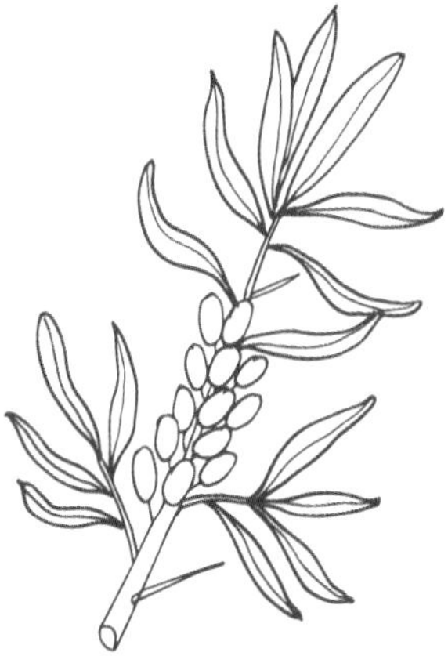

沙棘

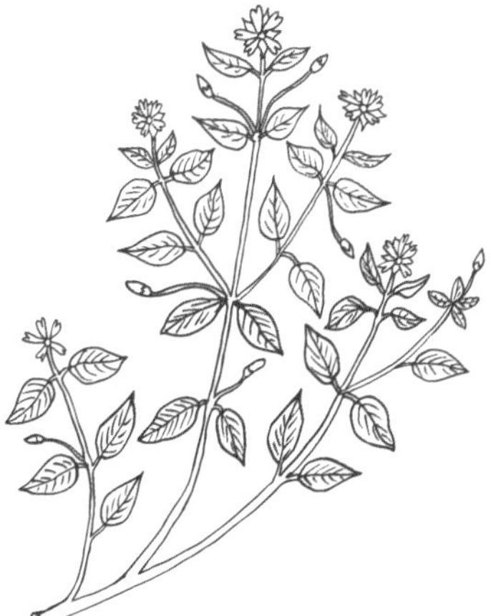

繁缕

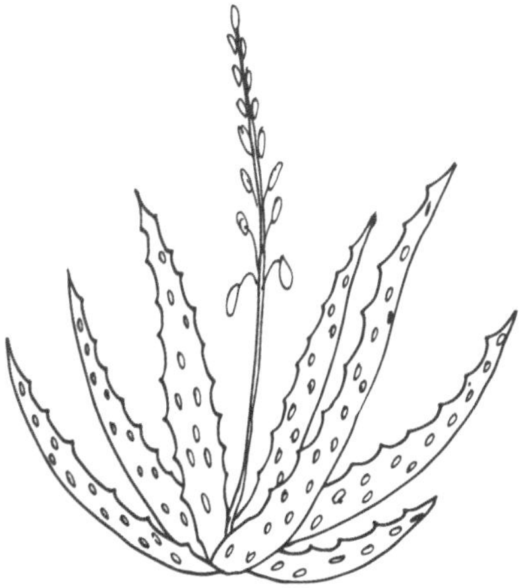

芦荟

民俗传统

寒露节气由于接近农历九月九日的『重阳节』，同时秋季也是一年收获的黄金季节。因此，寒露节气、重阳节寓意深远。寒露节气期间也正是菊花盛开的时节，正因恰逢重阳，这个时节是赏菊的最佳时期。

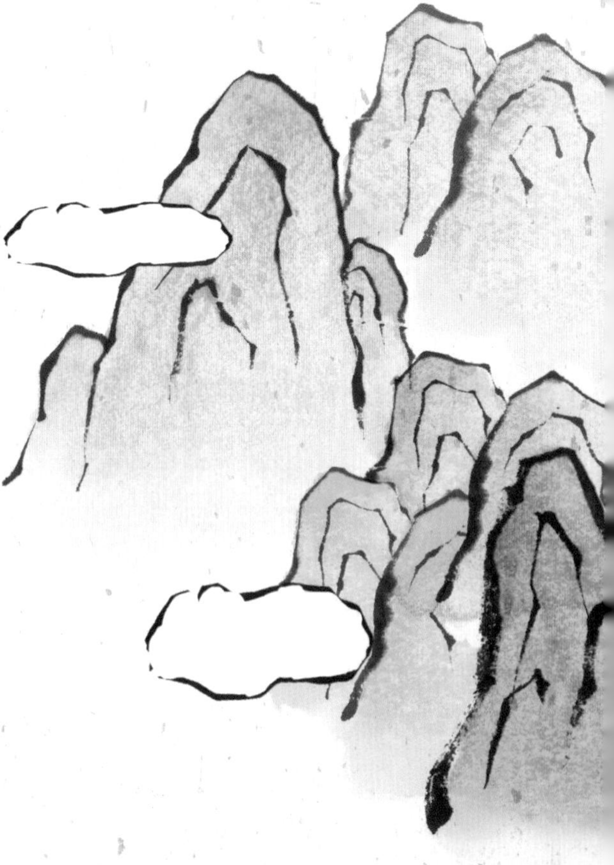

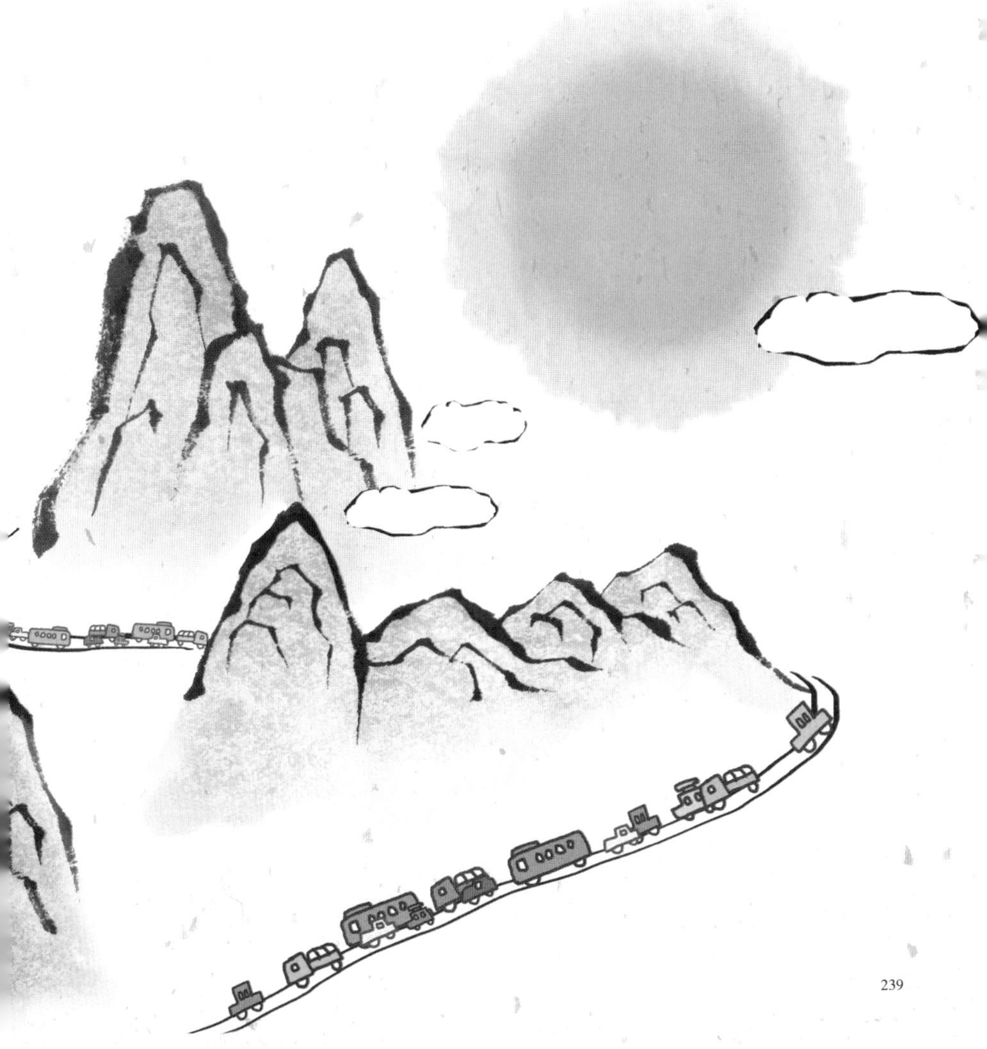

生活手账

随心搭配，记录生活的点滴。

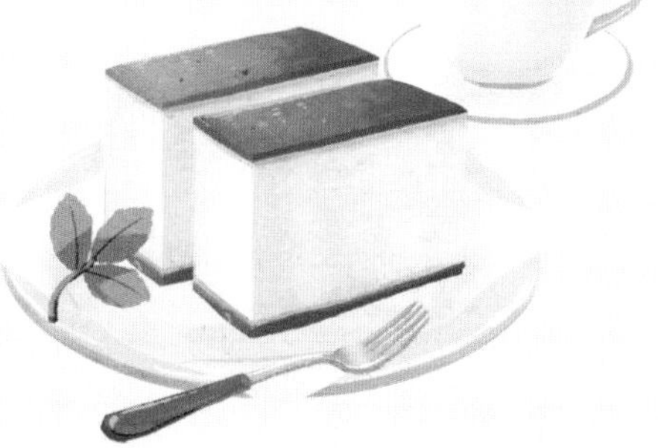

生活手账

随心搭配，记录生活的点滴。

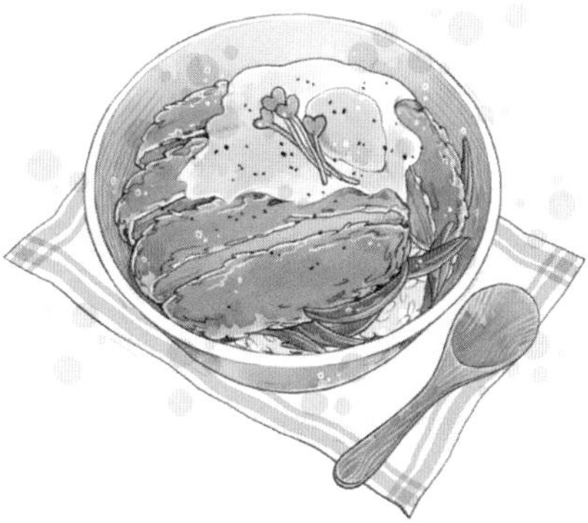

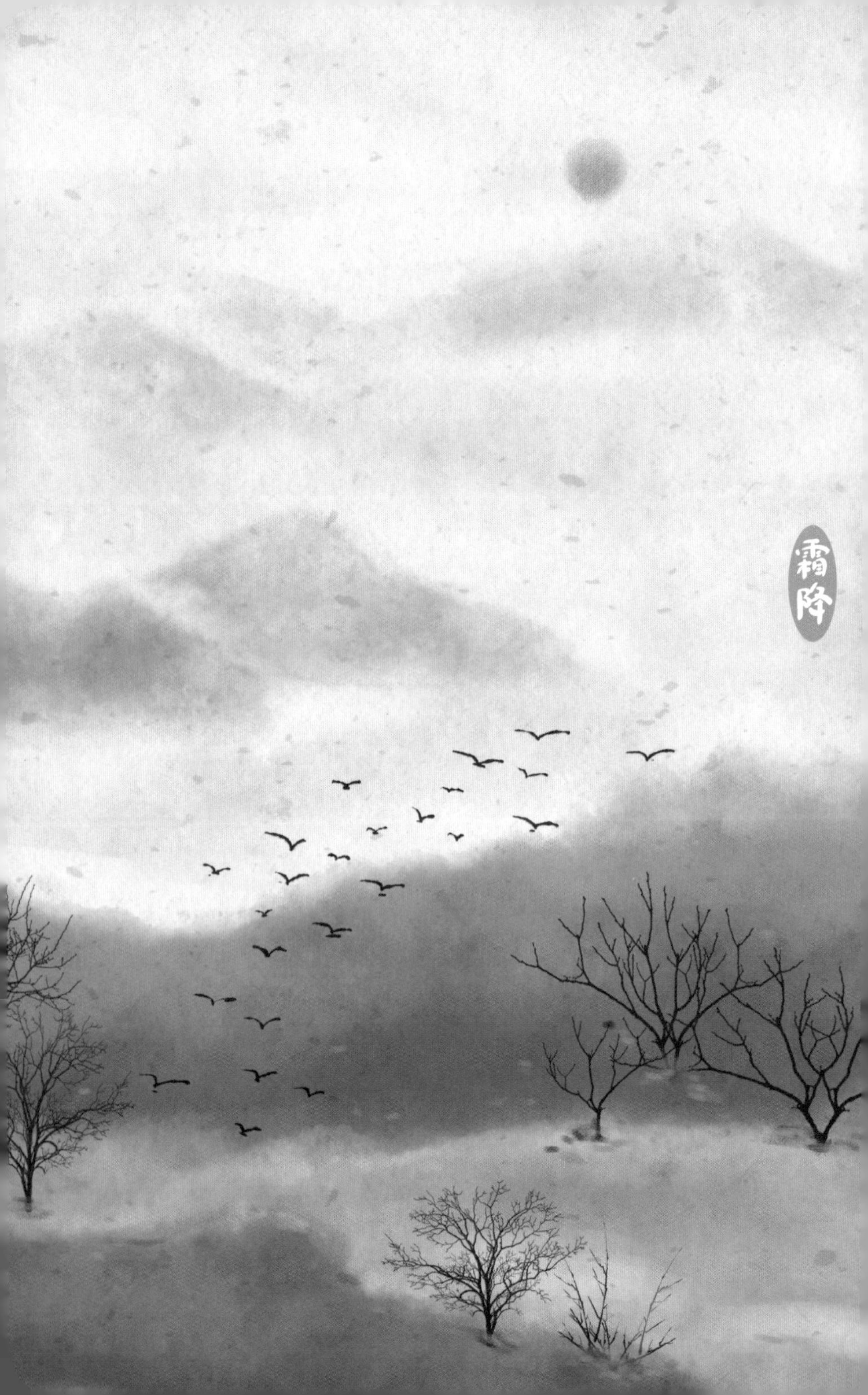
霜降

霜降

（十月二十二至二十四日）

《月令七十二候集解》曰：“九月中，气肃而凝，露结为霜矣。”

节气养生

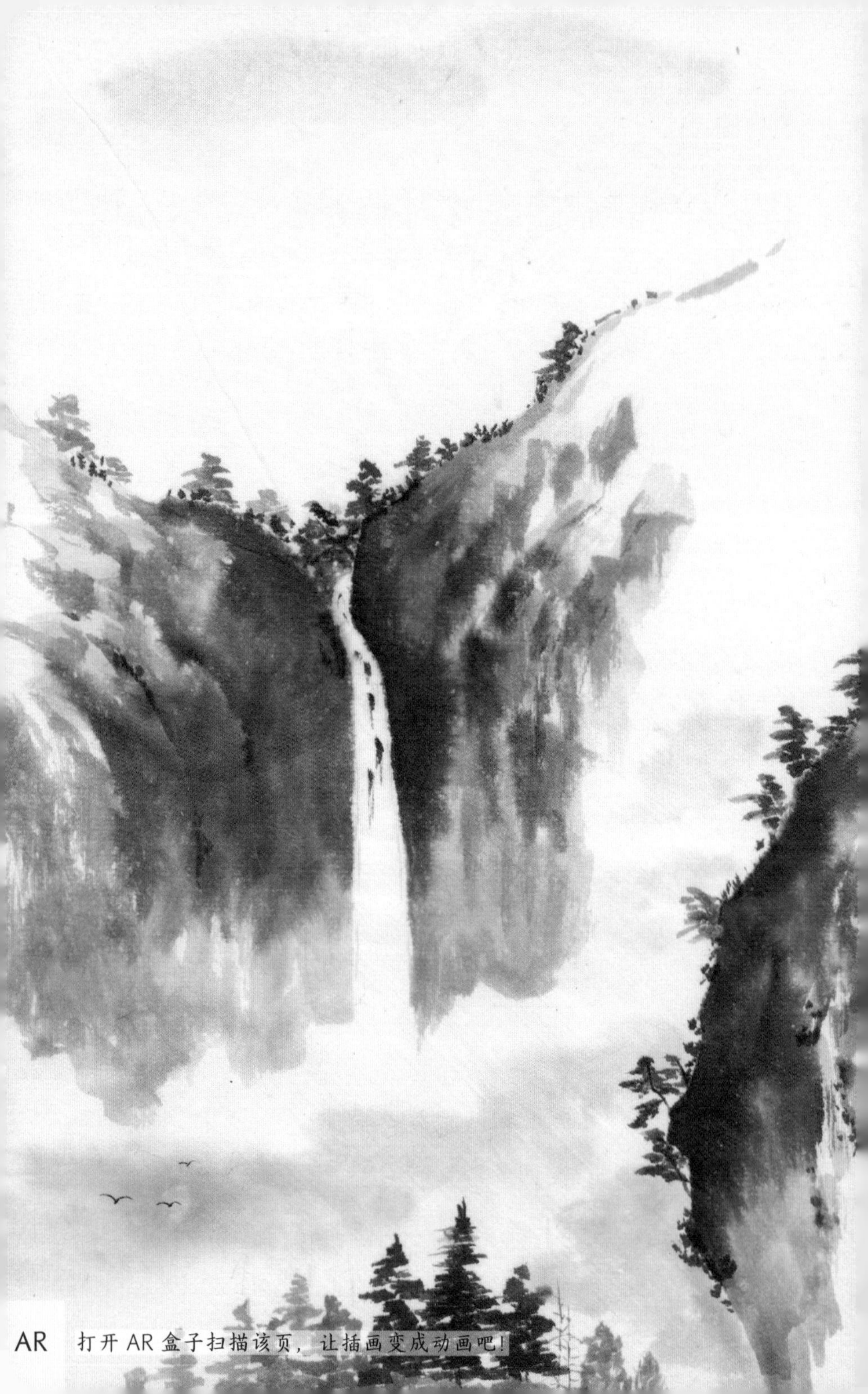

AR 打开 AR 盒子扫描该页，让插画变成动画吧！

霜降时节，机体的气血开始收敛，这段时期内，身体局部保暖不当或人体因为适应寒冷的刺激而新陈代谢加快等原因，使得慢性胃病、风湿性关节炎、感冒、气管炎等病频繁发生。

因此，此时段应注意防寒保暖、预防疾病。霜降的饮食养生需要格外谨慎，以平补养肺润燥、益气健脾养胃为原则。

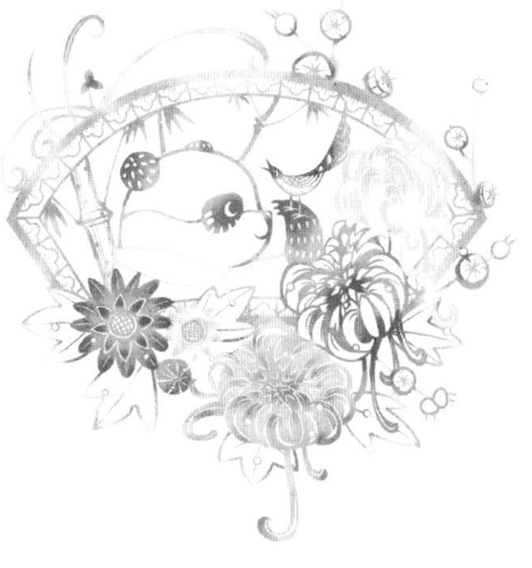

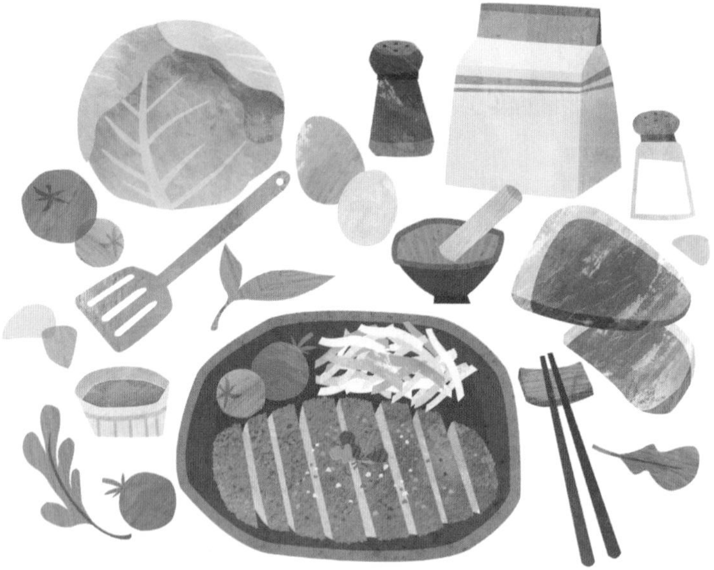

食时
膳令

鸭肉、兔肉都是秋季最好的应时养生食物，鸭肉味甘，性平微凉，有益气养阴、补脾益胃、清解虚火等作用，是传统的秋季进补佳品；兔肉味甘性凉，入肝、脾、大肠经，具有补中益气、生津止渴、滋阴养颜的作用，被称为“保健肉”“荤中之素”等。

民间有『霜降补冬』的说法，不少地方有在这一天吃兔肉的习俗。

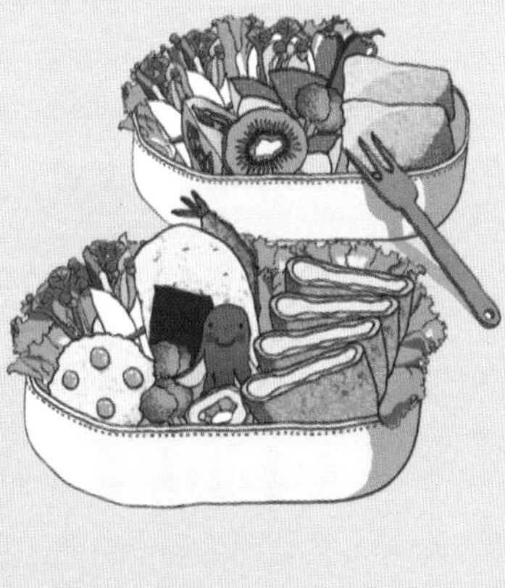

秋季吃兔肉是比较合适的，同时兔肉也是霜降进补的最佳食材，是当代社会人们热捧的美食。

治疗感冒的药物

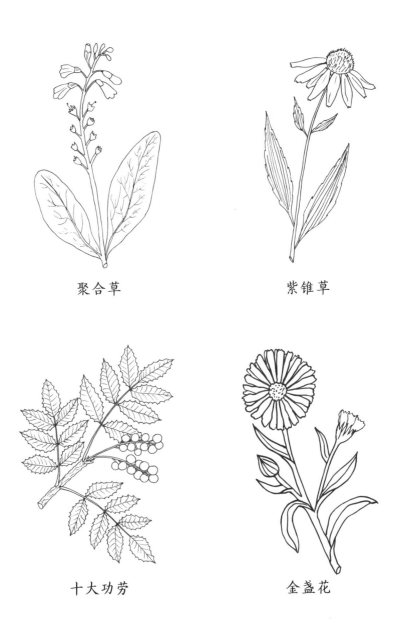

聚合草

紫锥草

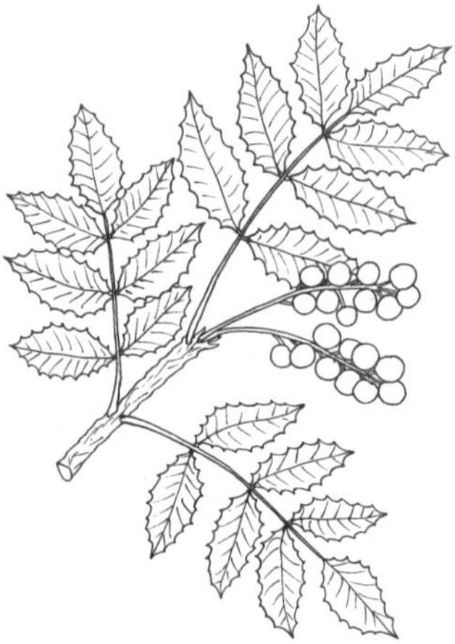

十大功劳

金盏花

治疗感冒的药物

彩绘涂鸦

未填色的本草线条图，可以随心涂涂抹抹。更可挑战全部涂上正确颜色的『填色挑战』活动！

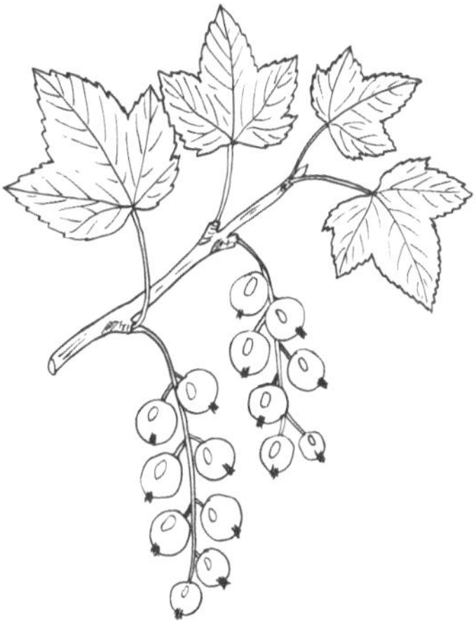

黑醋栗

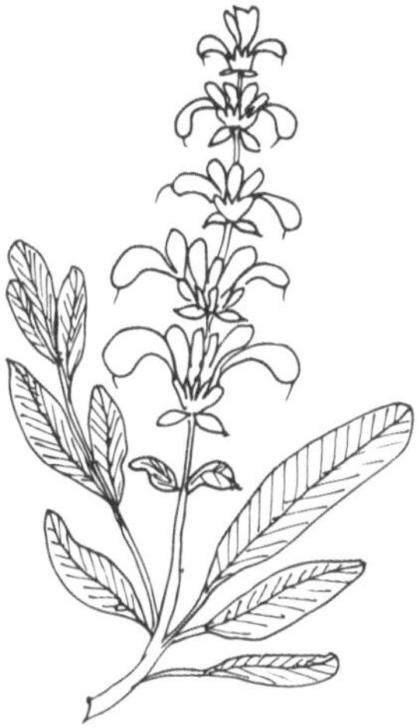

鼠尾草

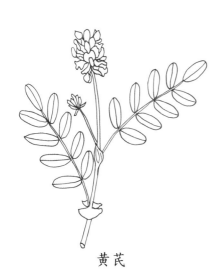

黄芪

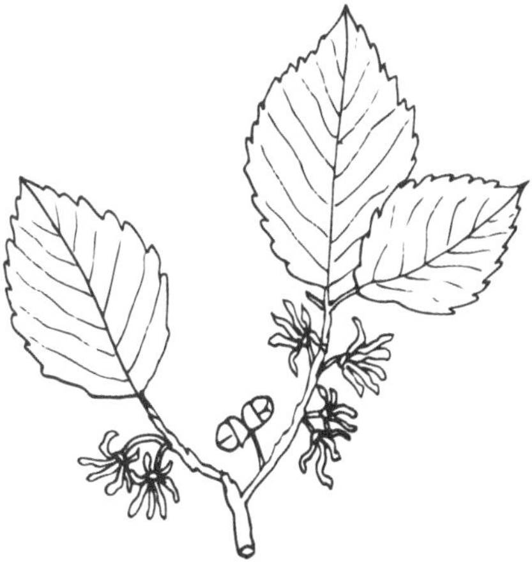

金线梅

传统民俗

霜降是秋季的最后一个节气，在这段时间里，我国很多地区都有吃柿子的习俗。吃柿子不仅可以尝鲜饱口福，同时对身体还有好处。所以福建、泉州等地就有“霜降吃了柿，不会流鼻涕”“霜降吃柿子，冬天不感冒”的养生民谚。

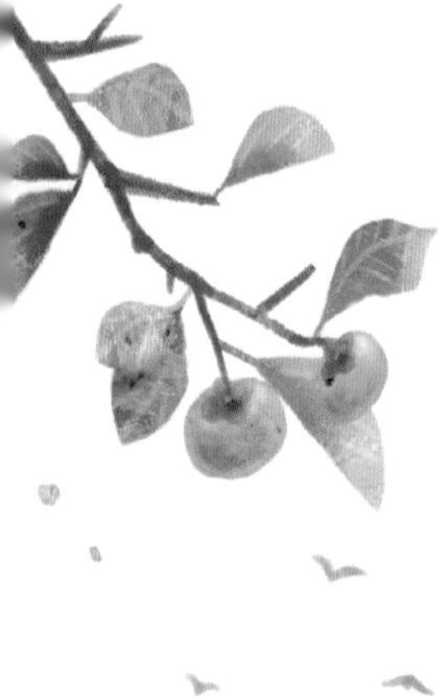

柿子一般是在霜降前后完全成熟，此时的柿子皮薄、肉鲜、味美，营养价值高。柿子味甘涩，性寒凉，入肺、胃、大肠经，有清热祛燥、润肺止咳、益胃生津、涩肠止血、解毒止痛等功效，主治肺热、肺燥所致咳嗽、咽痛，胃热、胃燥致使口干、口渴，以及热痢、便血、口疮等病证。

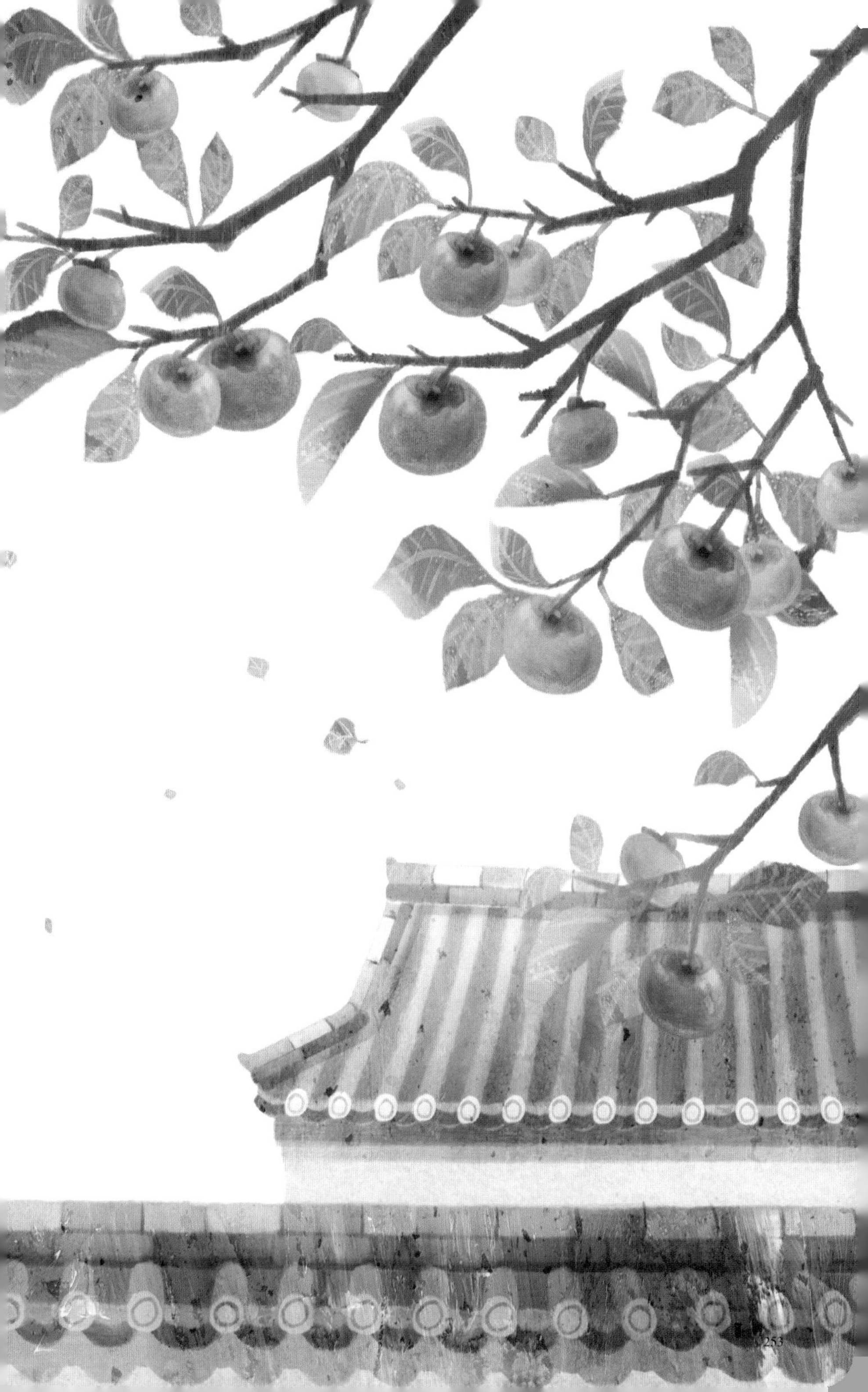

生活手账

随心搭配，记录生活的点滴。

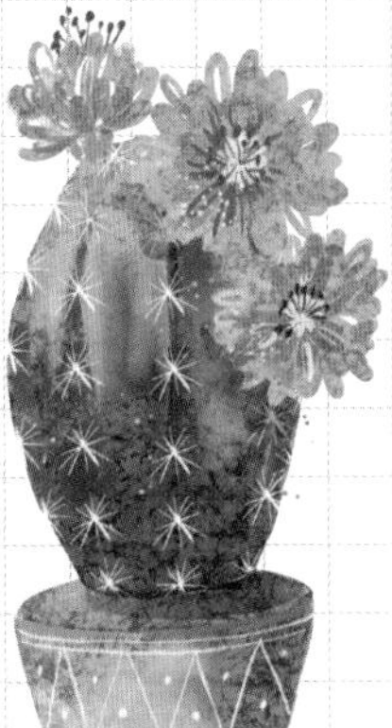

Autumn

Weekly Plan

MON	TUE	WED	THU	FRI	SAT	SUN

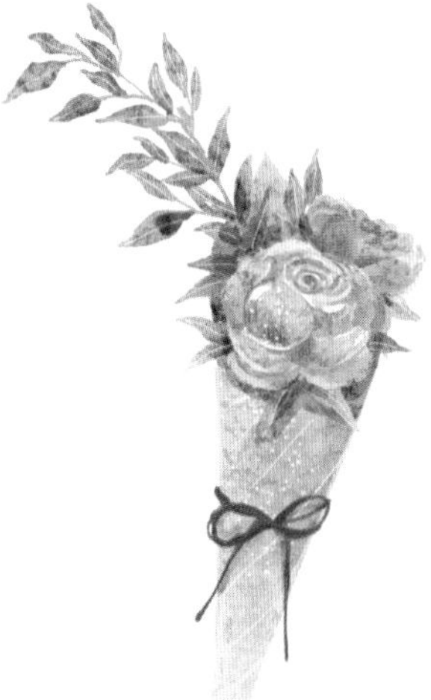

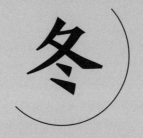

冬

立冬

小雪

大雪

冬至

小寒

大寒

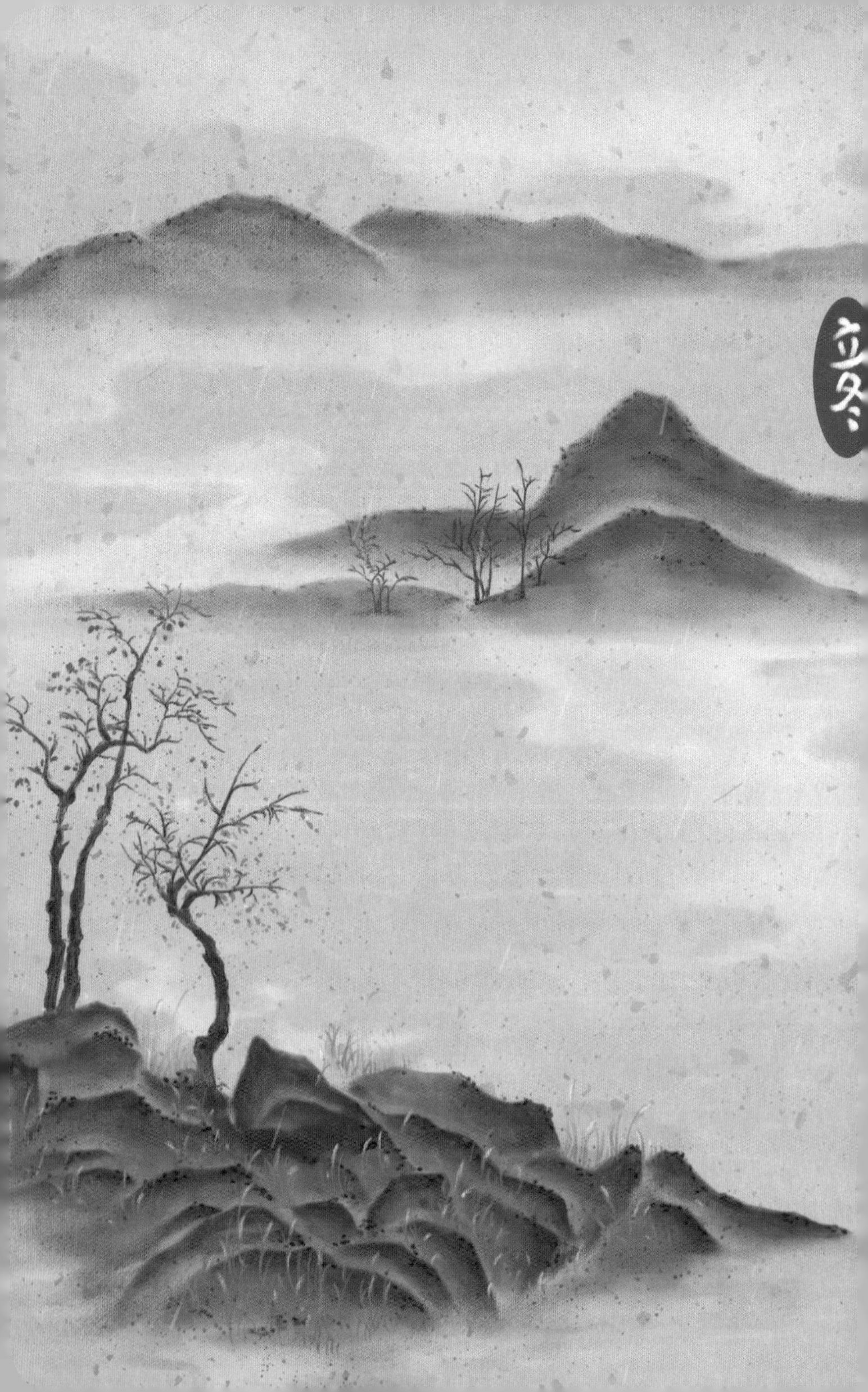
立冬

立冬

（十一月六至八日）

《月令七十二候集解》曰："立，建始也……冬，终也，万物收藏也。"

冬季养生当以补肾温阳、培本固元、强身健体为首要原则。中医认为冬季天寒，寒邪易伤肾阳，宜食温性食物，以食物之温热制约天气之寒冷。

节气养生

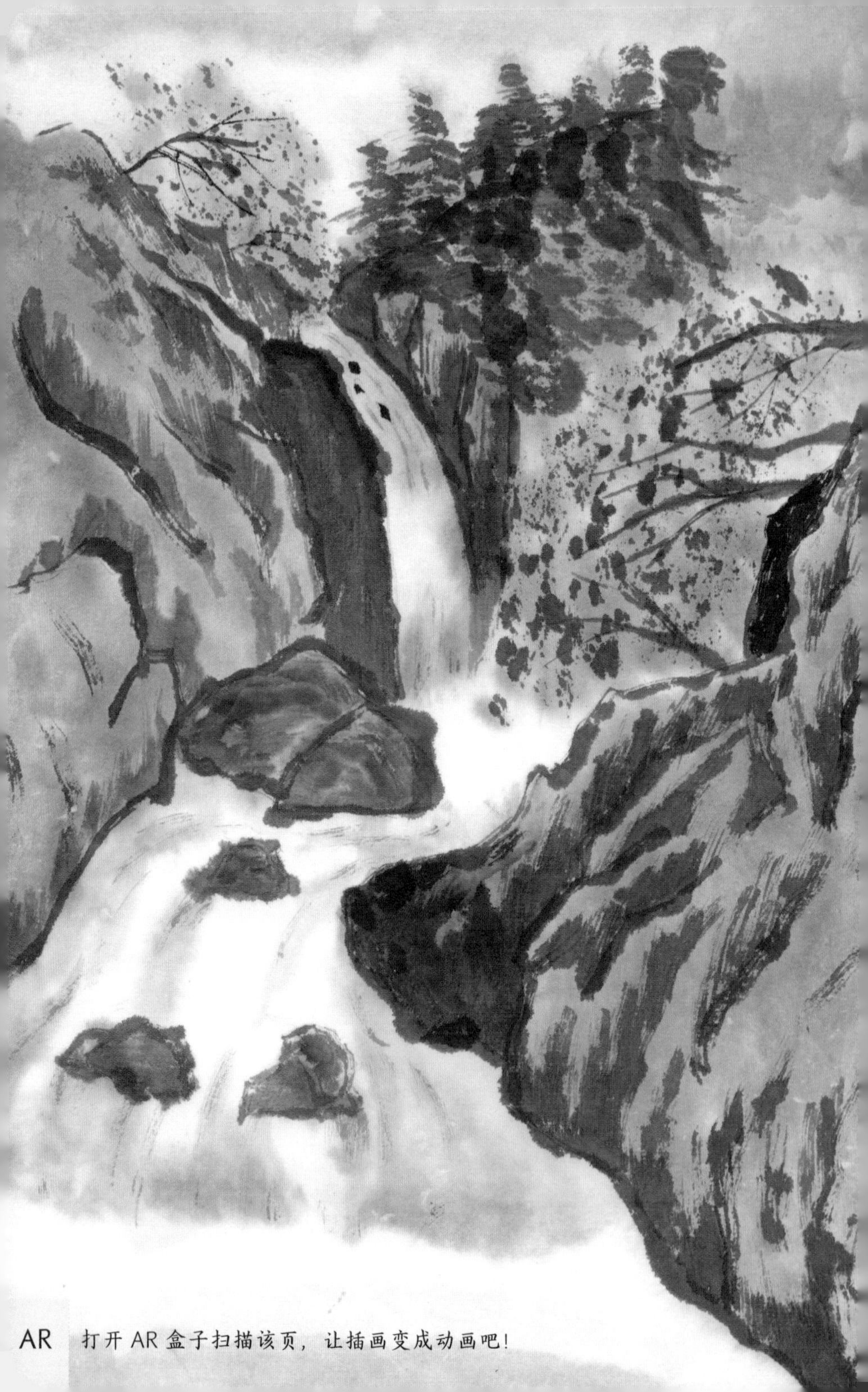

AR 打开 AR 盒子扫描该页，让插画变成动画吧！

肾脏是先天之本，与人体生长发育及其寿命长短密切相关，是人体生命活动的源泉，其既能滋养五脏的阴气，又可温补五脏的阳气。

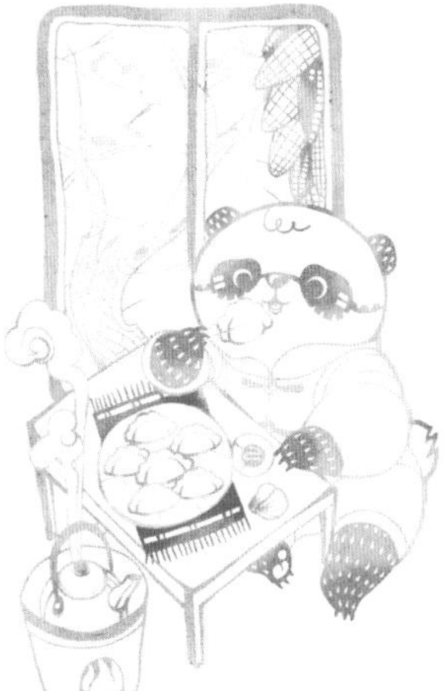

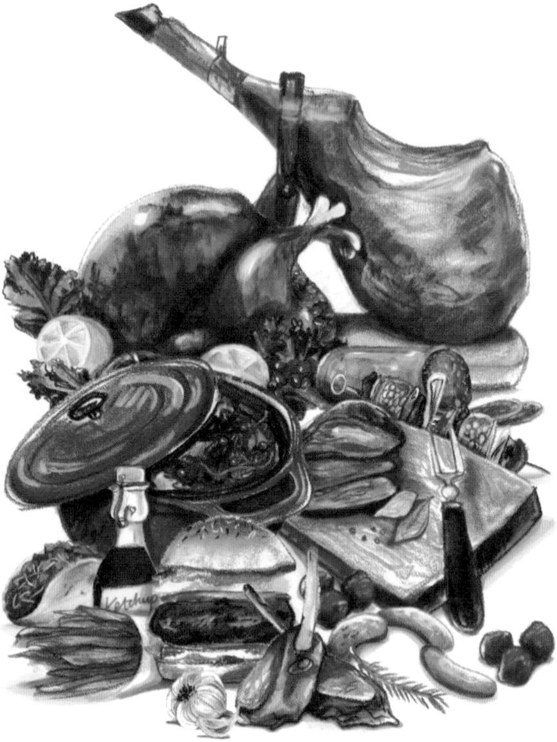

时令食膳

冬季养生摄取的食物宜温性或平性，忌寒凉。常以鹿肉、狗肉、羊肉、麻雀、虾仁、韭菜、栗子、锁阳、肉苁蓉、胡桃仁等温补肾阳、肾气，以鹿茸、雪蛤、银耳、海参、淡菜、龟肉、鸭肉、黑豆、黑芝麻、枸杞子等滋补肾阴、肾精。

从现代营养学的观点看，冬季补益类的食品含热量较高，营养丰富，滋养作用强，有比较丰富的蛋白质、脂肪、糖类、矿物质、维生素等营养成分，有利于御寒抗病，增强体质，强健身体。

寒风起，羊肉肥

立冬进补，羊肉是首选食材。俗话说：『立冬吃羊肉，冬天不怕冷。』我国各地民间历来都有立冬吃羊肉抵御风寒、滋补身体的习俗。

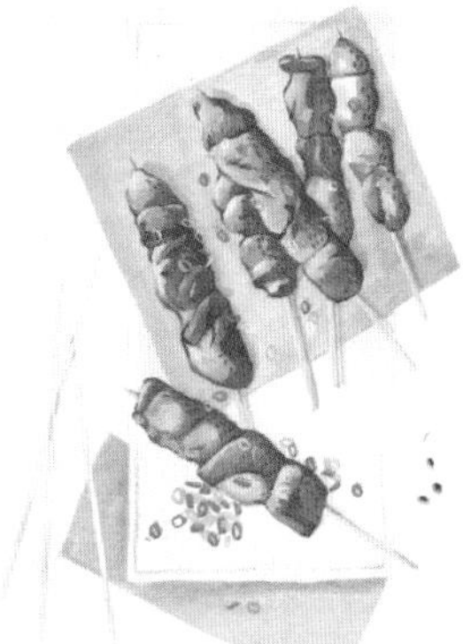

羊肉味甘、性温，入脾、肾经，具有益气补虚、温中暖下、补肾壮阳的功效。现代研究表明，羊肉比猪肉、牛肉的肉质要细嫩，而且脂肪、胆固醇含量较少，维生素的含量更为丰富。此外，羊肉容易被人体消化吸收，多吃羊肉有助于提高身体的免疫力。因此，羊肉历来被当作冬季御寒和养生进补的重要食品之一。

治疗阿尔茨海默病的药物

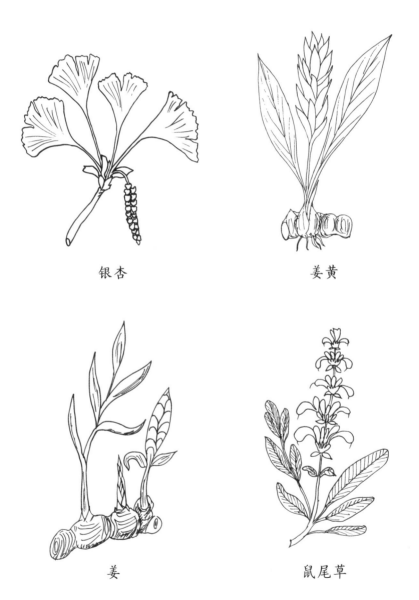

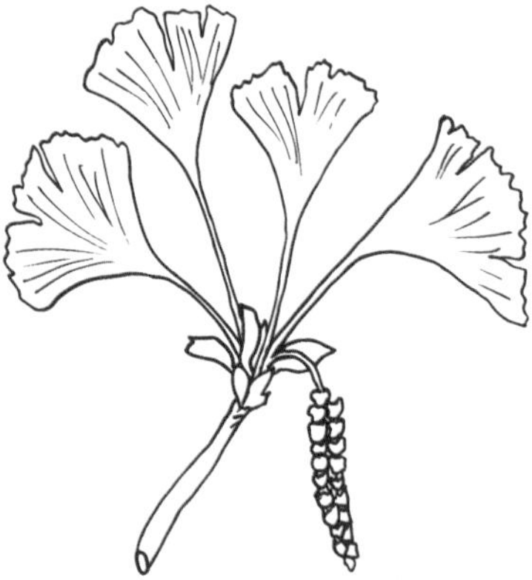

银杏

姜黄

姜

鼠尾草

治疗阿尔茨海默病的药物

彩绘涂鸦

未填色的本草线条图，可以随心涂涂抹抹。更可挑战全部涂上正确颜色的『填色挑战』活动！

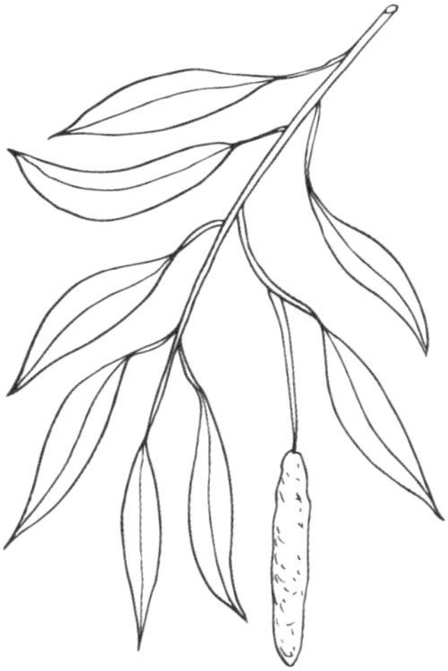

白柳

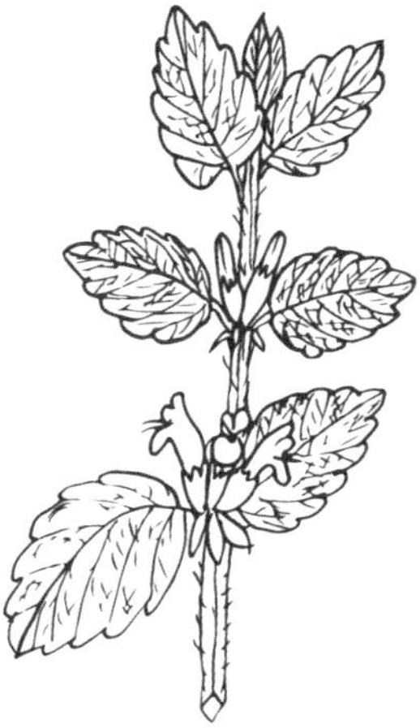

柠檬香蜂草

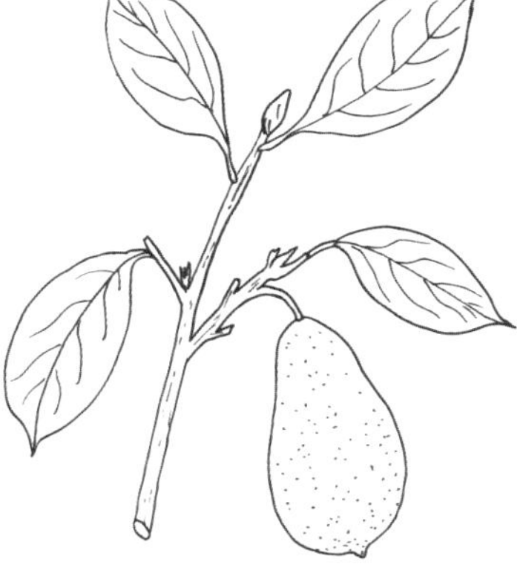

鳄梨

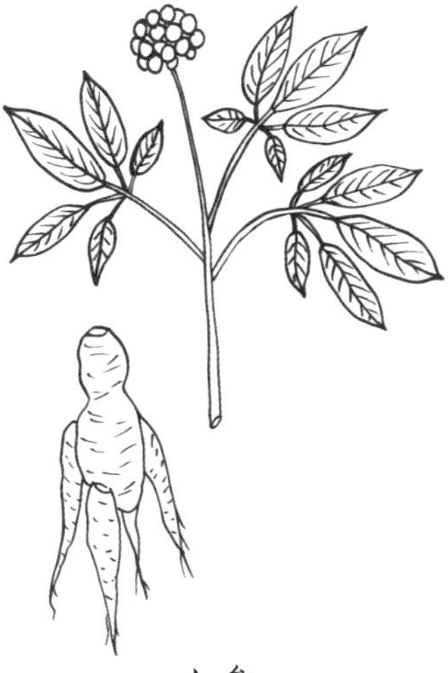

人参

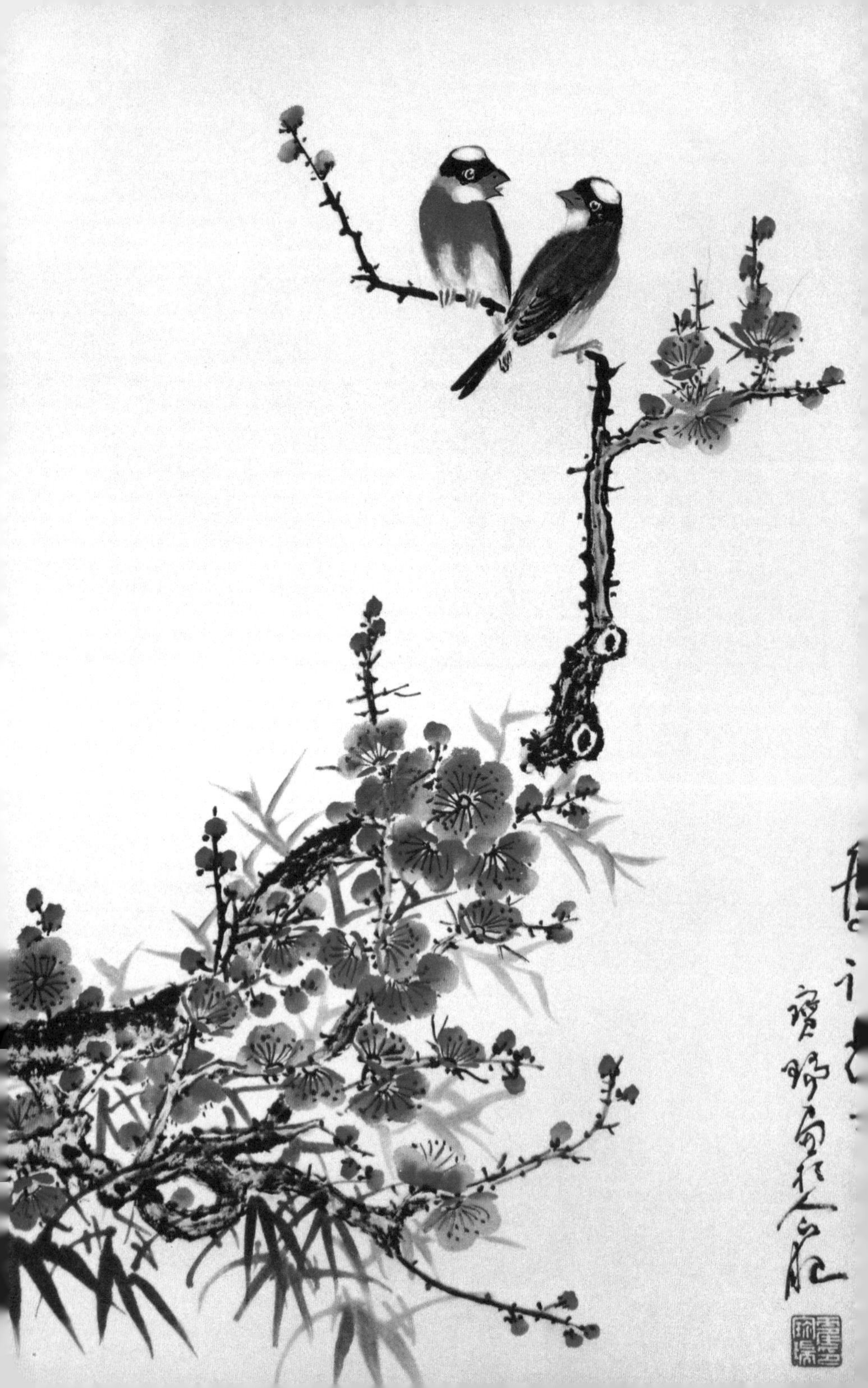

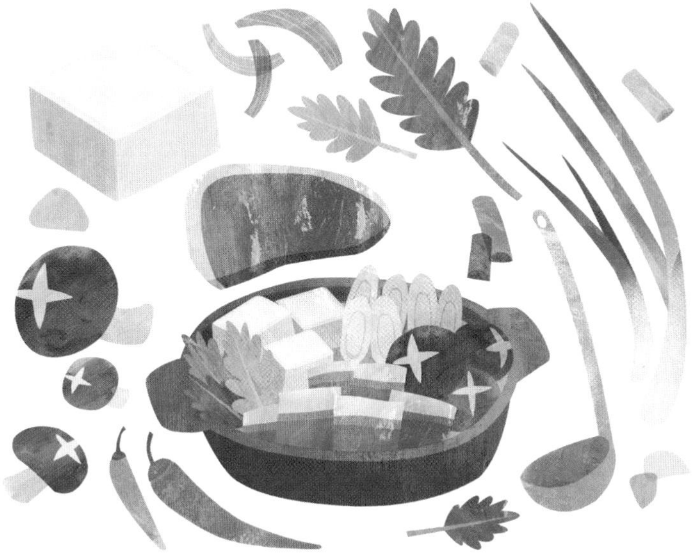

立冬与立春、立夏、立秋合称“四立”，既是二十四节气中季节转换的节气，又是我国古代社会中的一个重要的节日。如“迎冬”“祭冬神”“补冬”“吃羊肉”等传统就与立冬节气密切相关。

传民
统俗

生活手账

随心搭配，记录生活的点滴。

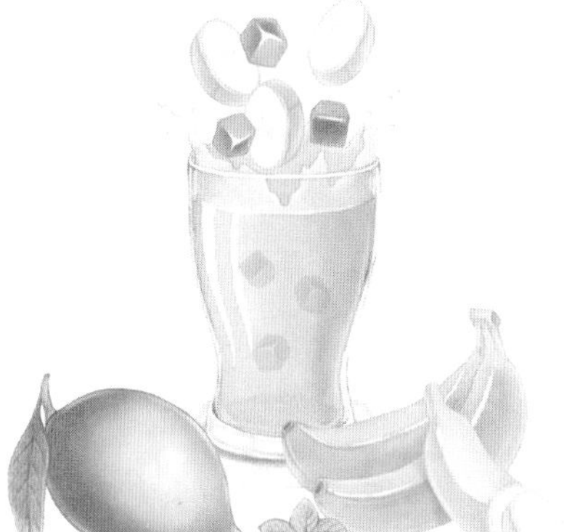

生活手账

随心搭配，记录生活的点滴。

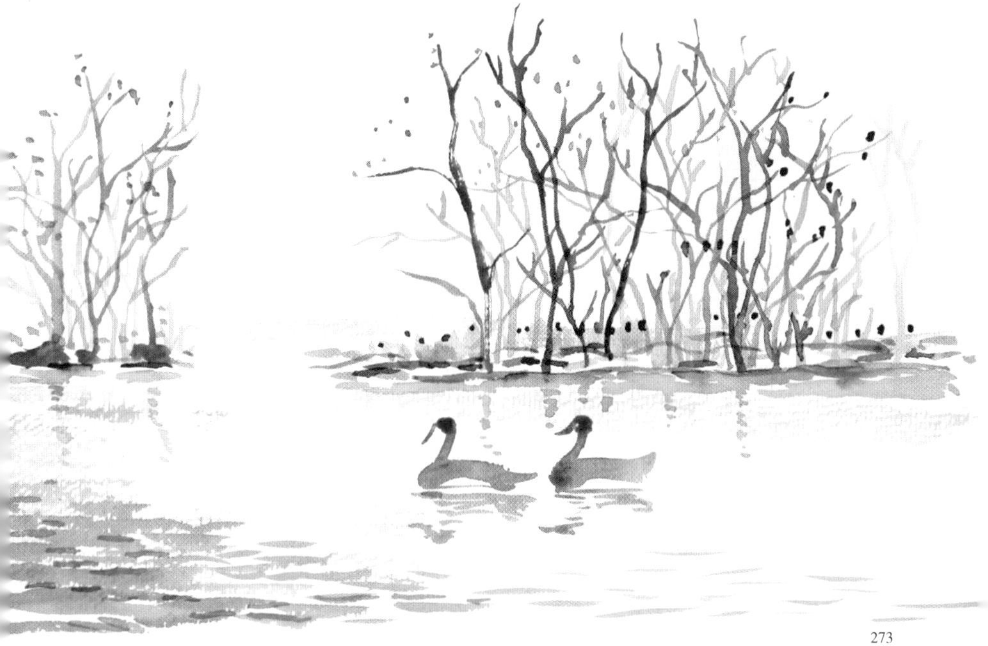

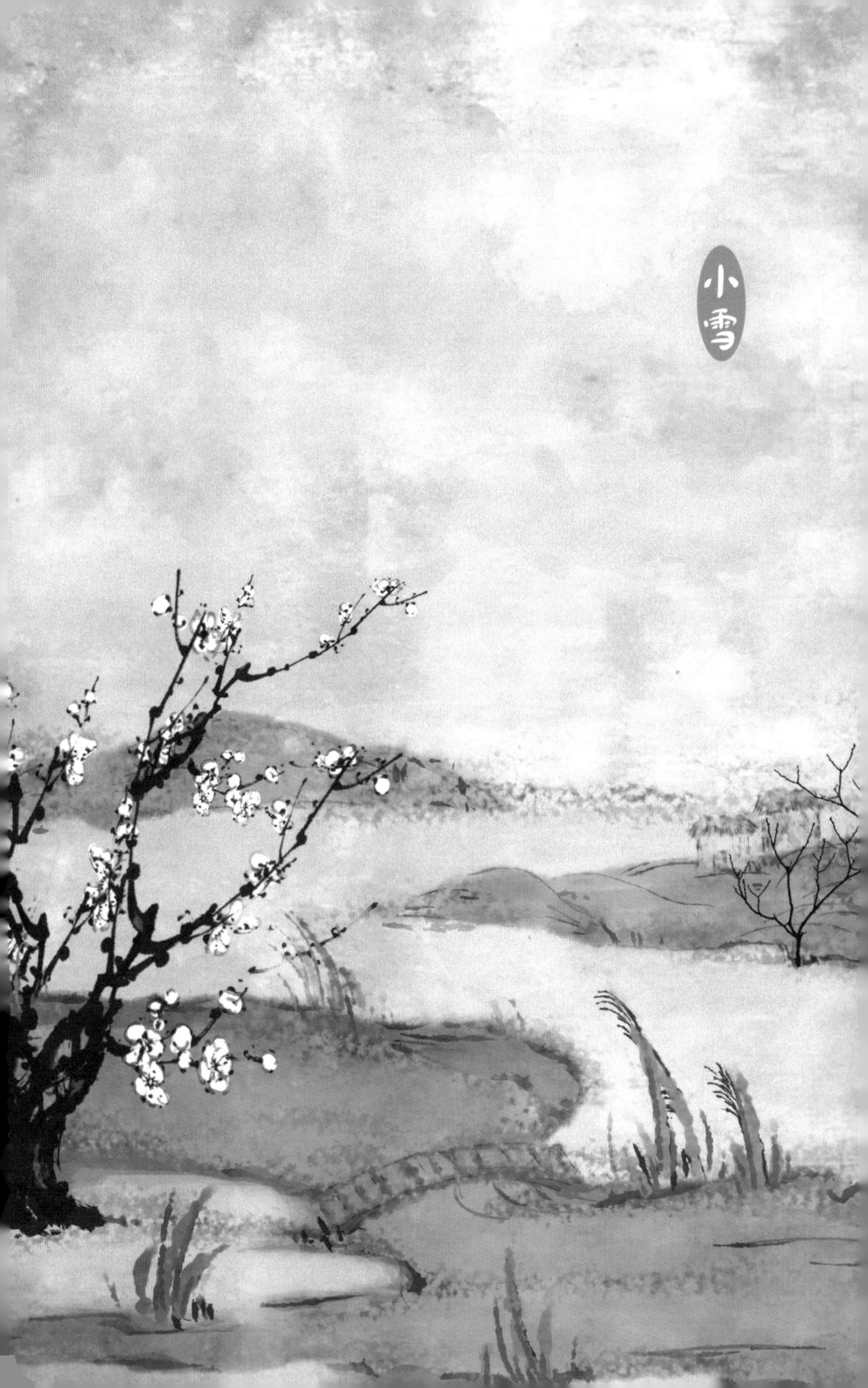
小雪

小雪

（十一月二十一至二十三日）

《二如亭群芳谱》曰："小雪气寒而将雪矣，地寒未甚而雪未大也。"

小雪时节天气寒冷，寒为阴邪，容易损伤肾阳，同时由于气候干燥，人们普遍感到口、鼻、皮肤等部位有些干燥，故此时宜多食一些温补益肾的食物，如羊肉、牛肉、鸡肉、腰果、栗子、山药等，但不宜温补太过，也要适当吃一些蔬菜、水果，像萝卜、梨等以养阴润燥。

节气养生

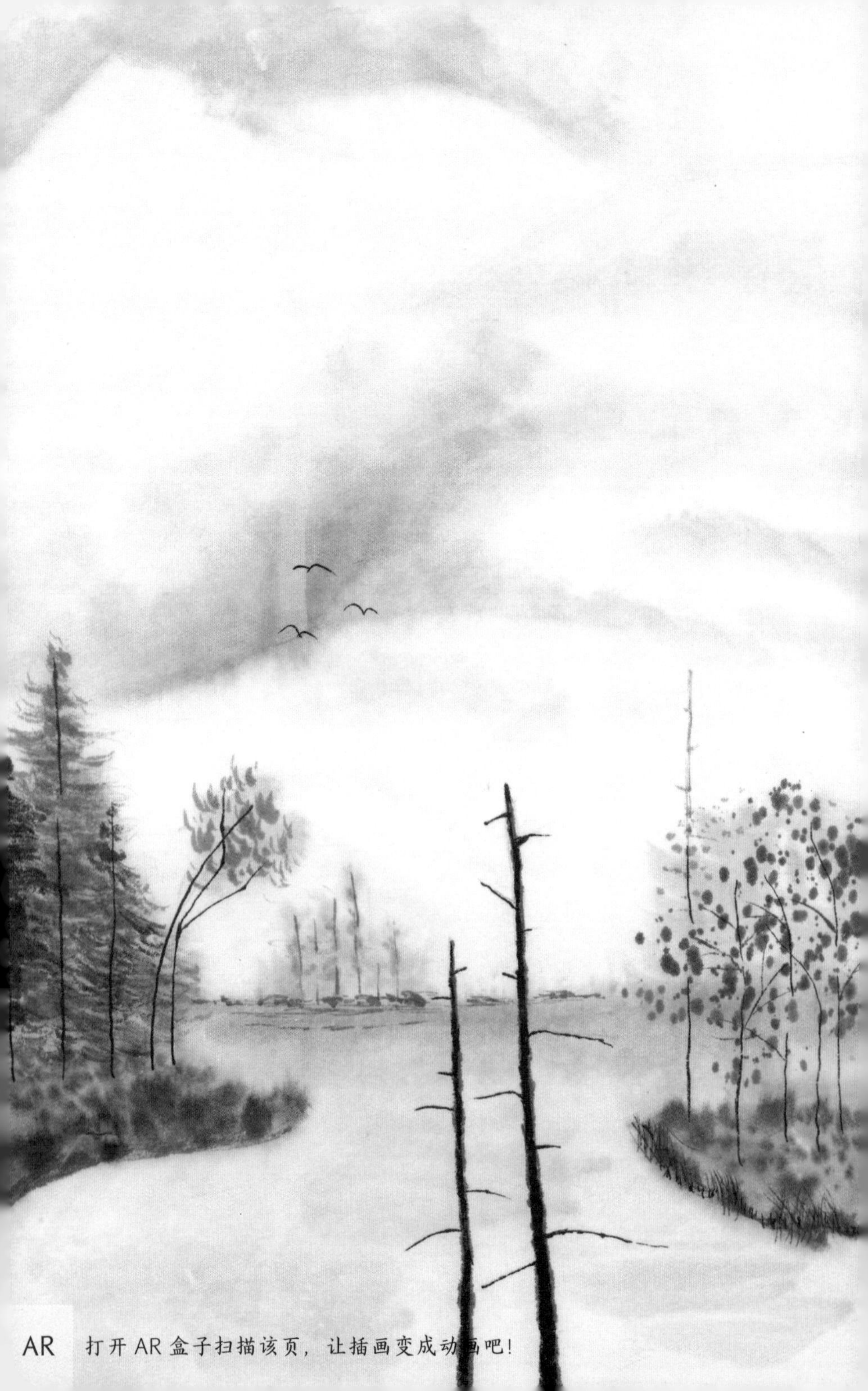

AR　打开AR盒子扫描该页，让插画变成动画吧！

小雪节气心脑血管病多发，为了预防此类疾病的发生，可常食山楂、黑木耳、丹参、三七等药食以避免血液黏稠，保护心脑血管。

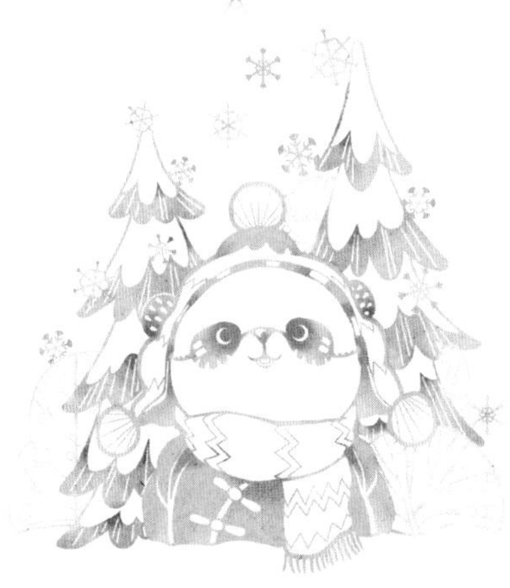

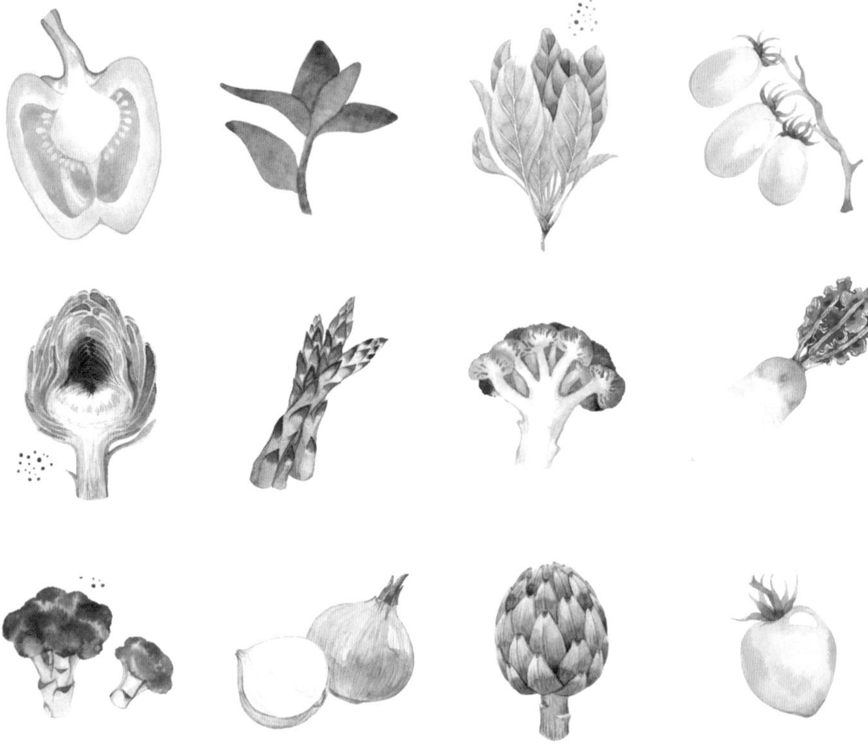

时令食膳

雪里蕻亦食亦药，又称雪菜，经盐腌渍后风干的雪菜，又称干冬菜、咸干菜、霉干菜、梅干菜。之所以称其为“梅干菜”，是因其主产于广东梅州，实际浙江、江苏、安徽、福建都有出产，口感独特，与腊肉同食温阳补肾作用大增。“小雪腊菜”既有干冬菜，亦有益气补血、温阳补肾的腊肉，荤素搭配，营养丰富，是小雪节气人们喜爱的美食。

小雪吃腊菜温阳补肾御冬

小雪、大雪过后的腊月时段气温急剧下降，天气变得干燥，是加工干菜、腊肉的好时候。『小雪腊菜』，选用雪里蕻和腊肉，辅以红辣椒丝、黄酒等，经过炒制或蒸制而成，不仅别具风味，而且还有开胃消食、温阳补肾的作用。

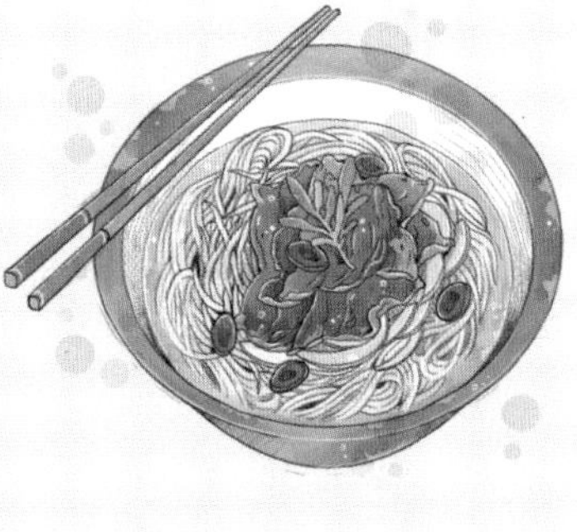

雪里蕻即芥菜，中医认为，其味甘辛、性温，入肺、肝、胃、肾经，具有宣肺豁痰、利膈开胃、温中和胃、温肾散寒、消肿散结之功，主治咳嗽痰多、胸膈满闷、胃腹胀满、食欲不振、牙龈肿烂、乳痈、痔肿、便秘等病症。

治疗牙龈疼痛的药物

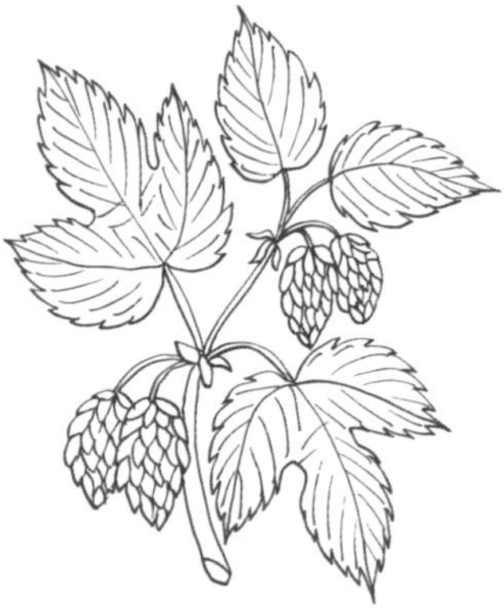

蛇麻草

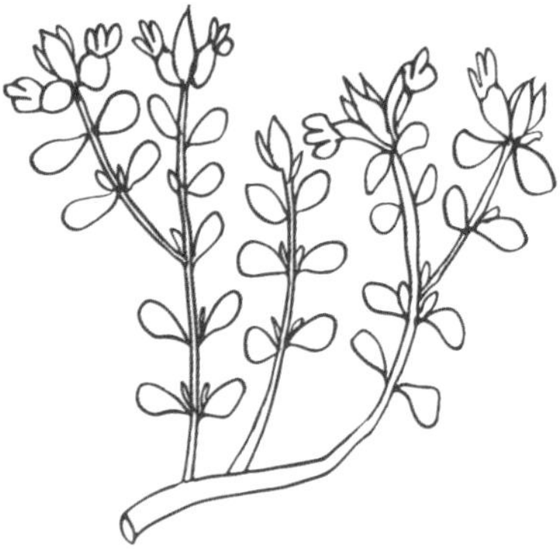

百里香

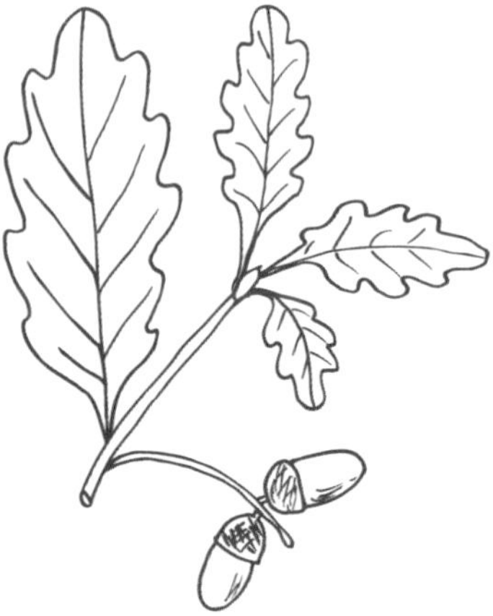

栎树

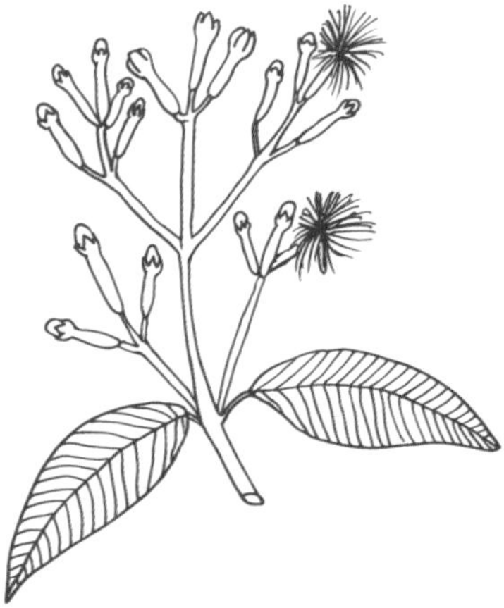

丁香

治疗牙龈疼痛的药物

彩绘涂鸦

未填色的本草线条图，可以随心涂涂抹抹。更可挑战全部涂上正确颜色的『填色挑战』活动！

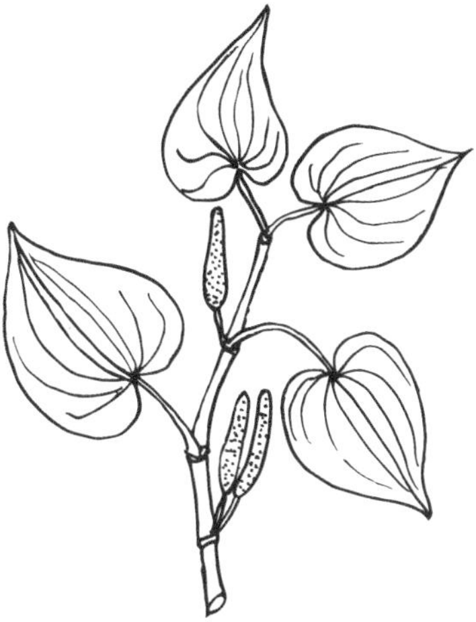

卡瓦

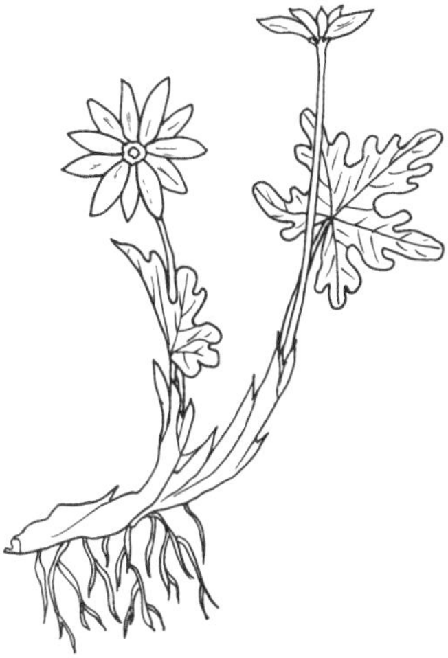

血根草

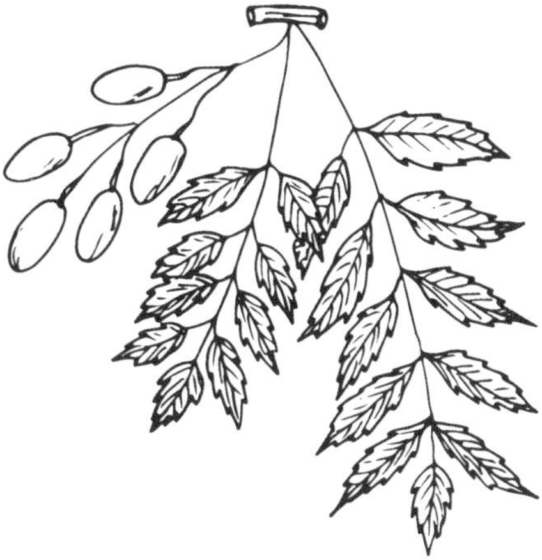

印楝

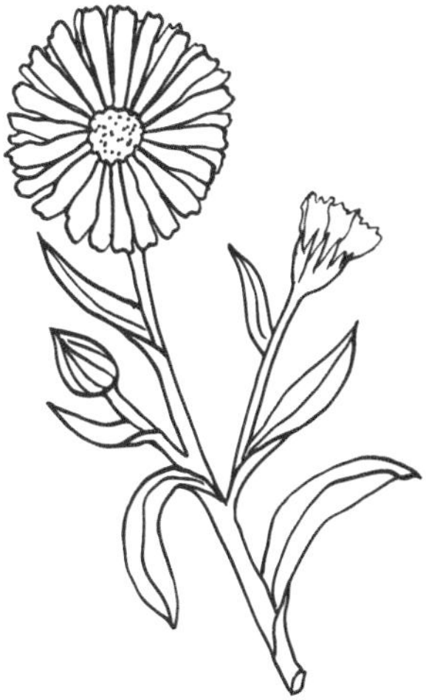

金盏花

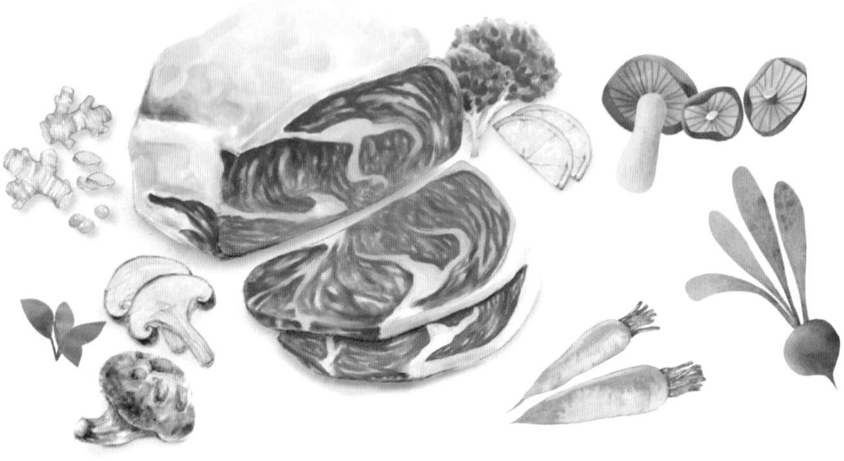

民俗传统

小雪的传统习俗大多与饮食有关，如“腌菜”“腌肉”“晒鱼干”“吃腊菜”“吃糍粑”“刨汤肉”等，其中以腌菜、腌肉最为普遍。这是因为马上就要进入食物匮乏的冬季，所以必须做好越冬的物质准备，同时也为迎接新年准备丰盛的年味。许多地区每逢冬腊月，即“小雪”至“立春”前，家家户户都有腌制香肠以及将鸡鸭鱼肉制成腊肉、酱肉、熏肉的习俗。

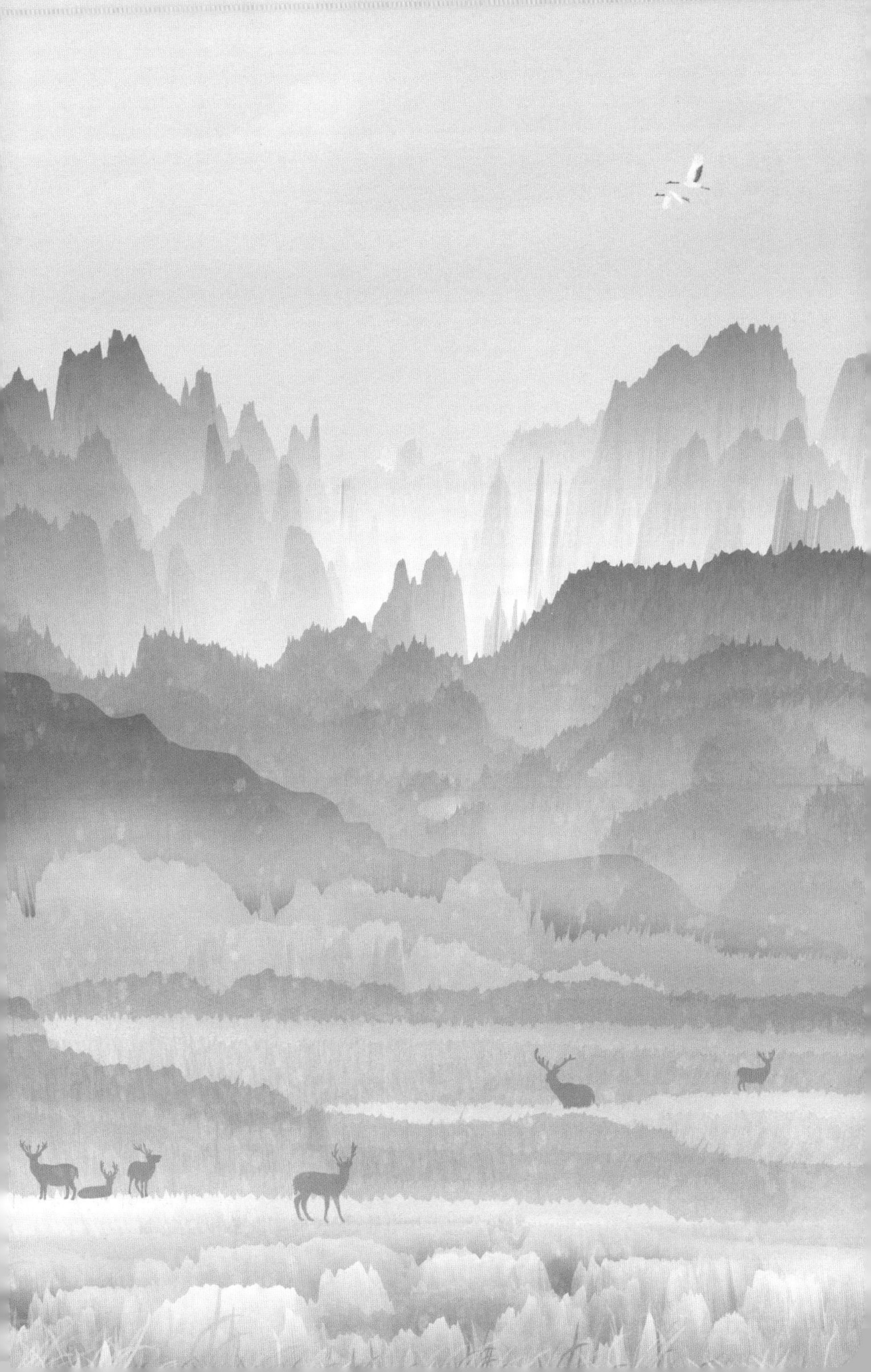

生活手账

随心搭配，记录生活的点滴。

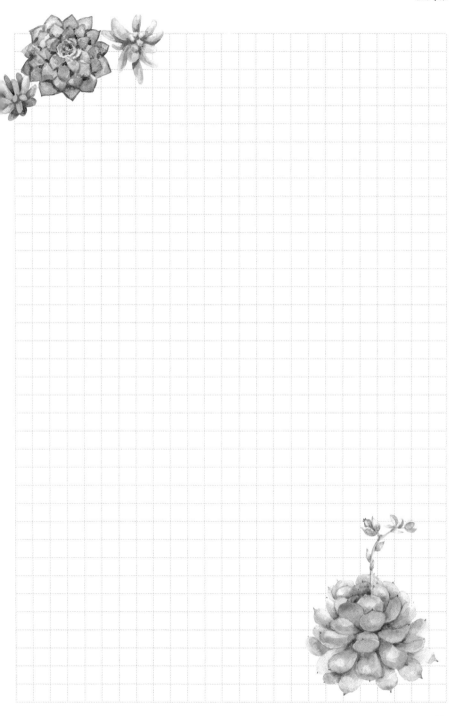

生活手账

随心搭配，记录生活的点滴。

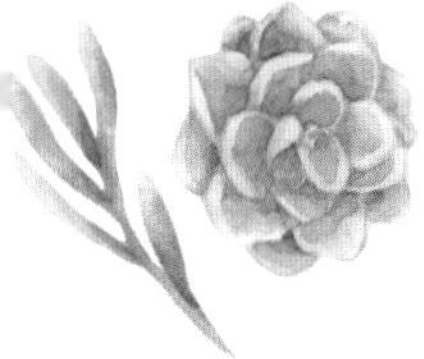

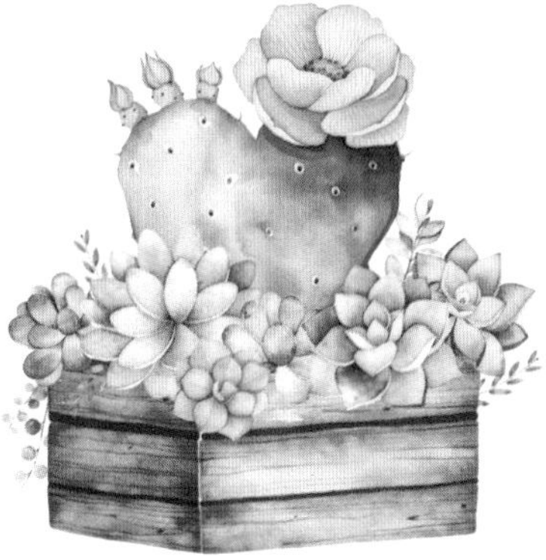

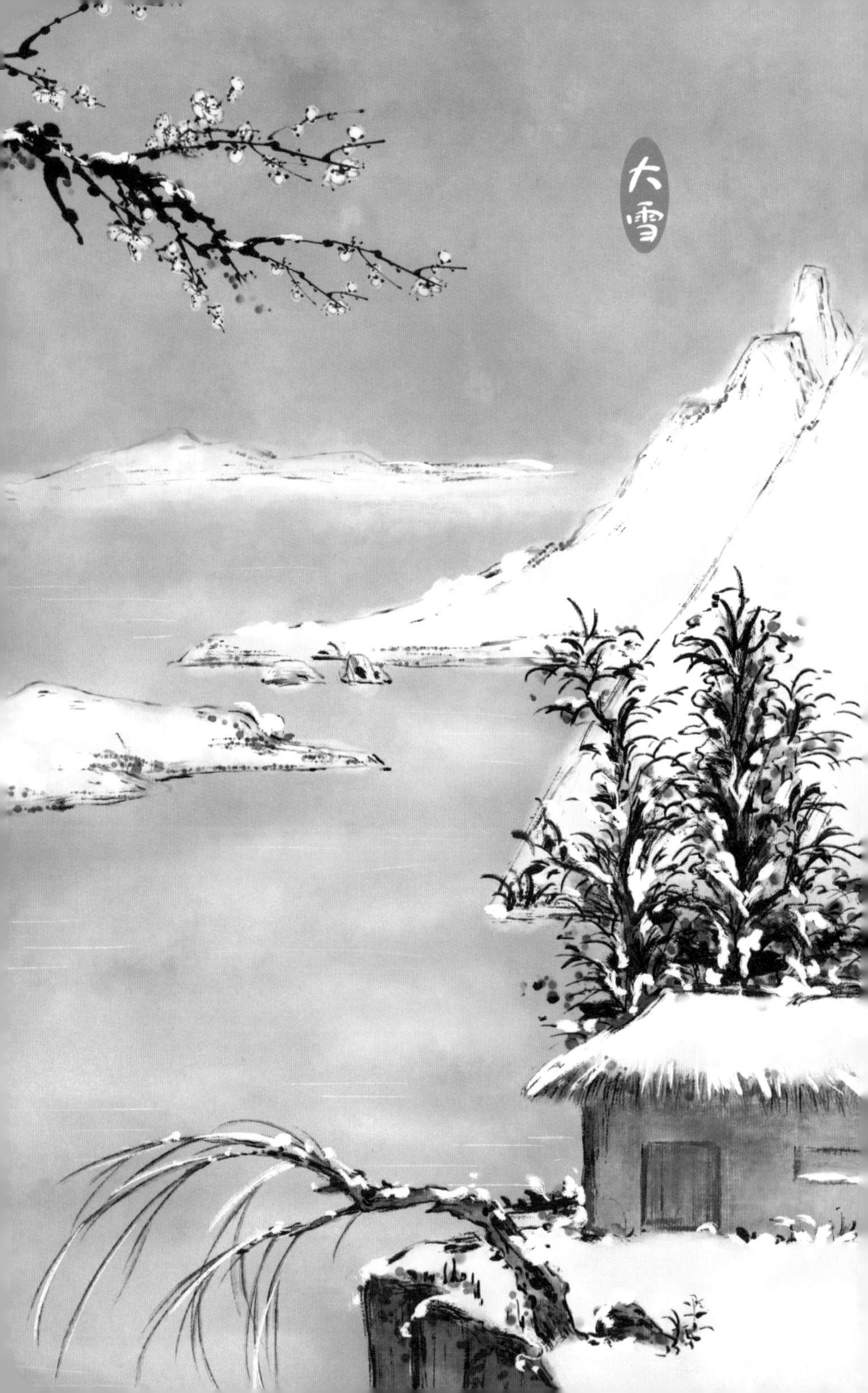
大雪

大雪

（十二月六至八日）

《月令七十二候集解》曰：“大雪，十一月节。大者，盛也。至此而雪盛矣。”

大雪是“进补”的好时节。自古素有“冬天进补，开春打虎”的传统，说明了冬季进补的保健意义。因为冬季是闭藏精气的时节，由于气候寒冷，人体的生理功能处于低谷，趋于封藏沉静的状态，人体的阳气内藏，阴精固守，是机体能量的蓄积阶段，也是人体对能量营养需求较高的时段。

节气养生

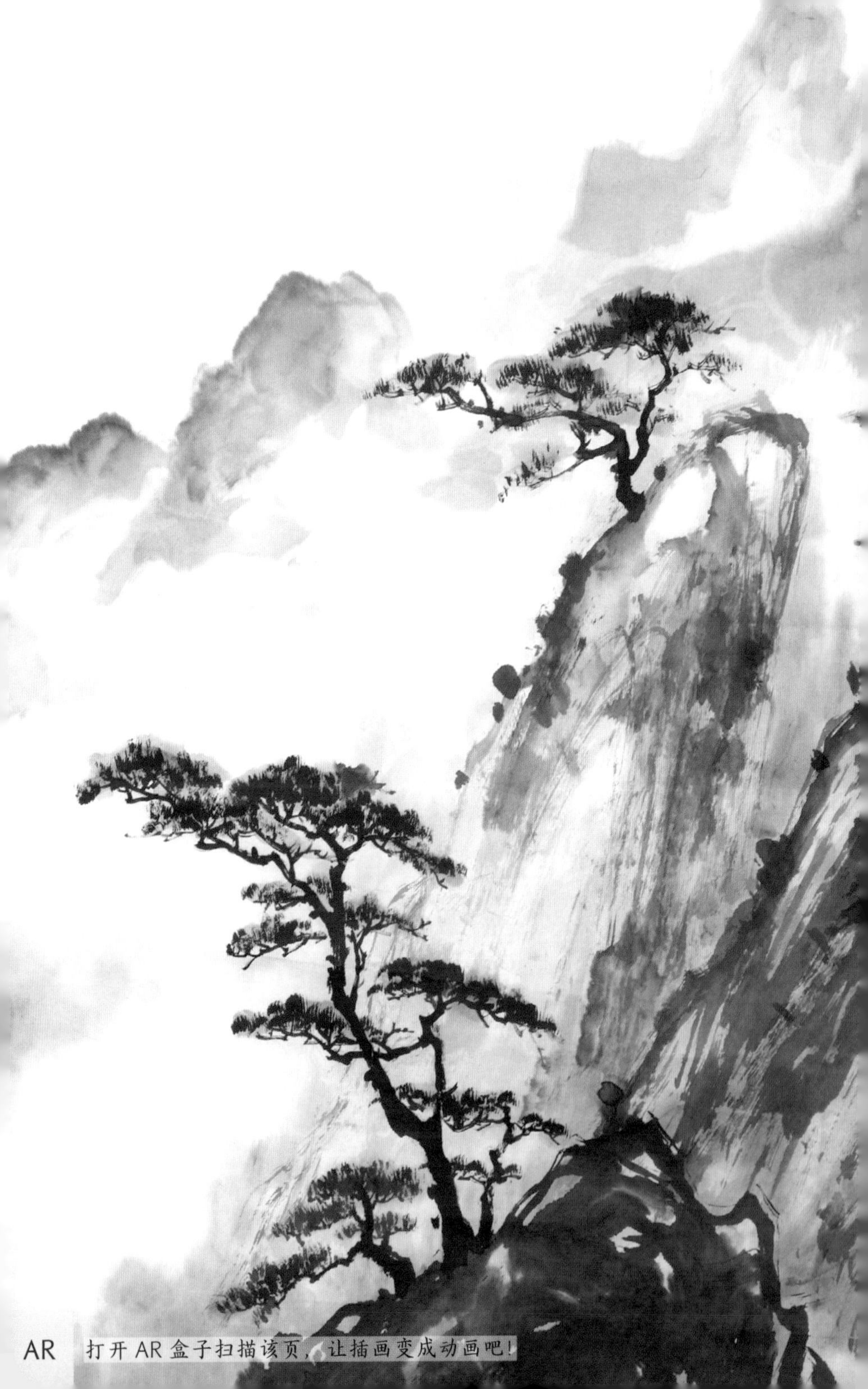

AR 打开 AR 盒子扫描该页，让插画变成动画吧！

大雪时节人体的消化吸收功能相对较强，因此，大雪前后适当进补，不仅能提高机体的免疫能力，促进新陈代谢，还能使营养物质转化的能量最大限度地贮存于体内，有助于体内阳气的升发，为来年开春乃至全年的健康打下良好的物质基础。所谓『三九补一冬，来年无病痛』讲的就是这个意思。不过，严格来说，冬令进补的方法应该是虚者进补、辨证进补，也就是说虚啥补啥，各人应根据自己的体质情况选用适宜的食品或药物。也可去医院请中医师诊断，确定属于哪一类虚证，再选择相应的食品或药物，补得其所，补而受益。

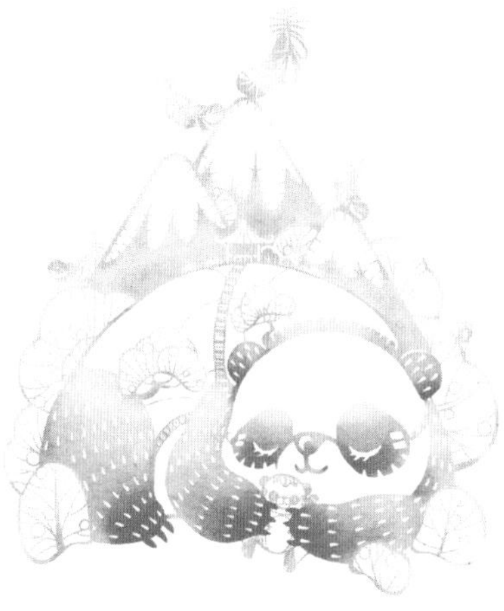

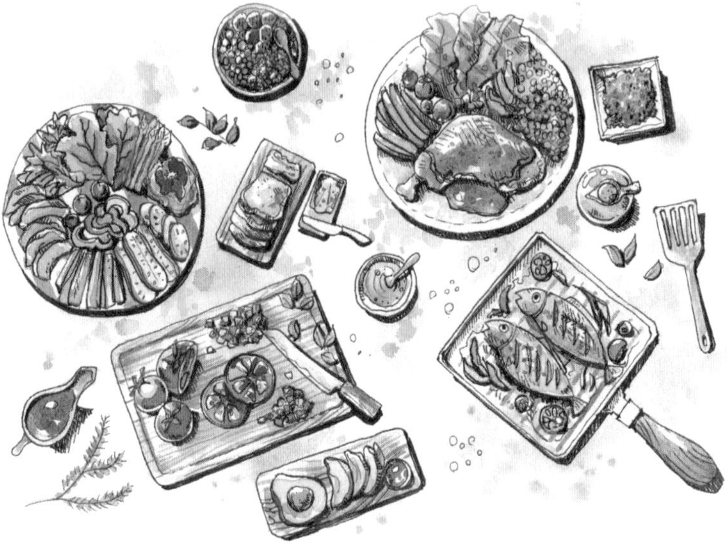

食时膳令

冬季进补还要“跟着颜色走”，多吃些黑色的食物。根据中医“天人相应”的观点，寒气内应于人体的肾脏，其均属五行的“水”行，在颜色上与黑色相应。黑色独入肾经，能够益肾强肾，靠黑色的食物来补肾正是“顺应天时”的最佳体现。因此，人们不妨在冬季多吃些黑豆、黑米、黑芝麻、黑木耳、乌鸡等食物。

黑豆又名黑大豆，味甘性平，入脾、肾、心经，有补脾益肾、活血利水、祛风解毒的功效，主治脾虚乏力、浮肿，肾虚腰痛、遗尿，痈肿疮毒、药物中毒，以及面色萎黄、白发脱发等病证，特别适合血虚、肾虚者食用。

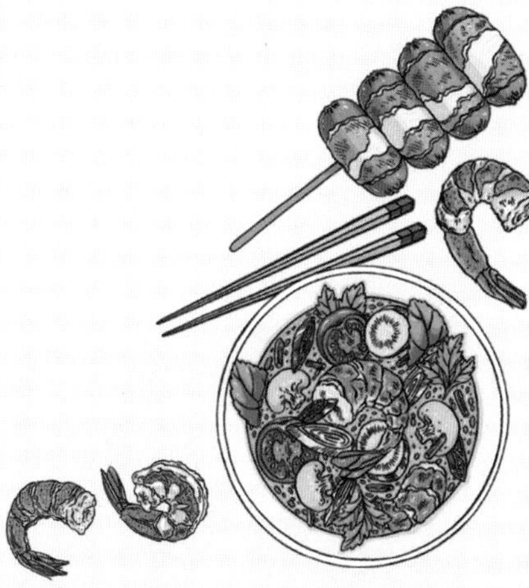

此外，黑豆制成的豆浆、豆腐等豆制品，也是肾虚、血虚所致的须发早白、脱发患者的冬季食疗佳品。现代研究表明，黑豆是一种天然的防老抗衰食物，有抑制人体吸收动物性胆固醇的作用，对防治高血脂、心脏病、高血压病都大有裨益。

治疗心绞痛的药物

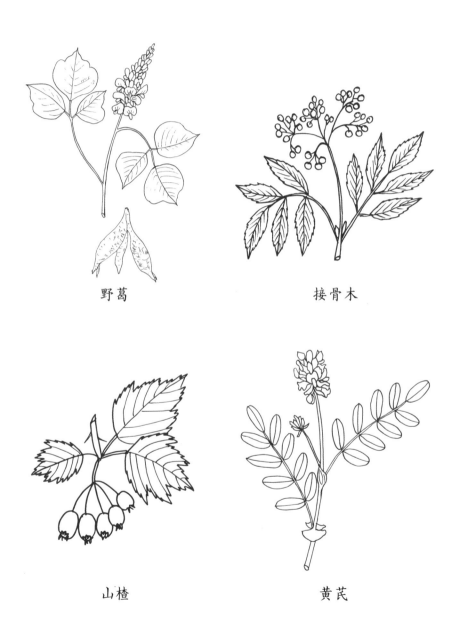

野葛

接骨木

山楂

黄芪

治疗心绞痛的药物

彩绘涂鸦

未填色的本草线条图，可以随心涂涂抹抹。更可挑战全部涂上正确颜色的『填色挑战』活动！

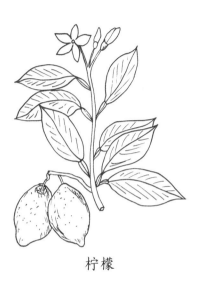

柠檬

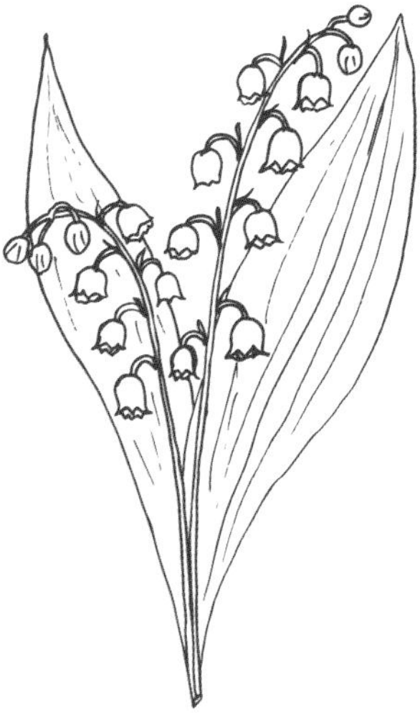

铃兰

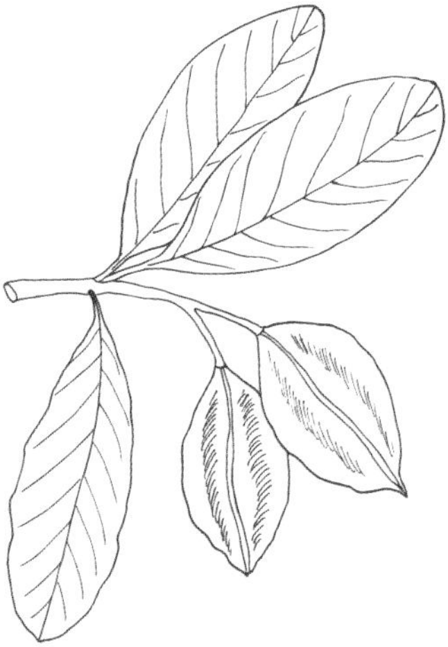

三果皮

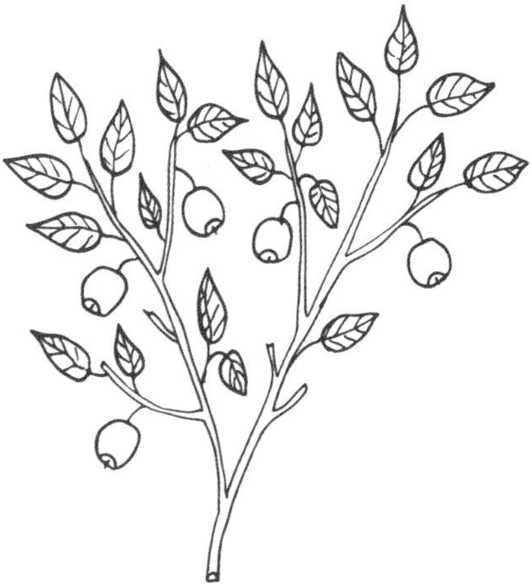

越橘

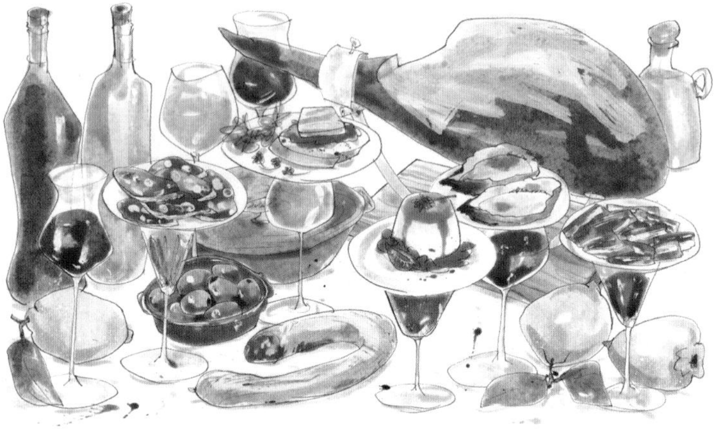

俗语说“小雪腌菜，大雪腌肉”。大雪节气一到，家家户户都忙着腌制腊肉、酱肉、熏肉，做好越冬的物质准备，并为迎接新年准备丰盛的年味。

民俗传统

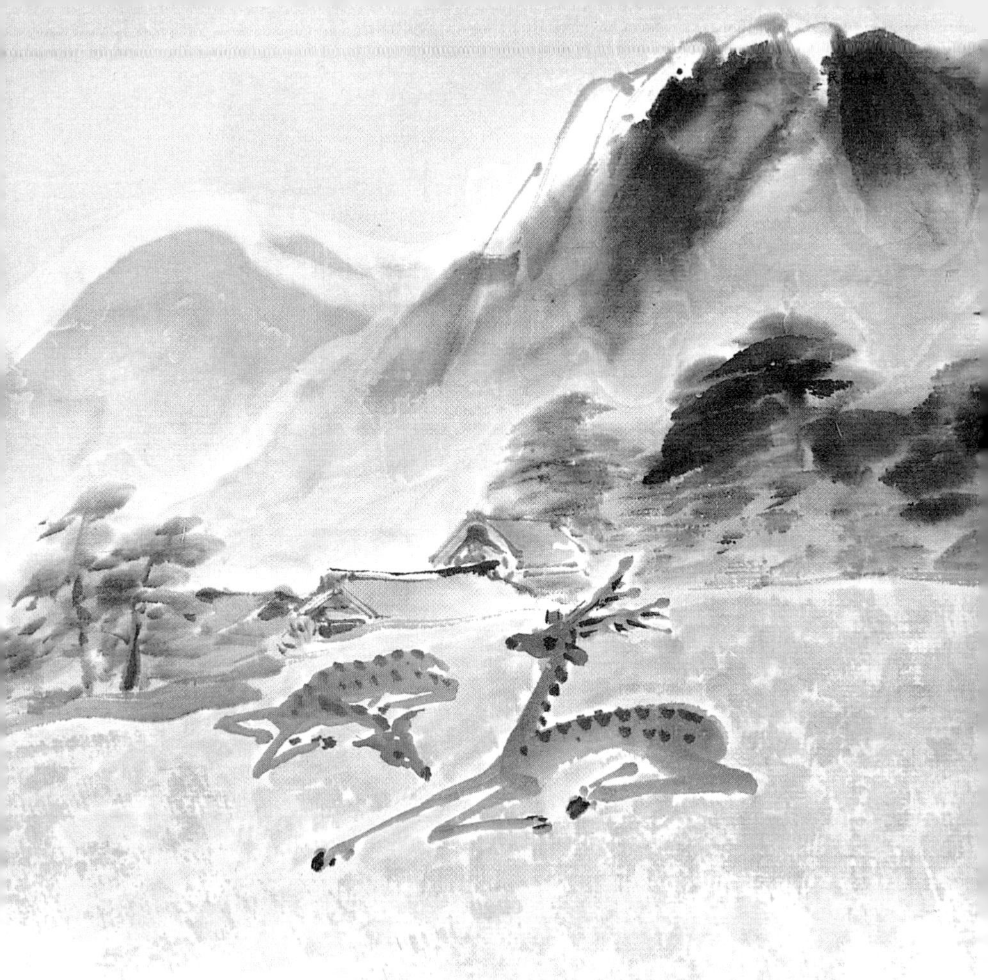

生活手账

随心搭配，记录生活的点滴。

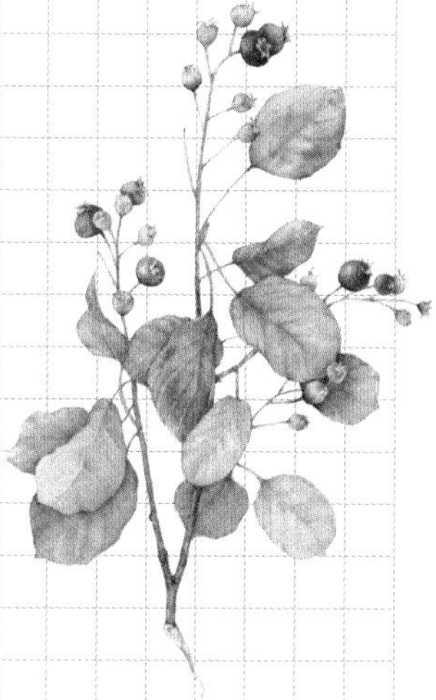

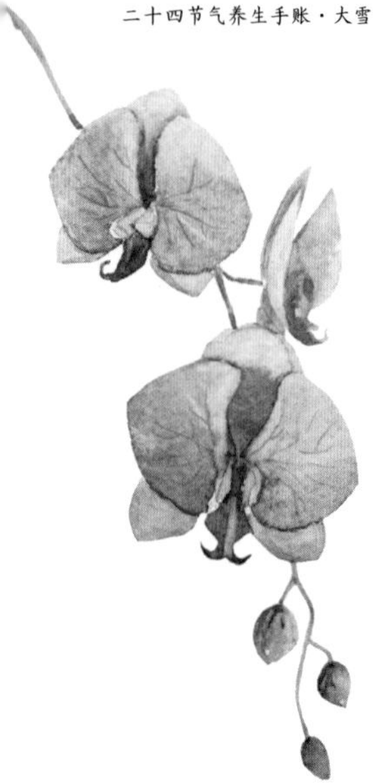

生活
手账

随心搭配，记录生活的点滴。

冬至

冬至

（十二月二十一至二十三日）

《恪遵宪度抄本》曰：“阴极之至，阳气始生，日南至，日短之至，日影长至，故曰冬至。”

冬至是养生的大好时机，主要是因为“阳气始于冬至”。

节气养生

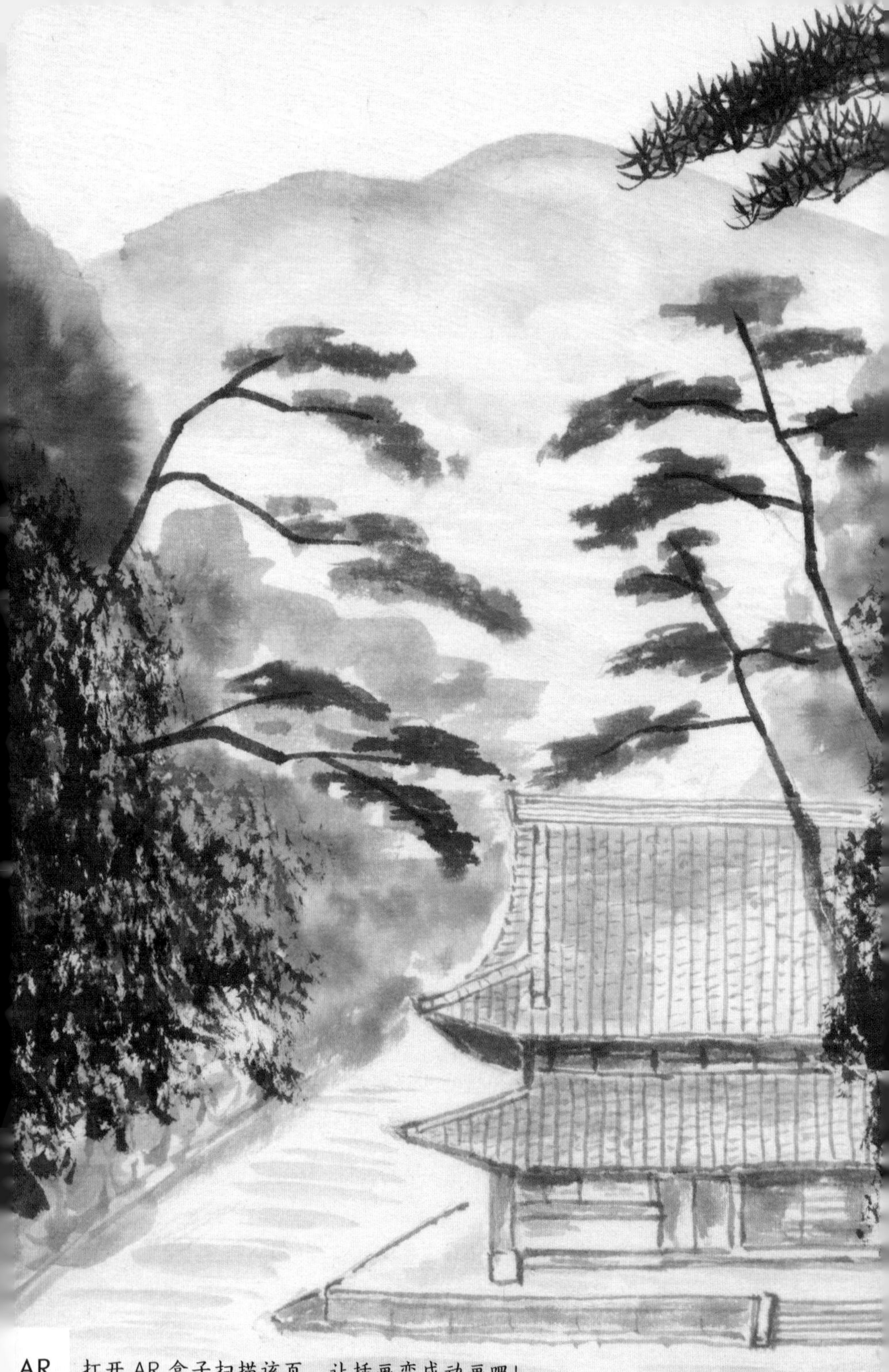

AR 打开 AR 盒子扫描该页，让插画变成动画吧！

冬至的饮食养生要注意两点，一是『冬至进补』，此时在饮食方面宜多样化，注意谷、肉、果、菜的合理搭配，辨证施补，缺什么补什么，饮食宜清淡，不宜过食辛辣燥热、肥腻食物。二是『宜食坚果』，因为坚果性质偏温热，在其他季节吃容易上火，而冬至时天气较冷，多数人吃后不存在这个弊端。坚果大多有补肾益精、强体御寒的作用，而冬季对应的是肾脏，因此冬季进补适当多吃坚果，对身体很有好处。

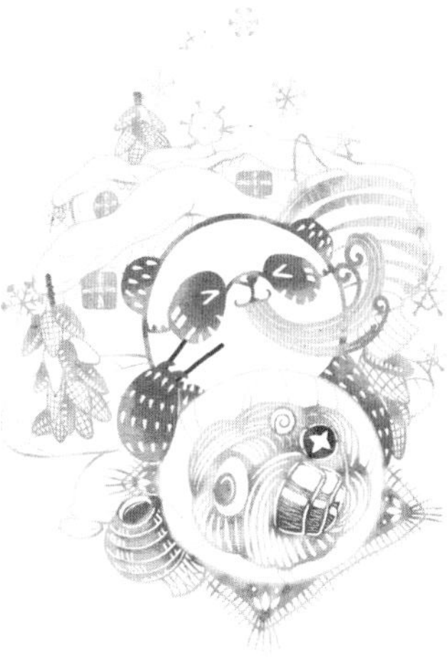

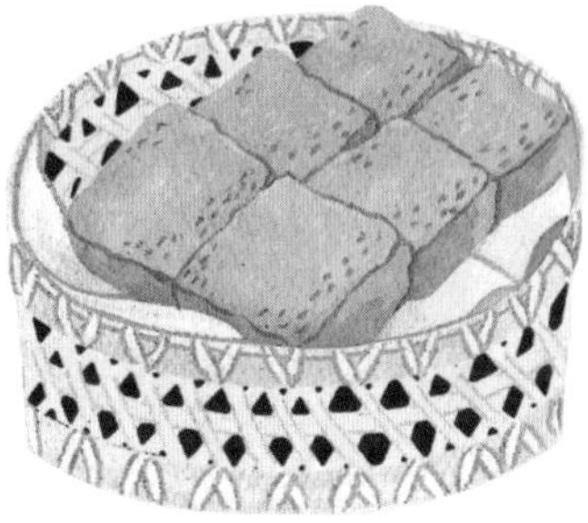

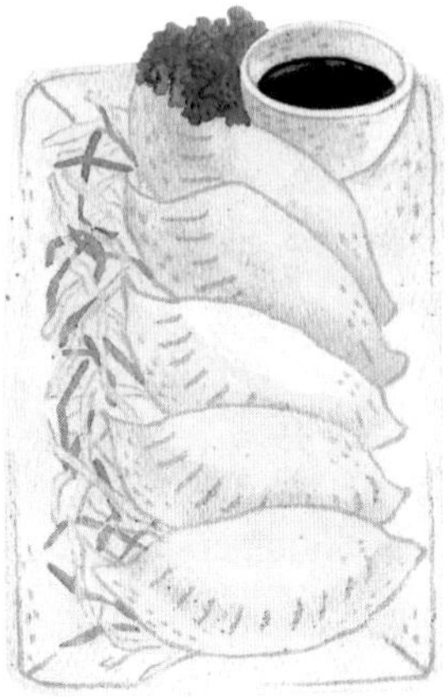

时令食膳

冬至时各地都有不同的饮食风俗，如北方地区有冬至吃饺子、吃馄饨的习俗，南方地区在这一天则有吃冬至米团、冬至长线面的习惯。其中“吃饺子”成为多数中国人冬至的风俗。民间有“十月一，冬至到，家家户户吃水饺”的习俗，这是源于纪念“医圣”张仲景冬至舍药留下的习俗。

张仲景是东汉时期南阳人，他著有临床医学巨著《伤寒杂病论》，一向被医学界奉为“医圣”，祛寒娇耳汤就是由其发明而被历代奉为经典的药膳。

东汉时张仲景曾任长沙太守，访病施药，于大堂行医，后毅然辞官回乡，为乡邻治病。其返乡之时，正是冬季，他看到白河两岸乡亲面黄肌瘦，饥寒交迫，不少人的耳朵都冻烂了，便让弟子在南阳东关搭起医棚，支起大锅，在冬至那天舍『药』为百姓治冻疮。

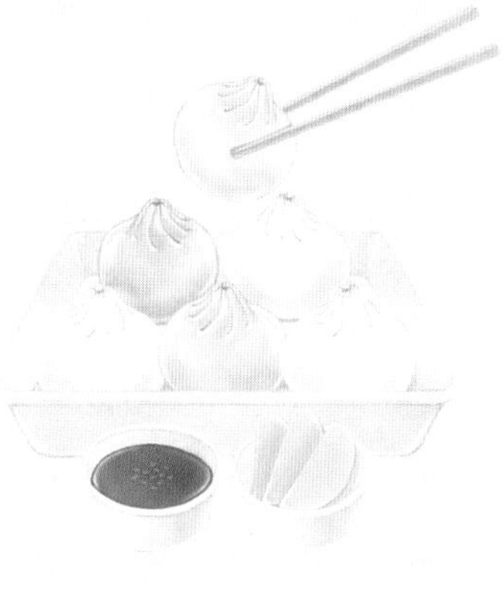

他把羊肉和一些祛寒药材放在锅里熬煮，然后将羊肉、药物捞出来切碎，用面片包出耳朵样的“娇耳”，煮熟后分给前来求药的人，每人两只“娇耳”、一大碗肉汤。人们吃了“娇耳”，喝了“祛寒汤”，浑身暖和，两耳发热，冻伤的耳朵渐渐治好了。后人学着“娇耳”的样子，包成食物，也叫“饺子”或“扁食”。冬至吃饺子，是民间不忘医圣张仲景“祛寒娇耳汤”之恩流传下来的习俗。

治疗耳部感染的药物

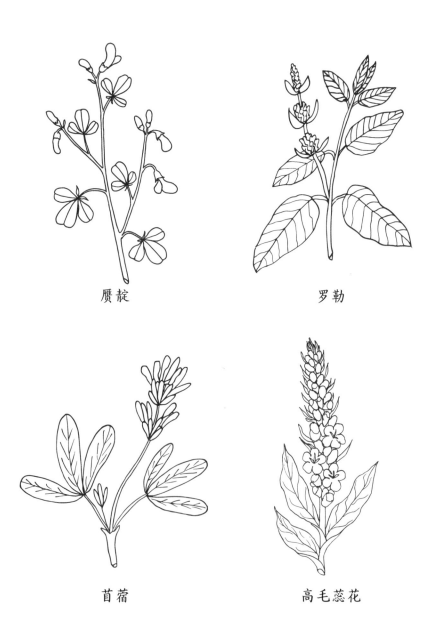

赝靛

罗勒

苜蓿

高毛蕊花

性温中药

彩绘涂鸦

未填色的本草线条图，可以随心涂涂抹抹。更可挑战全部涂上正确颜色的『填色挑战』活动！

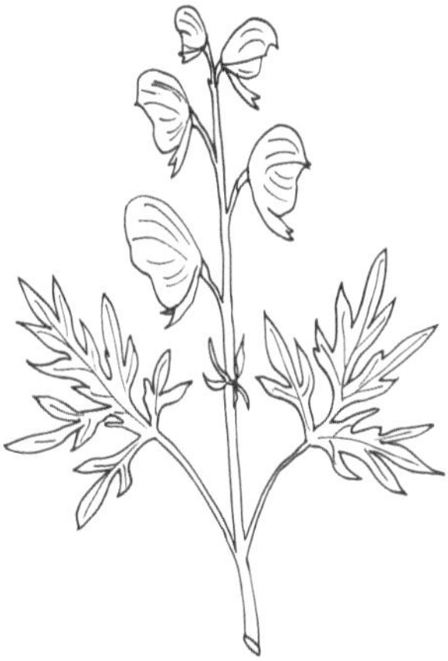

乌头

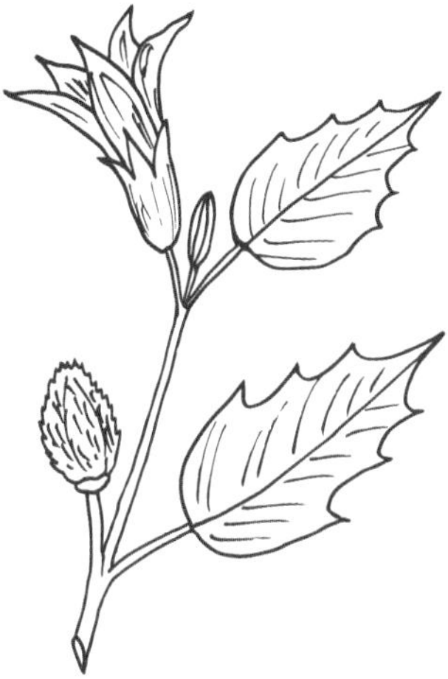

曼陀罗

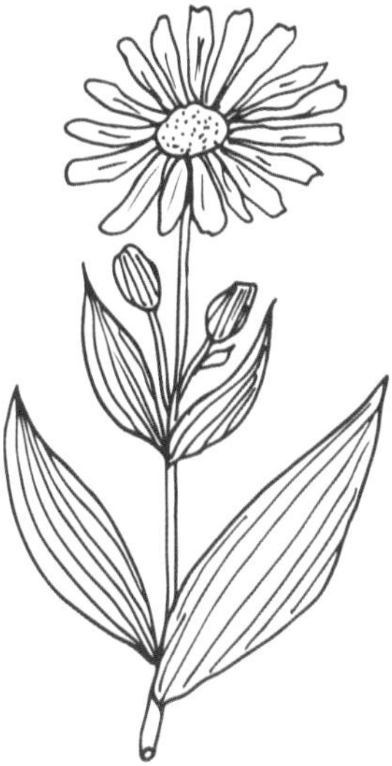

山金车

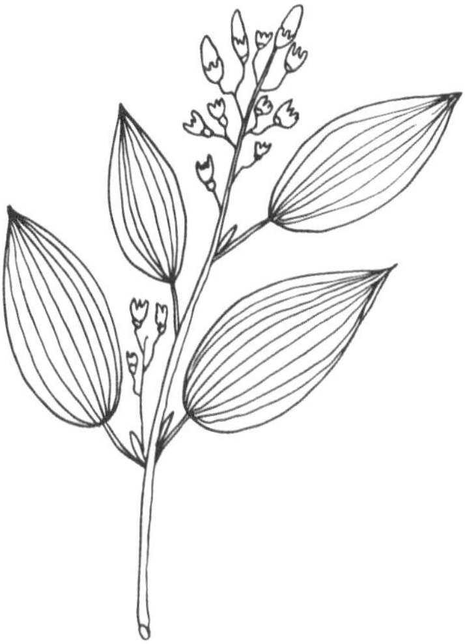

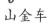

肉桂

民俗传统

冬至又称『数九』。冬至开始就『入九』了，人们往往在这天画一枝素梅，上有八十一个瓣，名为『九九消寒图』，每天用红色涂一瓣，涂尽就『出九』了，故而冬至又称『数九』。

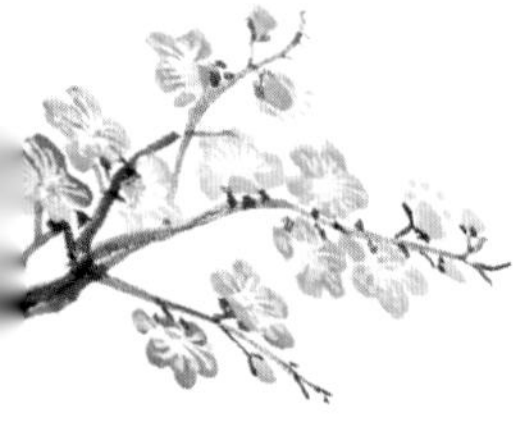

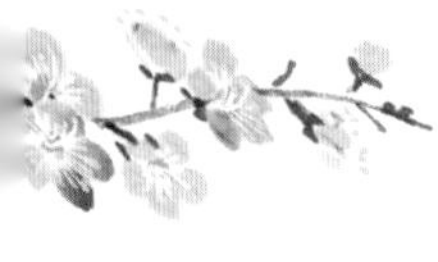

有些地区在冬至这一天还有祭天祭祖的习俗。民间认为，冬至是为死者送寒衣、固房屋的日子，家家户户用火纸剪制衣服，焚于墓前，而后添土。有的地区则祀祖于祠堂，仪式十分隆重。

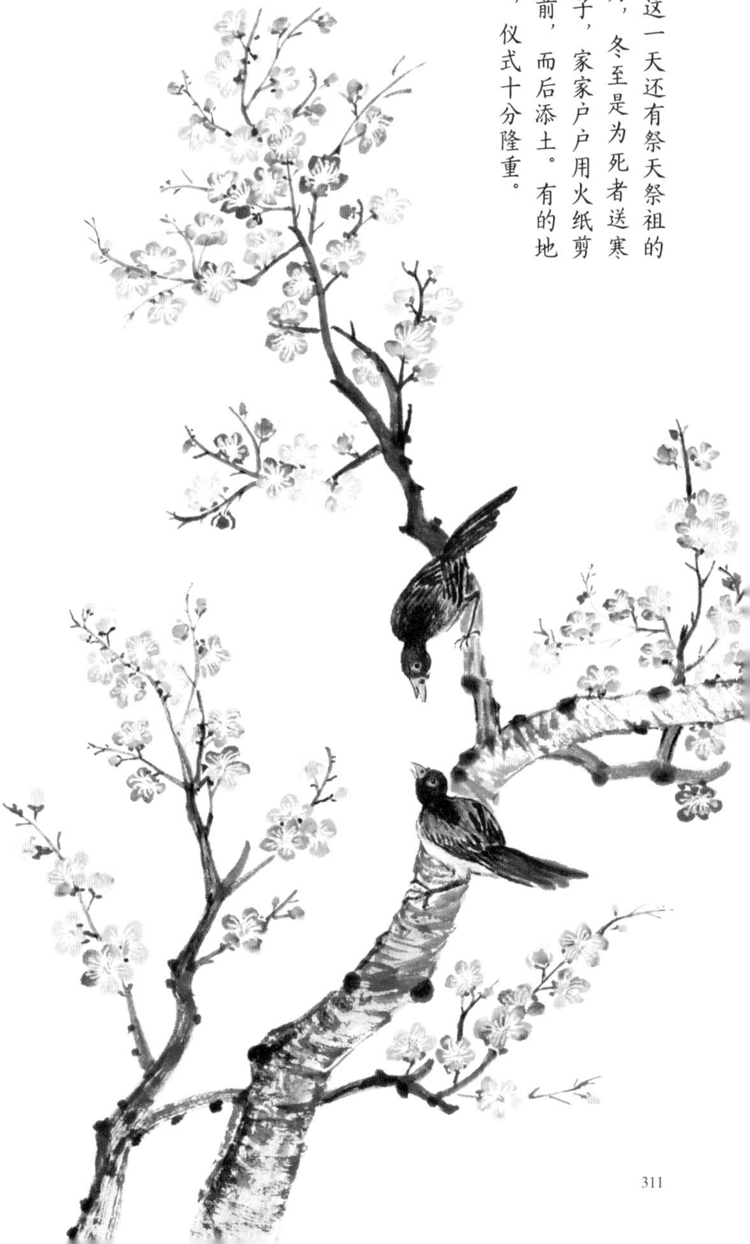

生活手账

随心搭配，记录生活的点滴。

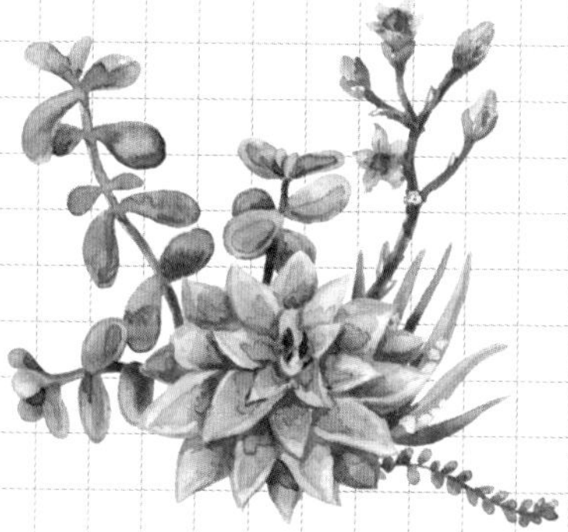

Winter Weekly Plan

MON	TUE	WED	THU	FRI	SAT	SUN

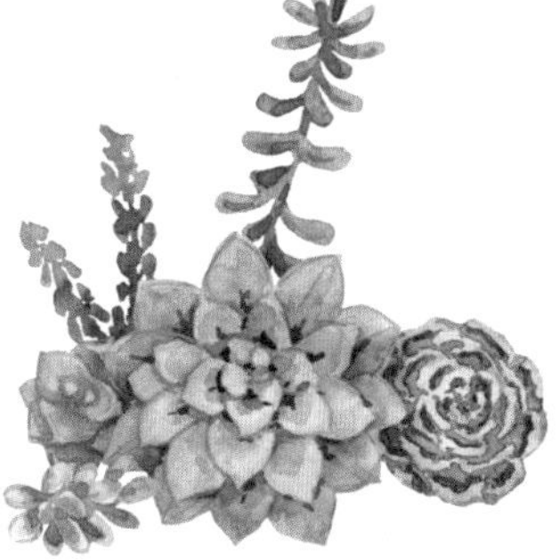

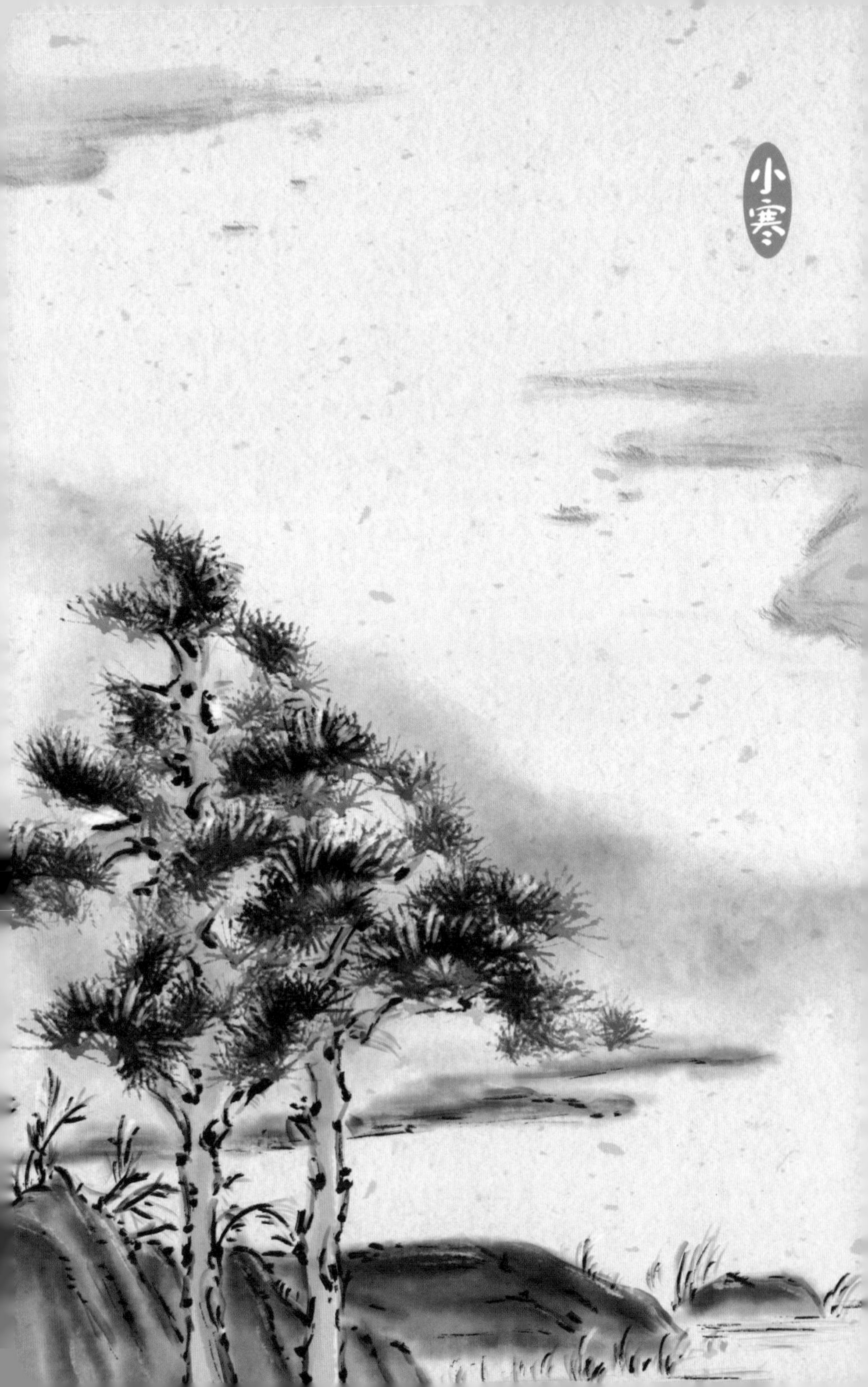
小寒

小寒

（一月四至六日）

养生 节气

《月令七十二候集解》曰："月初寒尚小……月半则大矣。"

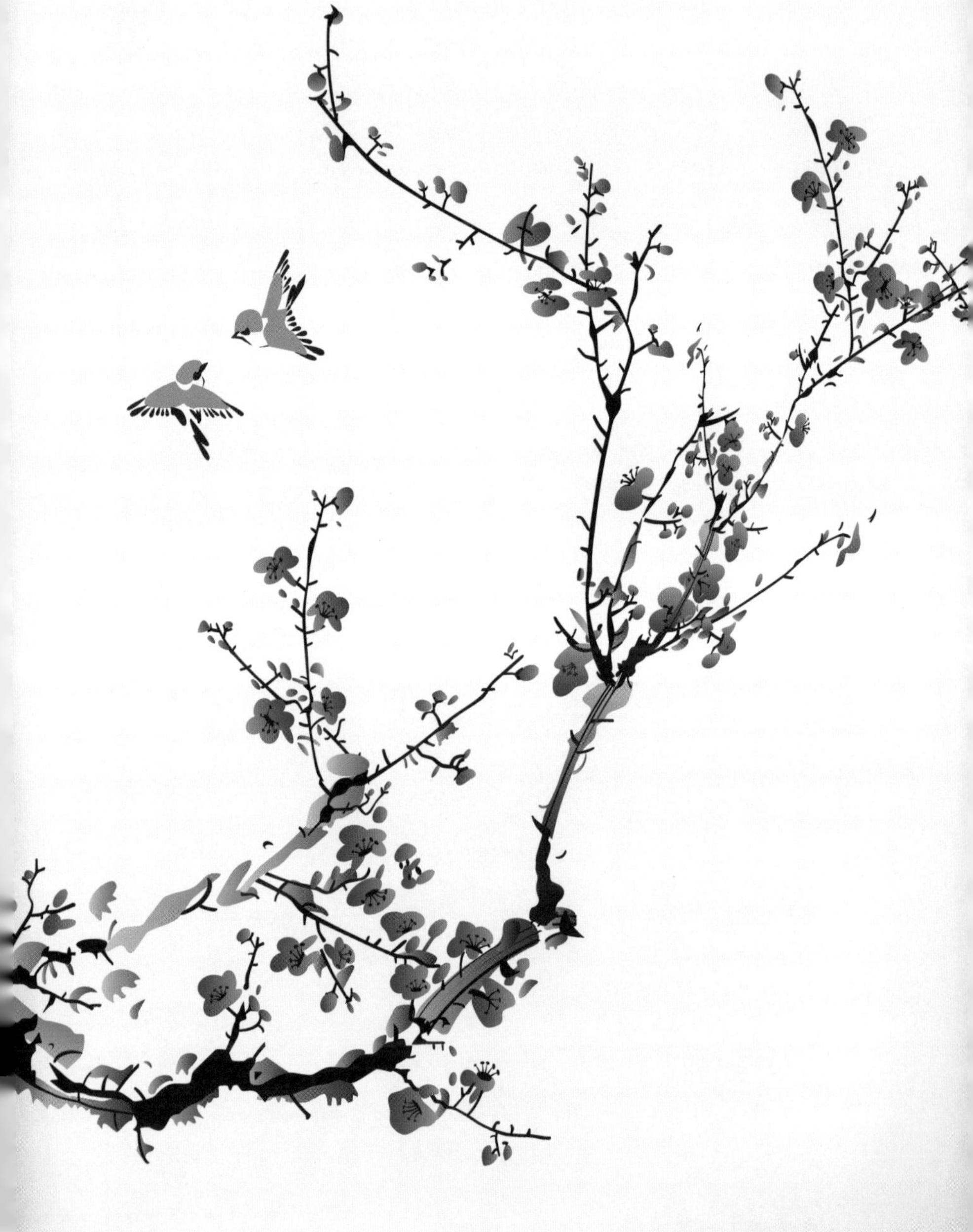

AR 打开 AR 盒子扫描该页，让插画变成动画吧！

一候梅花，二候山茶，三候水仙

小寒时节，人们的生活起居需注意日常的御寒保暖。如民谚所谓『人到小寒衣满身，牛到大寒草满栏』，讲的就是这个道理。

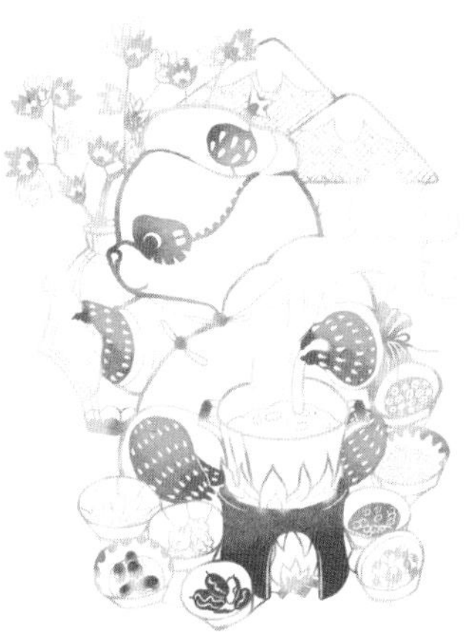

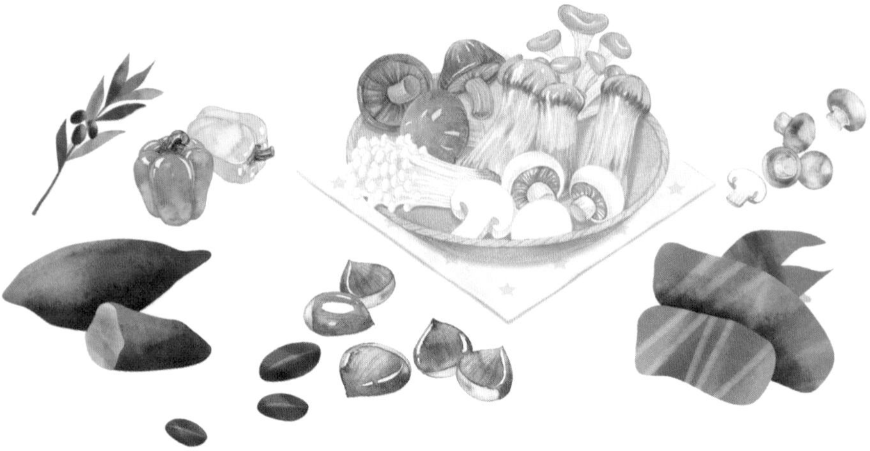

时令食膳

俗话说："小寒大寒，冷成冰团。"小寒时节，人们的日常饮食也应偏重于温性、暖性食物，如羊肉、狗肉、鹿肉等就受到大家的欢迎，羊肉汤、涮羊肉、烤白薯、糖炒栗子、麻辣火锅、红焖羊肉等美食，亦成为小寒时节的时尚。

鹿肉味甘，性温，入脾、胃、肾经，有温肾益精、补脾养胃、益气补血的功效，主治脾胃气血不足、肾精肾阳虚衰所致的女性四肢寒冷、手脚冰凉、月经量少、月经疼痛、白带清稀量多，男性神疲乏力、腰酸腿软、阳痿遗精、小便频数、夜尿较多等病证，有明显的食疗效果。

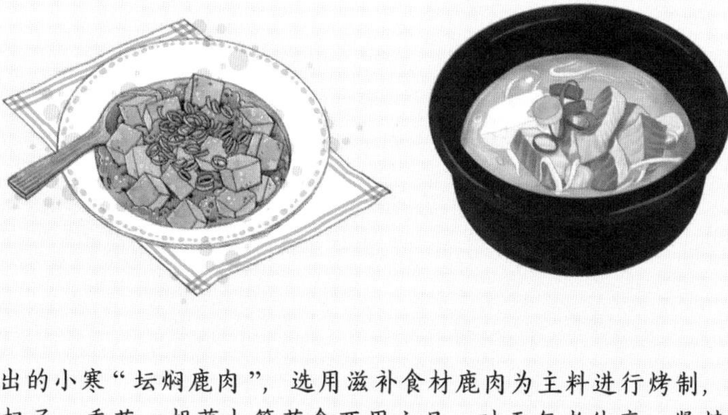

北京稻香村推出的小寒“坛焖鹿肉”，选用滋补食材鹿肉为主料进行烤制，并搭配桂圆、枸杞子、香菇、胡萝卜等药食两用之品，对于年老体衰、肾精肾阳不足所致的神疲乏力、形体消瘦、畏寒肢冷、夜尿较多等不适有很好的补养作用。

治疗神经痛的药物

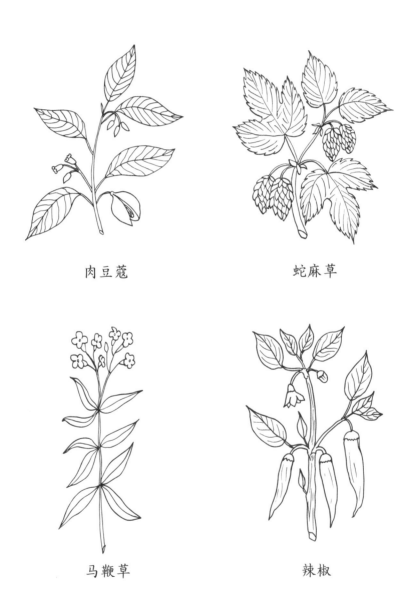

肉豆蔻

蛇麻草

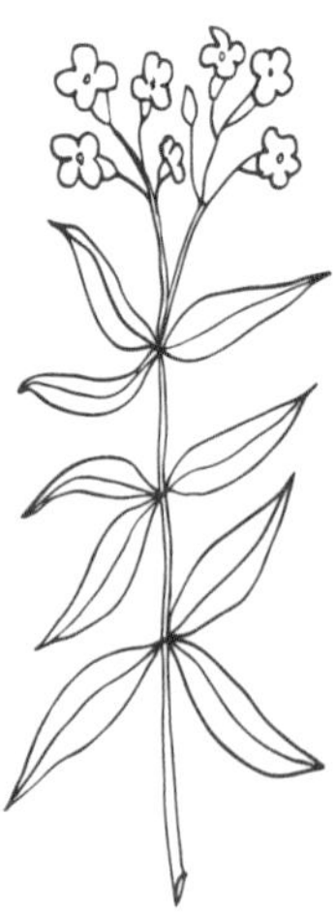

马鞭草

辣椒

治疗神经痛的药物

彩绘涂鸦

未填色的本草线条图，可以随心涂涂抹抹。更可挑战全部涂上正确颜色的『填色挑战』活动！

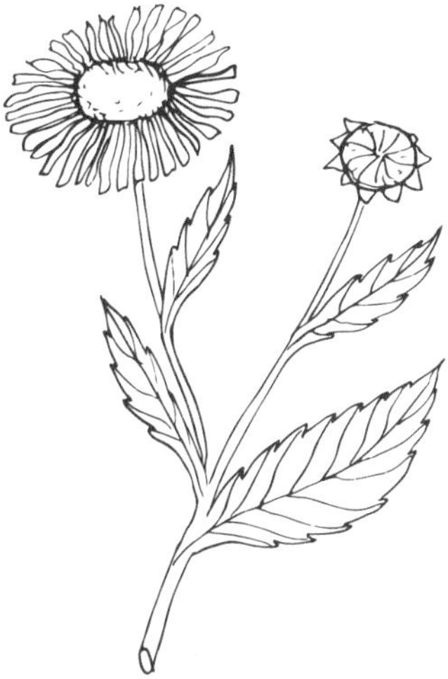

土木香

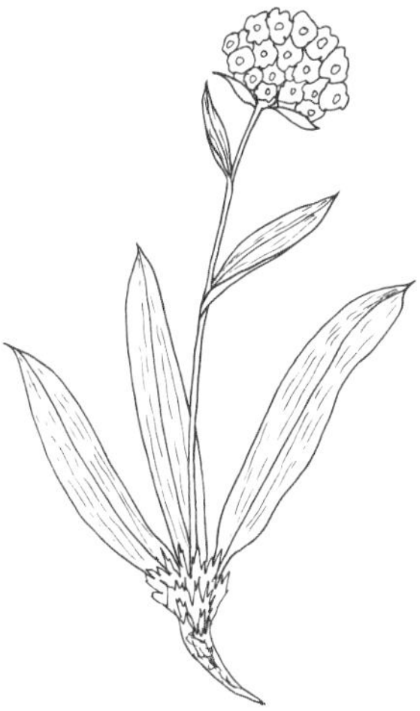

甘松香

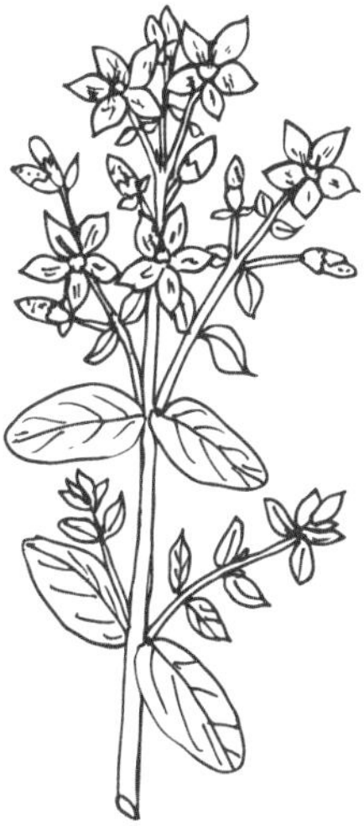

贯叶连翘

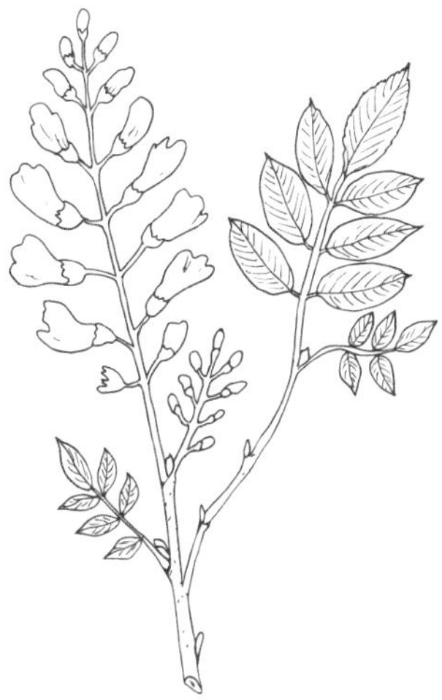

山茱萸

民俗传统

小寒时节，因为天气寒冷，民间有些很有特色的体育锻炼方式很受人们的青睐。如跳绳、斗鸡、踢毽子、滚铁环、挤油渣渣等，都是人们喜闻乐见的游戏健身项目。『斗鸡』即盘起一脚、一脚独立、两人或多人相互对斗的游戏，『挤油渣渣』则是众人靠着墙壁相互拥挤的游戏。如果遇到下雪天气，人们更是欢呼雀跃，堆雪人，打雪仗，很快就会使血脉通畅，全身暖和。

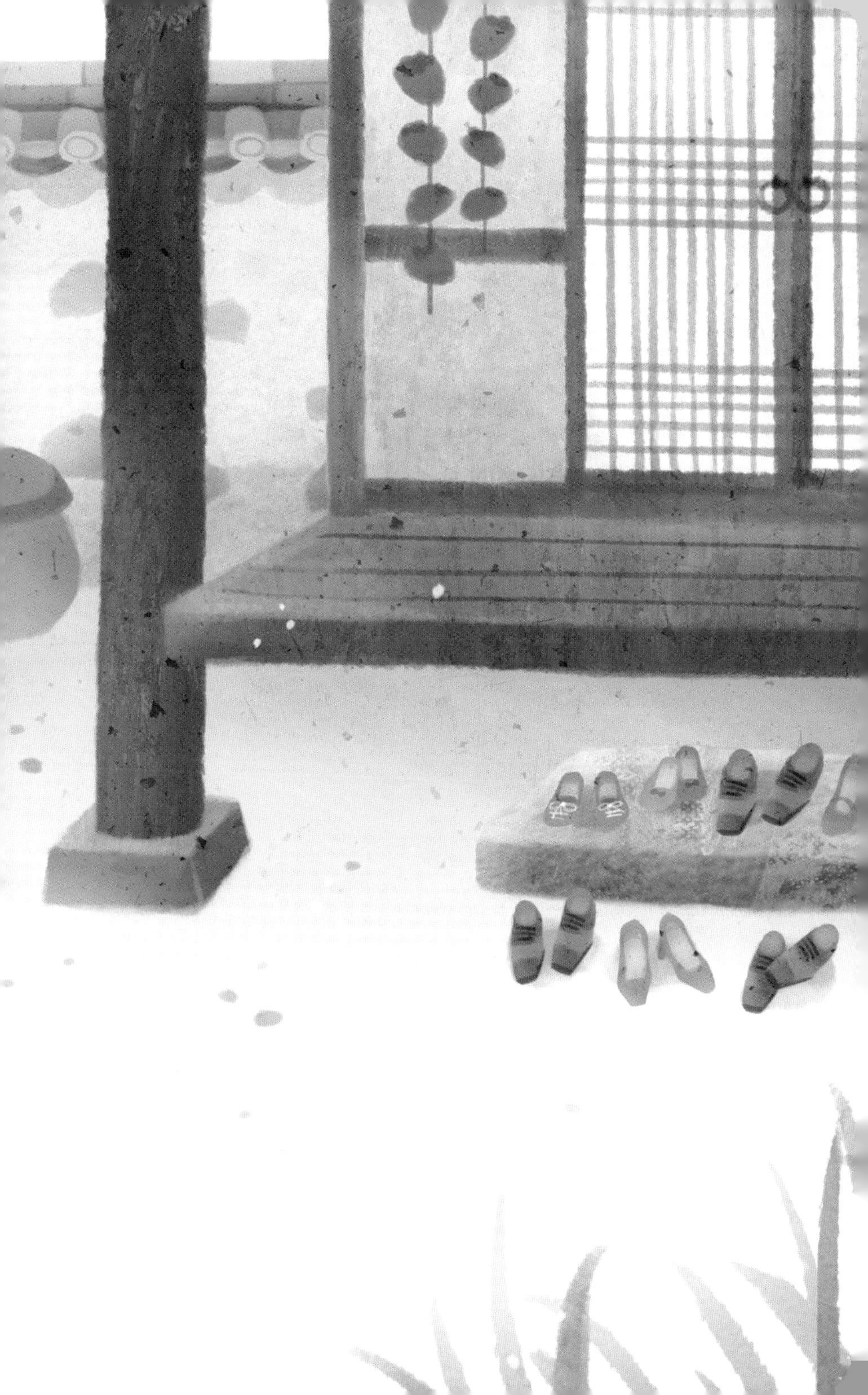

生活手账

随心搭配，记录生活的点滴。

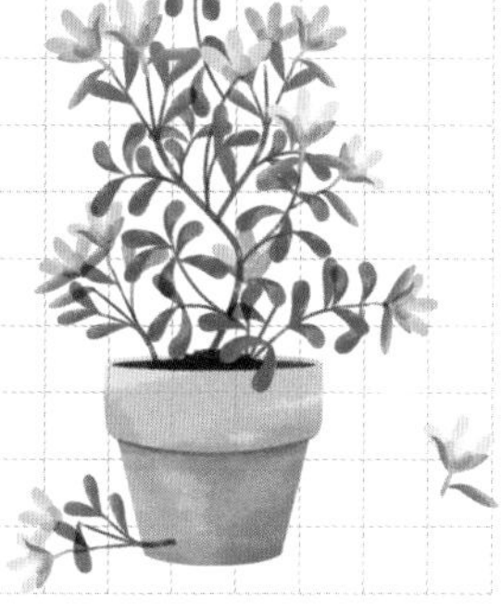

手生
账活

随心搭配，记录生活的点滴。

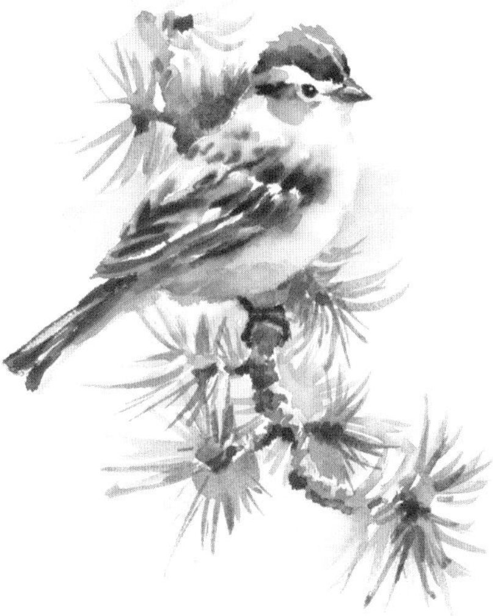

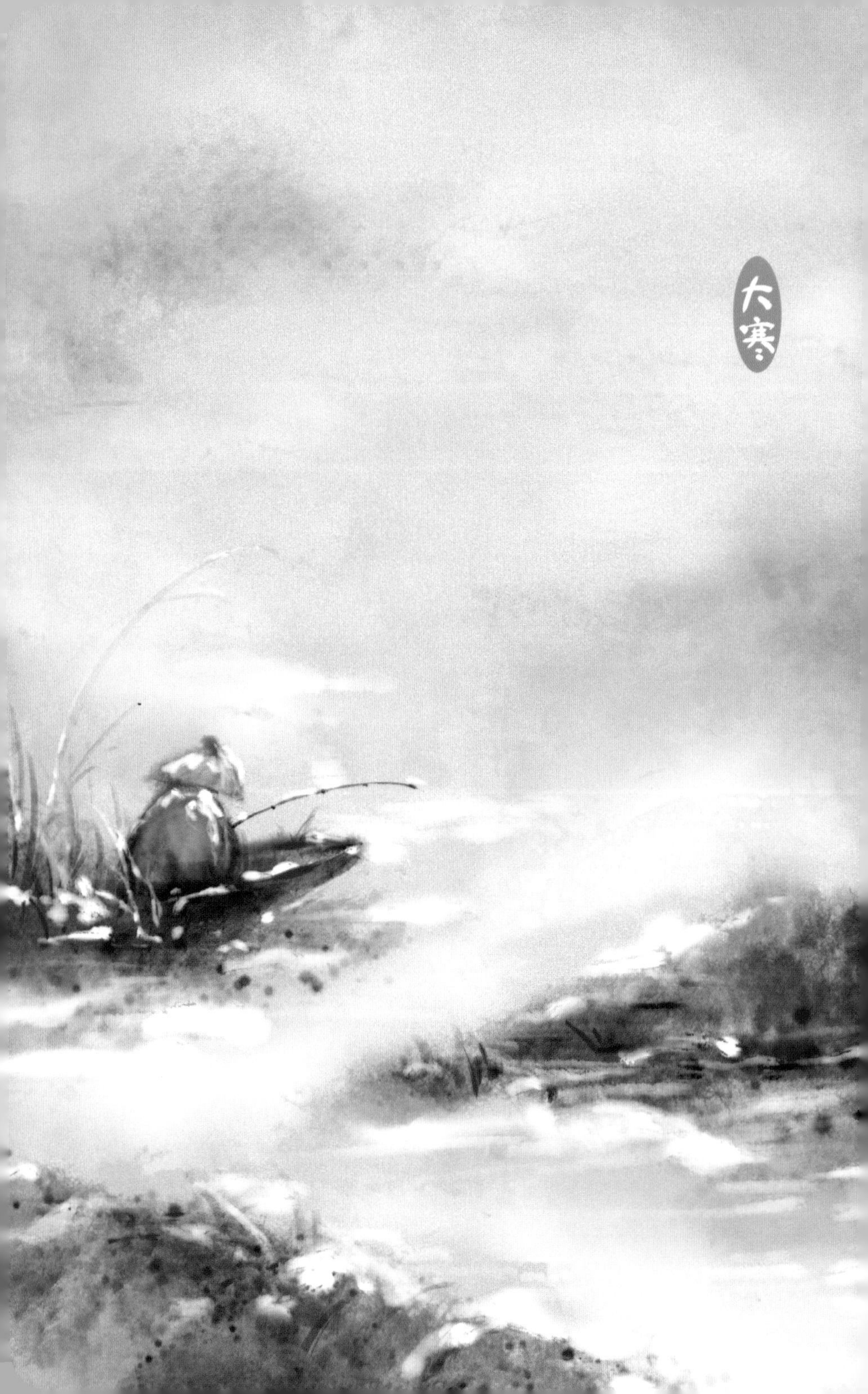
大寒

大寒

（一月十九至二十一日）

宋代黄庭坚的《岁寒知松柏》曰："松柏天生独，青青贯四时。心藏后凋节，岁有大寒知。"

《黄帝内经》曰："冬三月，此谓闭藏，水冰地坼，无扰乎阳，早卧晚起，必待日光，使志若伏若匿，若有私意，若已有得，去寒就温，无泄皮肤，使气亟夺，此冬气之应，养藏之道也。逆之则伤肾，春为痿厥，奉生者少。"

节气养生

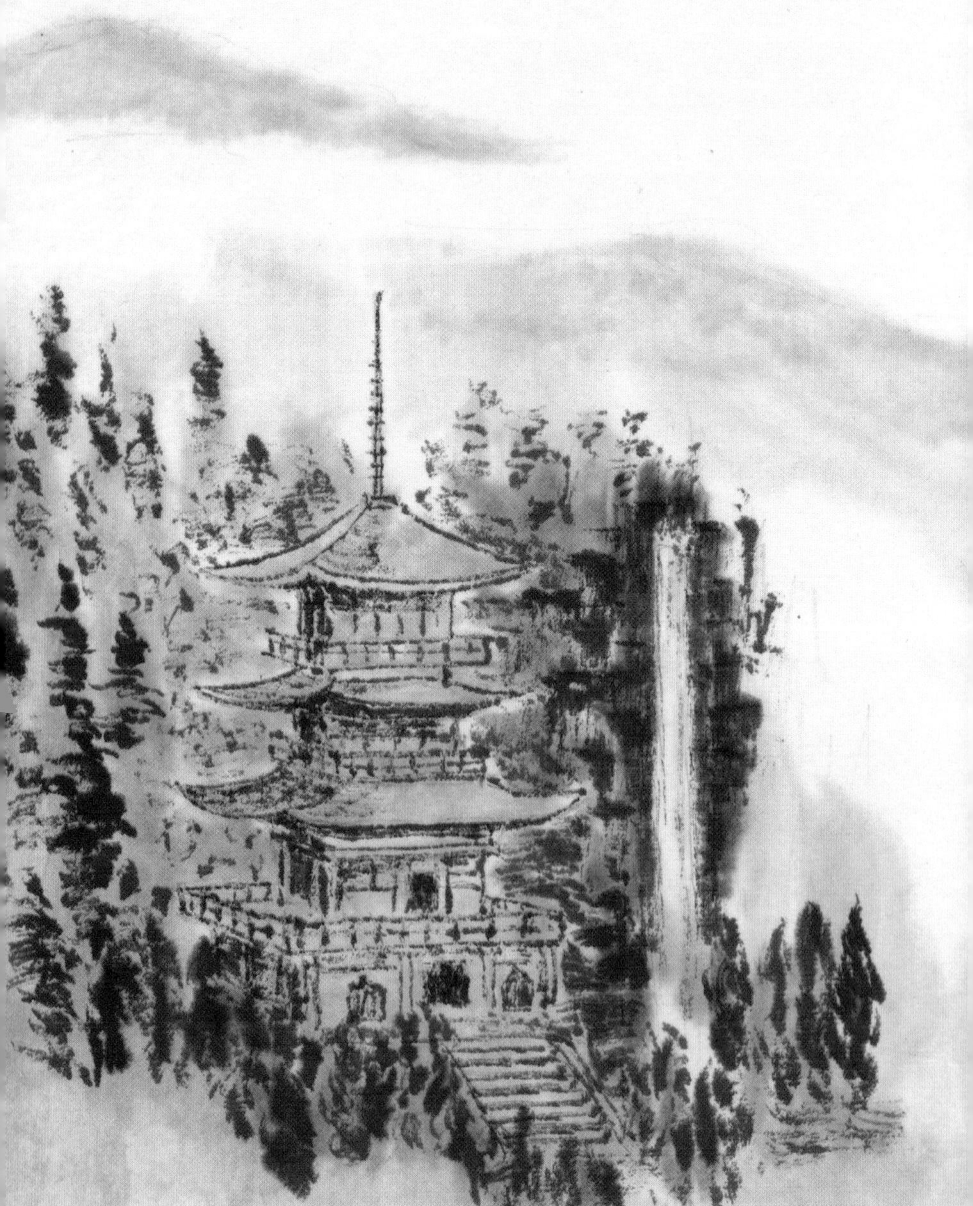

AR 打开 AR 盒子扫描该页，让插画变成动画吧！

一候瑞香，二候兰花，三候山矾

冬季草木凋零，冰冻虫伏，是自然万物闭藏的季节，人体的阴阳消长代谢相对缓慢，应顺应自然，养护人体闭藏机能的规律，倘若违背则易伤肾气，到春季甚至还会导致四肢痿弱逆冷。因此，神志调养要做到『恬淡虚无，真气从之，精神内守，病安从来』，生活起居方面要注意『早卧晚起，必待日光』，早睡以养阳气，晚起以固阴精。

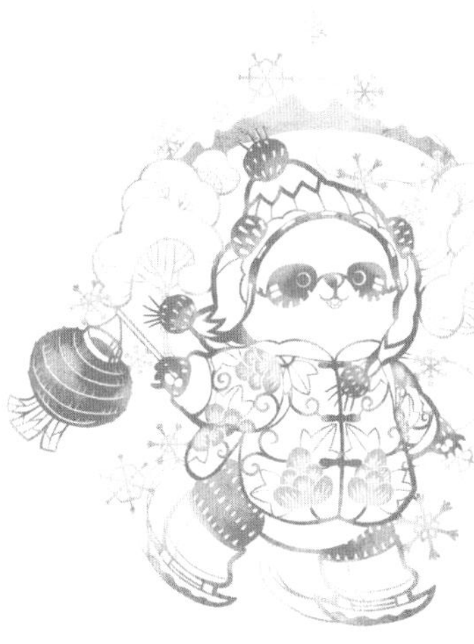

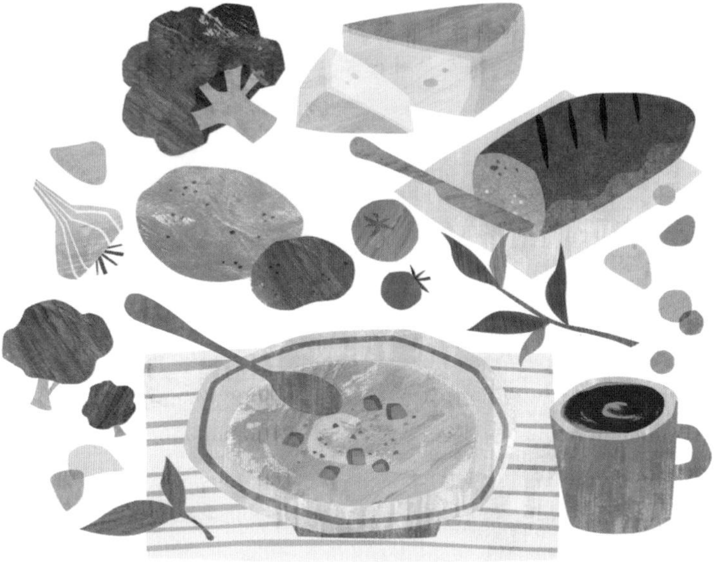

大寒时节的饮食养生，应该注意两方面。首先是保阴潜阳。由于该节气自然界和人体阴气渐渐衰落，阳气刚刚萌生，因此在饮食养生方面应遵守保阴潜阳的原则。

我国古代就有“大寒大寒，防风御寒，早喝人参黄芪酒，晚服杞菊地黄丸”的经验之谈。早晨喝补气温阳的人参黄芪酒，借助早上自然界生发的阳气，有利于身体阳气的生发、御寒保暖；晚上服滋阴补肾的杞菊地黄丸，有利于身体阴液的滋补。

时令食膳

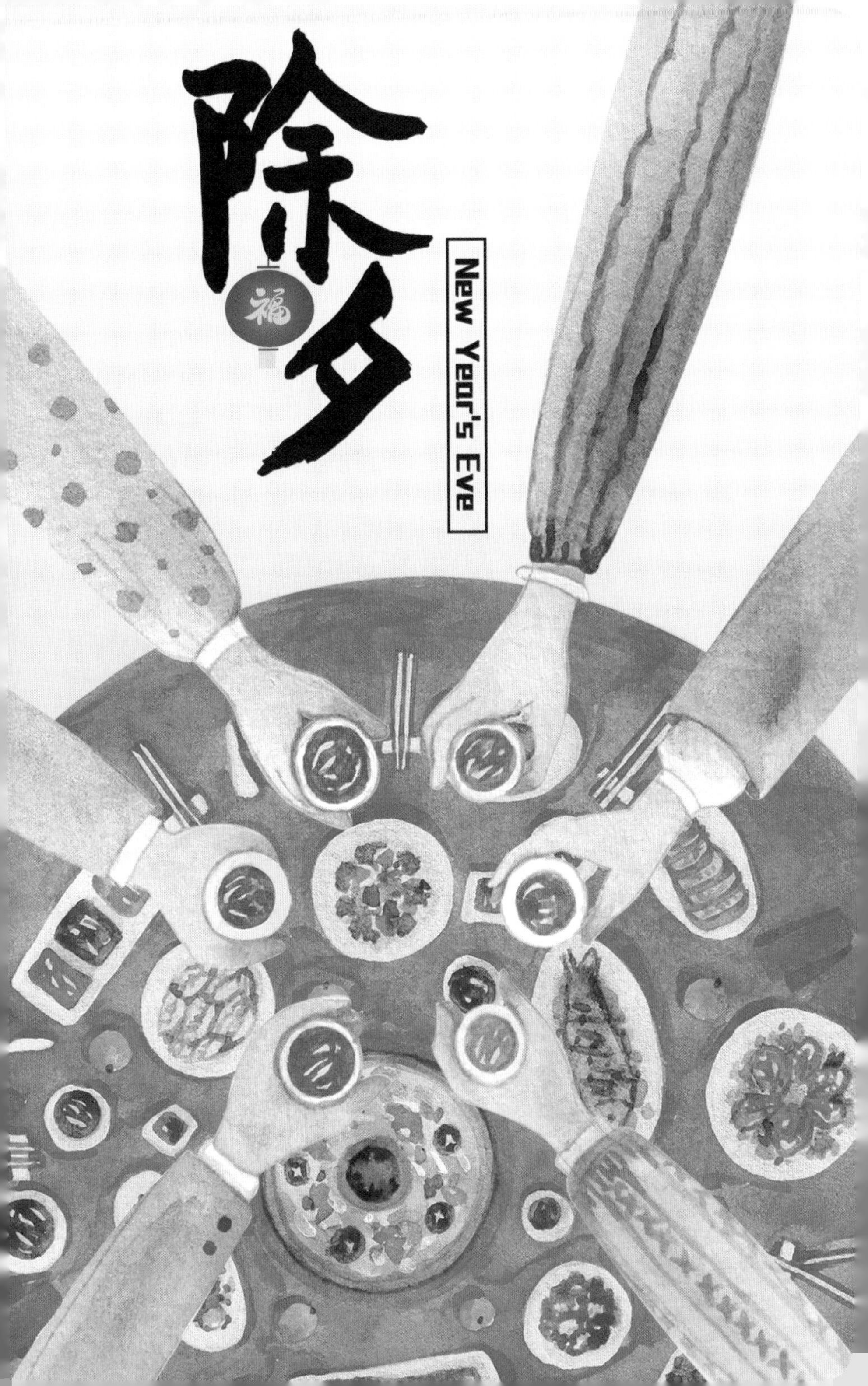
除夕
福
New Year's Eve

治疗流感的药物

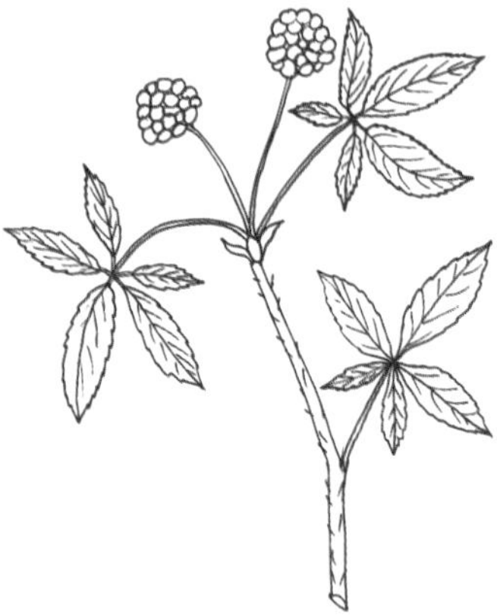

刺五加

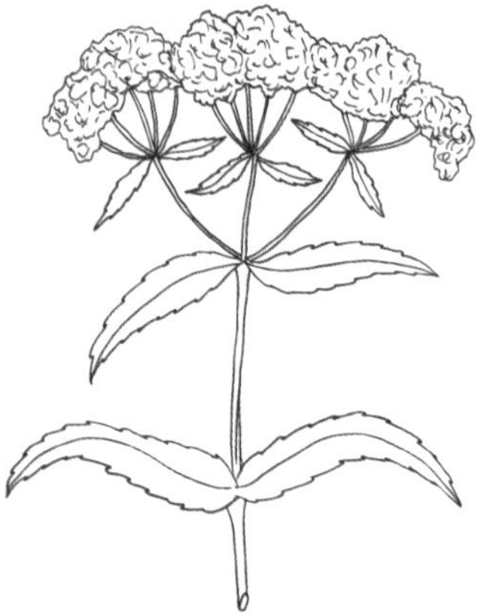

贯叶泽兰

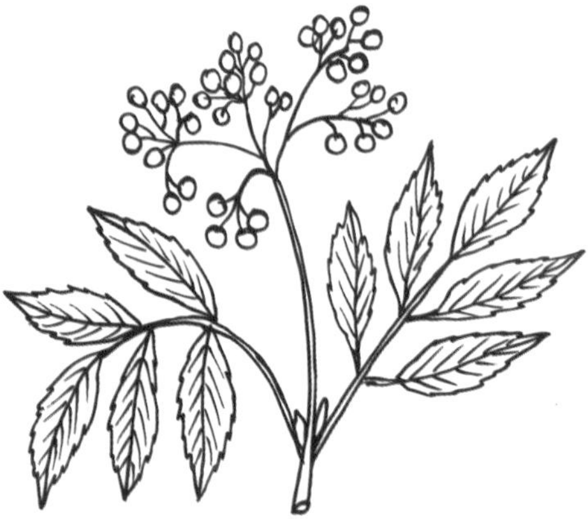

接骨木

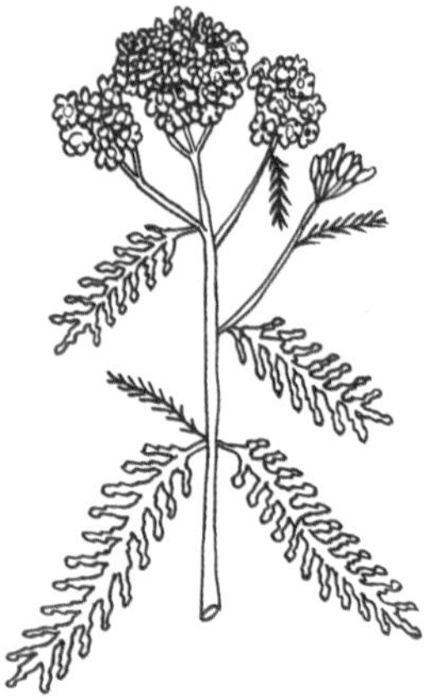

蓍草

治疗流感的药物

彩绘涂鸦

未填色的本草线条图，可以随心涂涂抹抹。更可挑战全部涂上正确颜色的『填色挑战』活动！

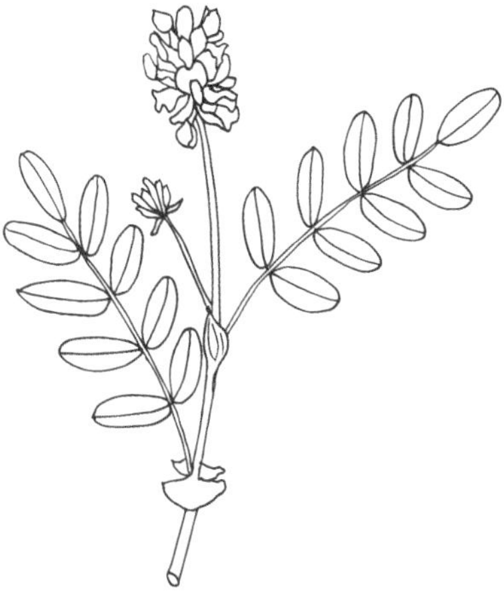

黄芪

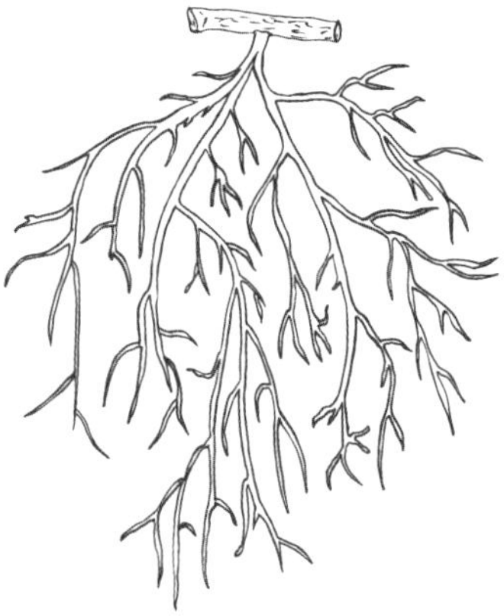

松萝

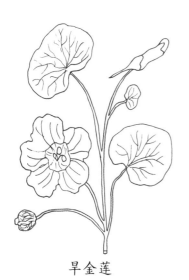

旱金莲

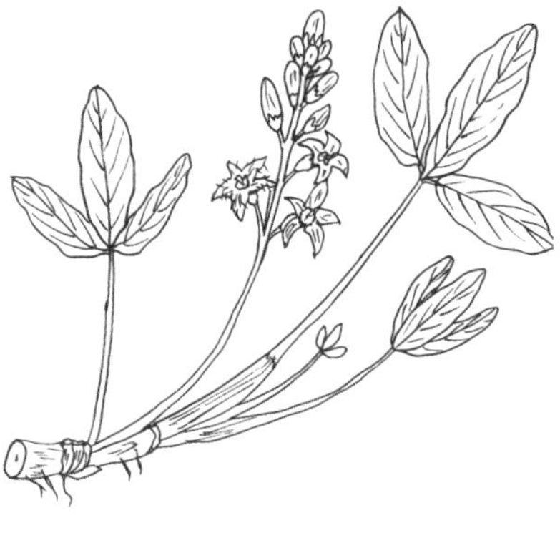

睡菜

腊月初八的“腊八节”也在大寒节气，传说自汉代始即规定腊月初八为祭祀腊神的日子。腊神是指一些管理与农业有关的神，比如管水利、管土地、管虫害等诸神。到了腊日，腊鼓也会敲起来，寓意驱除寒气，召唤阳春，所谓“腊鼓鸣，春草生”即有此意。

民俗传统

为了祭祀腊神，民间往往要准备一顿别具风味的粥。这种粥是用五谷杂粮掺入花生、栗子、红枣、桃仁、杏仁，用微火煮熟炖烂，再添加红糖，做成八色香粥，称之为“腊八粥”。粥煮成之后，先要盛上几碗，放置于庭院天井之中、碾子磨盘之上、家畜圈舍的门上，以表示同庆丰收、纳福吉祥之意。

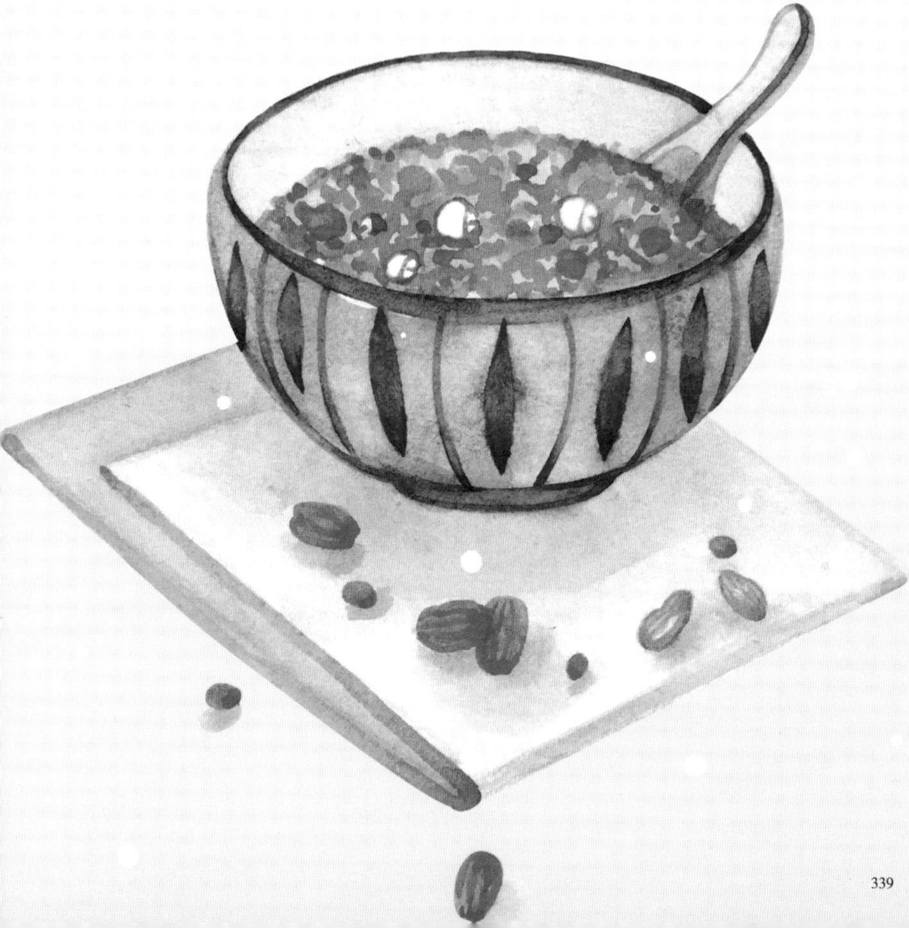

生活手账

随心搭配，记录生活的点滴。

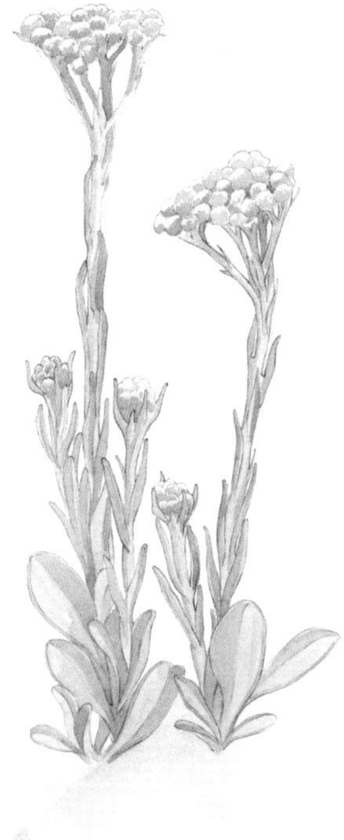

生活手账

随心搭配，记录生活的点滴。

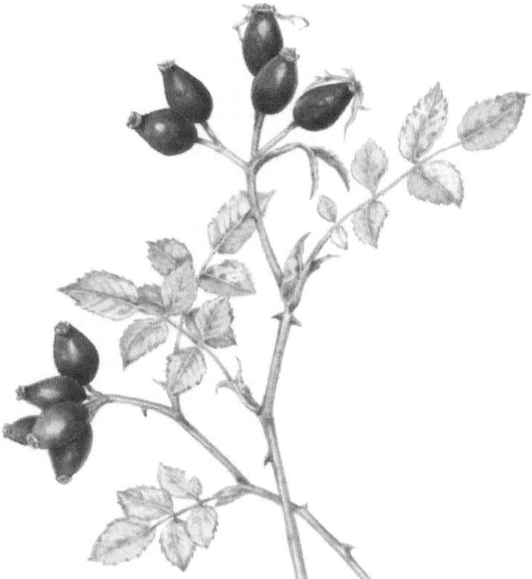